最新科学から最高の人生をつくる方法

THE THREE HAPPINESS

精神科医が見つけた

3つの幸福

樺沢紫苑

飛鳥新社

はじめに　「幸せ」とは何か？

幸せになりたいですか？

ほとんどの人は、「はい」と答えるでしょう。

では、あなたにとって「幸せ」とは何でしょう？　どんな状態になったら「幸せ」と言えますか？

「えーと……」ほとんどの人は口ごもります。間髪入れずに答えられる人は非常に少ないはずです。

「幸せとは何か？」が、ハッキリしない状態で、幸せになることができるでしょうか？「目的地」を決めてもいないのに、「目的地」に到着することはありません。

あるいは、どんな状態になったら「幸せ」かがわからずに、自分が「幸せ」になったときに、それに気付けるのでしょうか？

「幸せの定義」次第では、今、もうすでに「幸せ」になっている可能性すらあるのです。あなたが気付いていないだけで。

一流高校、一流大学に入り、一流企業に就職すれば、幸せになれる！
仕事を一生懸命頑張れば、幸せになれる！
我武者羅《がむしゃら》に頑張れば、幸せになれる！
いつか素敵なパートナーが現れて、幸せな結婚ができるはずだ！
全て誤りです。
よくある「幸せになる方法」は、たいてい間違っています。

日本人が幸せになれない本当の理由

日本人は、真面目《まじめ》だし、勤勉だし、「仕事を頑張っている人」がほとんどではありませんか？「仕事なんてどーでもいい」という人は少ないはずです。にもかかわらず、日本人の幸福度は、世界第62位。主要先進国では最低です。

経済的にはGDPで世界第3位。中国に抜かれたとはいえ、世界第3位の経済大国であり、治安もいいし、医療費も格安で、中学までは義務教育です。私たちがここまで一生懸命働いて、一生懸命頑張っても「幸福」になれないのは、私たちが信じる既存の「幸せになる方法」が間違っているからです。どこがどう間違っているのかは、本書を読み進めればわかります。

私たちは漠然とした「幸せ」を強く望むものの、具体的に何をすれば「幸せ」になるのかがよくわからない。結果として、**「間違った努力」「ムダな努力」をして、「幸せ」への道筋をおそろしく遠回りしている**のです。

順位		国名	前年度順位
1位		フィンランド	1
2位		デンマーク	2
3位		スイス	6
4位		アイスランド	4
5位		ノルウェー	3
6位		オランダ	5
7位		スウェーデン	7
8位		ニュージーランド	8
9位		オーストリア	11
10位		ルクセンブルク	14
		⋮	
13位		英国	15
18位		米国	19
61位		韓国	54
62位		日本	58
94位		中国	93

World Happiness Report 2020より引用

世界の幸福度ランキング（2020）

世界153ヶ国中

日本の幸福度は62位

主要先進国では最低

「幸せ」を目指すほど「不幸」になる!?

私は30年ほど精神科医をしています。精神科医としてたくさんの患者さんを診察し、治療してきました。その数は、数千人になるでしょう。

メンタル疾患の患者さんは、たいへんです。精神的に地獄の苦しみを味わっている、といってもいい。全ての患者さんが、「元の状態に戻りたい」と言います。

もちろん病気を治療し、社会復帰したり、結婚したりと、幸せになった方はたくさんいます。しかし症状がひどい状態においては「幸せ」とはほど遠く、その対極、正反対の状態。**ある意味、「究極の不幸せな状態」**かもしれません。

そのような患者さんを何千人も観察する中

で私は思いました。

「幸せ」とは何だろう？

どうして、患者さんは「幸せ」とは、ほど遠い状態になってしまったのだろう？

メンタルの患者さん、特に「うつ病」の患者さんなどは、非常に真面目な人が多いのです。

仕事には一生懸命だし、残業や休日出勤をものともしない。「会社のため」「家族のため」と身を粉《こ》にして働く。結果として、心と身体がボロボロの状態となり、メンタル疾患を発病するのです。

多くの人は、「仕事を一生懸命頑張れば、幸せになれる！」と思っていますが、**私は「仕事を一生懸命頑張りすぎれば、メンタル疾患になる！」と確信しています。**

では、「仕事を頑張らなくていいのか」「手を抜いていいのか」というと、そうではありません。**仕事以上に「大切なもの」をないがしろにして、必死に働くから不幸せになるのです。**

精神科医が考える「幸せ」とは何か？

幸せとは何か？　どうすれば幸せになれるのか？

ギリシャ時代の哲学者、中国の思想家など、２０００年以上前から「幸福」について論じられています。最近の心理学では、「幸福心理学」が注目を集め、アメリカを中心に盛り上がりが見られています。

「幸せとは何か？　どうすれば幸せになれるのか？」――この永遠のテーマについて、近年、科学的研究も増えていて、「かなりの方向性」は示されてきています。

しかし、「結論」は、いまだ出ていない。「幸せになる方法」がわかれば、世界中にもっとたくさんの「幸せな人」がいるはずです。

幸せとは何か？　精神科医として、脳科学者として、幸せとは真逆な状態であるメンタル患者さんの「苦しみ」を通して、試行錯誤してきましたが、本書では**私の30年間の「幸せに生きる」ための答えを集大成としてまとめました。**

「幸せになる方法」を最もわかりやすい実用書として伝えたい

「幸福論」「幸福になる方法」の本は、古来、数え切れないほど出ています。そのいくつかには、「なるほど、そういうことか」と強く共感するものもありますが、「では実際、今日から何をしたらいいの？」という「ＴＯ ＤＯ（すべきこと）」がハッキリしないものがほとんどです。

あくまでも哲学的な議論や観念論が多く、「今日から、コレをすれば幸せになれる」という、実用的な幸福の本は非常に少ないのです。

私自身、20代の頃は、「幸せになりたい！」と思って、幸福の本などをたくさん読んでいましたが、結局のところ「はっきりとした方法」は、わからずじまいでした。

だからこそ本書で示す「幸福」は、**今まで出版された数多くの「幸福本」の中で、最も「現実的」「具体的」であり、実践的で明確な「ＴＯ ＤＯ（すべきこと）」を示しました。**本書に書かれた内容を１つ１つ実行することで、あなたが「幸せ」になることを確信しています。

私は『学びを結果に変えるアウトプット大全』（サンクチュアリ出版）や『精神科医が教えるストレスフリー超大全』（ダイヤモンド社）など、「ＴＯＤＯ」が明確な本を書いてきました。**「やるべきこと」がハッキリしない本は、実用書としては意味がないのです。**

本書は、「**幸せになるための実践的なガイドブック**」であり、「**最もわかりやすい幸せの本**」を書いたつもりです。

幸せになるために、我武者羅に仕事をする、必死の努力は必要ないのです。本書の内容を実践して、幸せな日本人が１人でも多く増えることを、精神科医の１人として強く望みます。

もくじ

第4章　セロトニン的幸福を手に入れる7つの方法

第5章　オキシトシン的幸福を手に入れる7つの方法

第7章　人生が変わる「お金」「遊び」「食」の習慣

第1章 幸福とは、「脳内物質」だった！

幸福は人生の意味および目標、人間存在の究極の目的であり狙いだ
……アリストテレス

幸福の正体

「幸せ」を感じるとき、脳の中では何が起きているのか

「幸福になる方法」をお伝えするには、まず「幸福とは何か？」について考え、定義する必要があります。これが非常にやっかいで、古来、アリストテレスやソクラテスのギリシャ時代から、２０００年以上にわたって論じられた重要な問題です。

「幸福とは何か？」について論じるだけで1冊の本になってしまうかもしれません。しかし、私は哲学者でも、社会学者でもなく、精神科医です。そして、脳科学研究も10年以上やっていました。ですから、私が論じるのはありきたりの「幸福論」ではなく、**精神医学、脳科学に基づいた「実用のための幸福」**となります。

正直、私は難しく考えるのが苦手です。だから、シンプルに考える。幸福というものを、もっとシンプルに考えられないのか？

ある日、思いました。**私たちが「幸せ」と感じるときに、脳の中ではどのような反応が起きているのだろう？　そして、具体的にどのような「脳内物質」が分泌されているのだろう？**

調べてみると、私たちが「幸せ」を感じるときには、ドーパミン、セロトニン、オキシトシン、エンドルフィン、アドレナリン、ノルアドレナリン、ＧＡＢＡなど、なんと１００種類以上の幸福物質が出ているのです。

ドーパミンは、お金や成功、達成の幸せ。セロトニンは、やすらぎ、気分の安定の幸せ。オキシトシンは愛、つながりの幸せ。エンドルフィンは、ランナーズハイに代表される限界状況に陥ったときに出る多幸感の物質。アドレナリン、ノルアドレナリンは、興奮、不安、恐怖。例えばジェットコースターに乗ったとき、あるいは、テレビで格闘技の試合を観たときのエキサイティング、スリリングな快感と関係しています。

脳内物質の本を片っ端から読んでいくと、私たちの日常的な幸福感を構成する主たる幸福物質として、**「ドーパミン」「セロトニン」「オキシトシン」**の３つが特に注目されています。

エンドルフィンやアドレナリン、ノルアドレナリンは、追い詰められたときなどの、特殊な状況で分泌されるので、日常的な仕事や家での生活場面においては、使いづらい脳内物質です。また、１００種類以上ある幸福物質の中には、十分に研究されていないものも多く、自分の意志や行動で分泌、調整できないものが多いので、「実用書」である本書で扱う対象とはなりません。

「ドーパミン」「セロトニン」「オキシトシン」は、多くのウェブサイトで「幸福物質」「幸福ホルモン」と紹介されており、世界的に見ても3大幸福物質といってもよさそうです。

本書では、できるだけわかりやすい「シンプルなＴＯ ＤＯ」をお伝えしたいので、ドーパ

幸福に関連する脳内物質／ホルモン

- ドーパミン
- セロトニン
- オキシトシン

（以上、3大幸福物質）

- エンドルフィン
- アドレナリン／ノルアドレナリン
- GABA
- アナンダミド（内因性カンナビノイド）
- その他100種類

ミン、セロトニン、オキシトシンの「3大幸福物質」に絞って、詳しく見ていきます。

ドーパミンが出ていると、心臓がドキドキするような高揚をともなう幸福感が出ます。

セロトニンが出ていると、爽やか、安らかな、おだやかな幸福感が出ます。

オキシトシンが出ていると、人やペットなどとの「つながり」「愛情」、あるいは赤ちゃんを抱っこしているときの、愛に包まれた幸福感が出ます。

さあここで、有史以来、多くの人が頭を悩ませてきた「幸福とは何か」の問いに、本書ではたった10秒で答えを出してしまいましょう。

ドーパミン、セロトニン、オキシトシンが十分に分泌されている状態で、私たちは「幸福」を感じる。つまり、脳内で幸福物質が出た状態が幸せであり、幸福物質を出す条件と

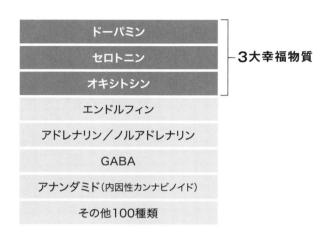

色の三原色と3つの幸福物質

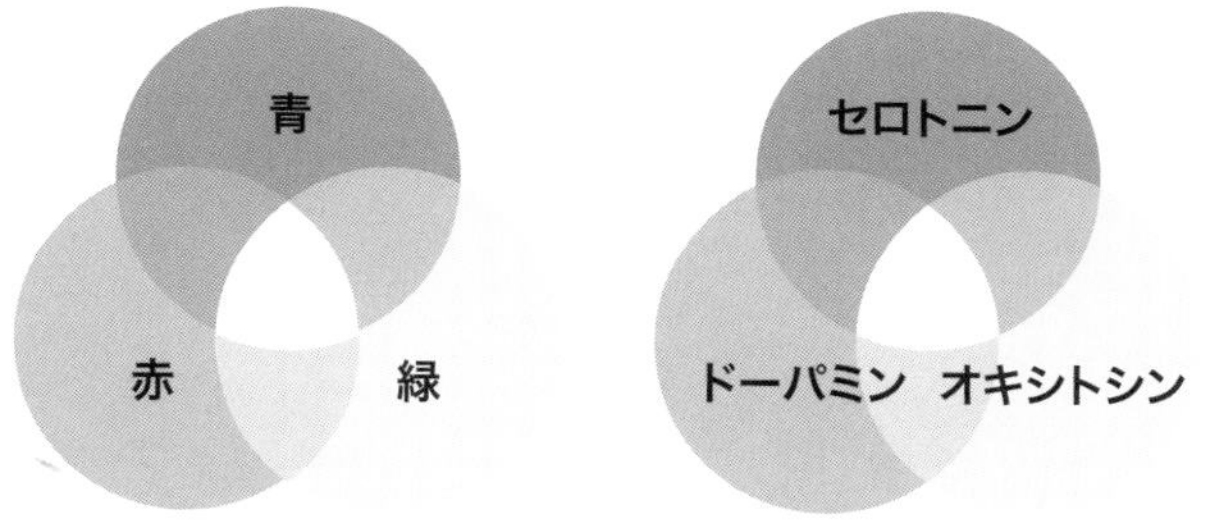

色の三原色　　3つの幸福物質

いうのが「幸せになる方法」であると言えます。

ドーパミン、セロトニン、オキシトシンが、それぞれどういった条件、状態、行動、アクションで分泌されるのかがわかれば、私たちは「幸福」になることができるのです。

幸福の三原色

私たちは、セロトニン、オキシトシン、ドーパミンという、「3つの幸福物質」が存在することを知りました。これは、幸福について考える「強力な武器」となります。

赤、緑、青は、光の三原色。この3つの色で、光が構成されています。

同様に、幸福というものについて、セロトニン、オキシトシン、ドーパミンという3つの幸福物質をベースに考えることはできないでしょうか？

つまり、私たちが普段感じる「幸福」は、セロトニン的幸福、オキシトシン的幸福、ドーパミン的幸福に分類できるだろうということです。

セロトニン的幸福とは、一言で言うと、**健康の幸福**。心と体の健康です。

オキシトシン的幸福とは、**つながりと愛の幸福**。友情、人間関係、コミュニティへの所属などの幸福です。

ドーパミン的幸福とは、**お金、成功、達成、富、名誉、地位などの幸福**です。

「あなたにとって幸福とはなんですか？」と質問した場合、この3つの幸福のどれかを答える人がほとんどのはずです。

自分の一番の幸福は「ジェットコースターに乗っているとき」(アドレナリンによる幸福)や「マラソンでハイになる瞬間」(エンドルフィンによる幸福)と答える人は、普通はいないでしょう。

私たちにとっての、一般的な幸福のイメージ。そして、私たちがめざし、求める幸福とは、ほとんどの場合、セロトニン的幸福、オキシトシン的幸福、ドーパミン的幸福のどこかに含まれると考えられます。

幸福には3つある。それは、セロトニン的幸福、オキシトシン的幸福、ドーパミン的幸福の3つである。では、これをどのような順番で、あるいはどのように組み合わせていけば幸せになれるのか？　以下、考察を進めていきます。

3つの幸福

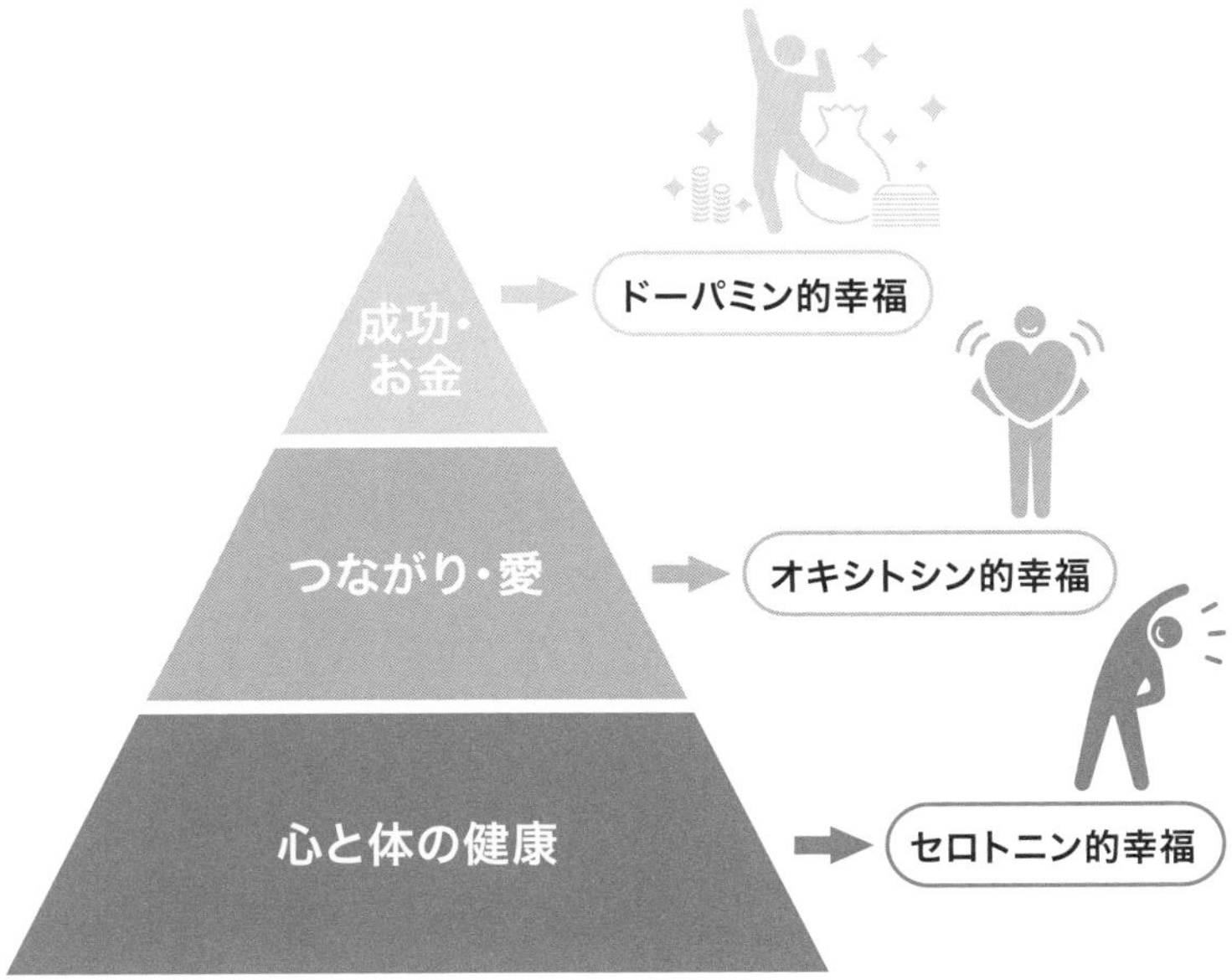
成功・
お金
ドーパミン的幸福
つながり・愛
オキシトシン的幸福
心と体の健康
セロトニン的幸福

幸福には優先順位がある——「幸せの三段重理論」

この優先順位を間違うと不幸になる

「健康」「つながり」「お金、成功」。その全てが手に入ればいいなあ、とあなたも思ったはずです。しかし、「3つの幸福」の全てを手に入れている人は非常に少ない。

なぜでしょう？　それは、「3つの幸福」を得るためには、「優先順位」があるから。そして、ほとんどの人がその優先順位を間違えているから、幸せになれないのです。

ズバリ結論から言いましょう。

セロトニン的幸福→オキシトシン的幸福→ドーパミン的幸福の順番。

これが正解です。ドーパミン的幸福は一番最後です。

この順番を間違えると、幸福になるどころか、むしろおもいっきり不幸になる可能性もありますし、私はそうなった人を山ほど見ています。

何千人ものメンタル疾患の患者さんを観察して思います。メンタル疾患の患者さんは、非常に真面目で、勤勉です。風邪をひいたくらいでは、有給休暇をとらずに、無理してでも出社するタイプ。残業が続いても不満も言わず、とにかく必死に頑張る。メンタルが不調になっても頑張る。うつ的な症状が出ているのに、それでも頑張る。精神科を受診して「中等症以上のうつ病と診断されるので、2週間自宅療養してください」と言われても、「自分がいなければ、今のプロジェクトは進まない。仕事は休めません」と言います。

よく言えば「真面目」「勤勉」「頑張り屋」「仕事熱心」、悪く言えば「不器用」「融通が利かない」「柔軟性がない」ということ。自分の健康を犠牲にしても、仕事を頑張ろうとするのです。

よく「自殺するくらいなら仕事辞めればいいのに」と言われますが、うつ病と診断されても仕事を休めない人が、さらに症状が悪化して、判断力が鈍った段階で、仕事を休んだり、仕事を辞めたりできるはずがないのです。

「成功」を「健康」より重視すると……

自分の健康を害して、なぜそこまで頑張るのだろう?

もっと健康を大切にし、睡眠や運動の時間をしっかりとって、盤石《ばんじゃく》な「健康」を築いてこそ、最高のパフォーマンスを発揮できるのに。そして仕事でも認められ、職場でも信頼される人になれるのに。

そこで私は気付きました。**セロトニン的幸福をないがしろにして、ドーパミン的幸福を目指すと、メンタル疾患や身体疾患に陥るのだと。幸福になるどころか「不幸」になってしまうのだと。**

私は、「頑張る」という言葉が大嫌いです。必死で頑張る人ほど、メンタル疾患になるから。『頑張らなければ、病気は治る』（あさ出版）という本を出しているほどです。『頑張らなければ～』は、2015年に書いた本。その本には、「頑張る人ほど病気になりやすく、病気を治そうと頑張ろうとする人ほど病気は治らない」「頑張るのをやめること。病気を治そうという執着を取り払い、病気を受け入れると、一気に病気は改善していく」と書かれています。

それから6年たった今、若干、考え方が変わっています。「頑張る」ことが、100％悪いわけではない。「健康」をないがしろにして「頑張る」ので病気になるのです。

「健康」に留意し、セロトニン的幸福を達成しながら、緩急をつけながら頑張る。そうすれば簡単には病気にはなりません。

単に病気にならないというだけではなく、脳や身体のパフォーマンスが今まで以上にアップできれば、圧倒的に大きな結果――仕事の成功やお金、地位、社会的信頼、名声などドーパミン的幸福を得られるのです。

「あきらめないで、頑張ろう」「必死に頑張ればなんとかなる」といった「根性論」に支配されている人が非常に多いと思います。学校教育の影響なのでしょうか。「頑張れば、成功できるんだ！」と信じている。睡眠を削ってでも仕事を頑張れば、会社から認められ、「成功できる」と思って、睡眠時間を削って必死にハードワークする。

そんな人がメンタル疾患となり、中年期になると生活習慣病となり、あまりに頑張りすぎると、40代後半から50代の若さで「突然死」する人までいるのです。**「頑張る」には、「健康」と**

いう基盤が、絶対に、絶対に必要なのです。

セロトニン的幸福が先。ドーパミン的幸福は後。「健康」（セロトニン的幸福）を優先して頑張る人が、最後に本当の成功、豊かさを手に入れることができるのです。

「成功」を「つながり」より重視すると……

今度は、毎日残業続きの仕事人間について考えてみましょう。夫婦、家族で一緒に食事する時間もなかなかとれない。さらに、家族（妻子）に対するケアがほとんどないとしたならば、妻から離婚されたり、子供が不登校やひきこもりになったり、非行に走ったりすることもあるでしょう。

「家族のつながり」を軽視して、仕事で頑張りすぎると、ろくなことにはなりません。**どれだけ仕事で成功しても、妻に離婚され、子供からも毛嫌いされてしまっては、「幸せ」とは言えません。**

つまり、「つながり」と「成功」では、「つながり」が先で「成功」は後。「つながり」「人間関係」を無視して、成功を目指して我武者羅に努力しても、その先には「幸せ」は待っていない。**オキシトシン的幸福が先で、ドーパミン的幸福は後**なのです。

「健康」こそ全ての基盤

優先すべき順番がだんだんとはっきりしてきました。では次に、「つながり」と「健康」ではどうでしょう?

あなたは仕事も順調で、「家族と一緒に最高に幸せな生活」をしていたとしても、ある日突然、「がん」を宣告されたとしたらどうでしょう。それでも、「最高に幸せ」と言えますか? 言えませんね。自分の健康があってこその、「つながり」です。

あるいは、あなたのお子さんに「難病」が見つかったとしたら? 毎日、そのことで頭が一杯になります。幸せな毎日が、「不安」と「心配」に包まれた毎日に一変するのです。

「健康が大切」という場合、「自分の健康」も大切ですが、「家族の健康」もなければ幸せにはなれません。

メンタル疾患の患者さんに、「家に閉じこもってばかりいないで、たまには友達とお茶にでも行ったらどうですか?」と言うと、「こんなに調子が悪いのに、人と会えるはずがないです!」と厳しい口調で反論されます。

メンタル疾患になると、「友達と会って30分話す」という、当たり前のコミュニケーションすら困難になります。あるいは、メンタル疾患になると、「沈没間際の船からネズミがいなくなる」かのように、以前からの友人がサーッといなくなるのです。

セロトニン的幸福を失うと、連鎖的にオキシトシン的幸福も失います。夫婦、パートナー、親子の愛情。友人、仲間とのつながり。全て、あなたの「健康」があってこそ成立します。

つまり、「健康」が先で、「つながり」が後。**セロトニンが先で、オキシトシンが後なのです。**

「基礎」が不安定だと必ず崩壊する

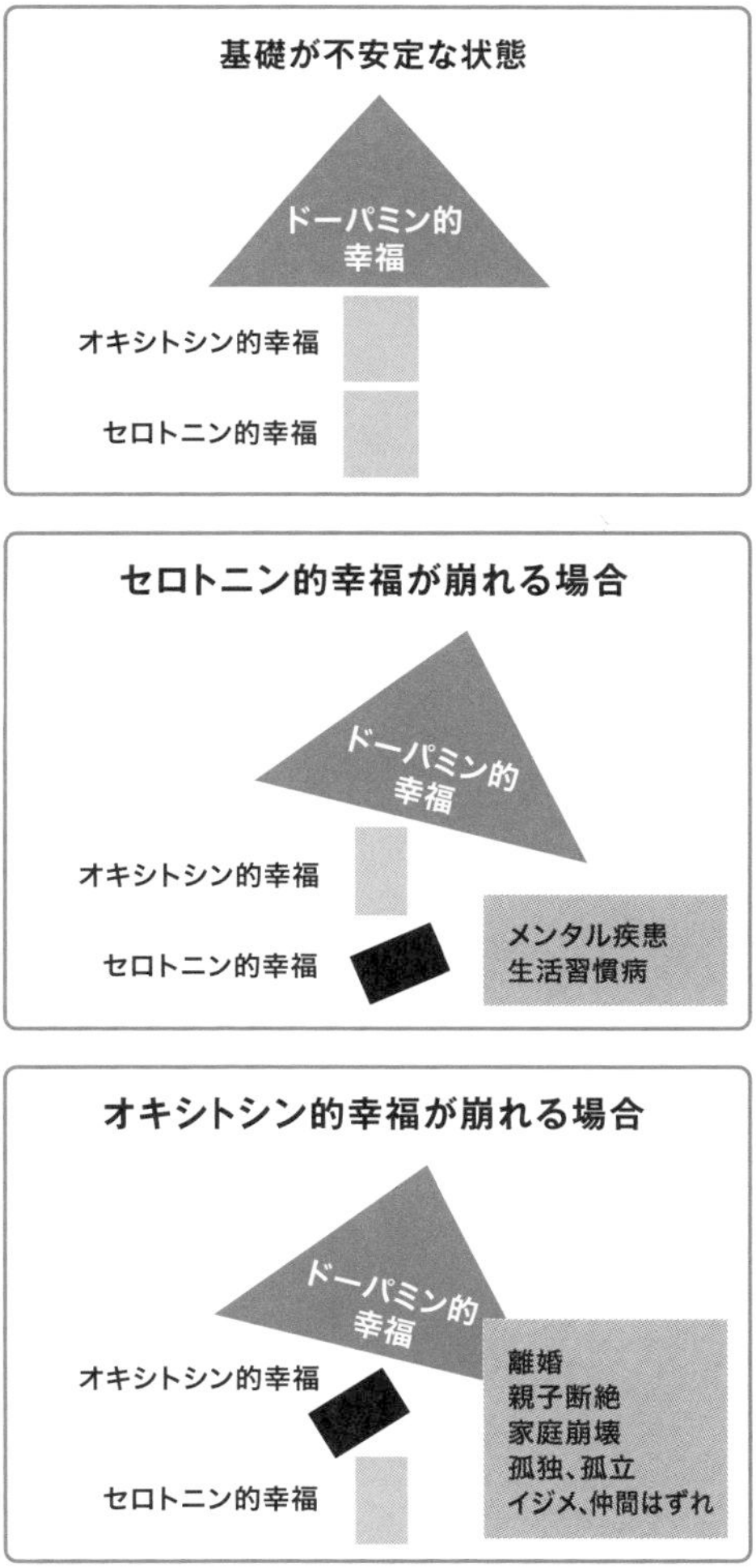
基礎が不安定な状態
ドーパミン的幸福
オキシトシン的幸福
セロトニン的幸福
セロトニン的幸福が崩れる場合
ドーパミン的幸福
オキシトシン的幸福
セロトニン的幸福
メンタル疾患
生活習慣病
オキシトシン的幸福が崩れる場合
ドーパミン的幸福
オキシトシン的幸福
セロトニン的幸福
離婚
親子断絶
家庭崩壊
孤独、孤立
イジメ、仲間はずれ

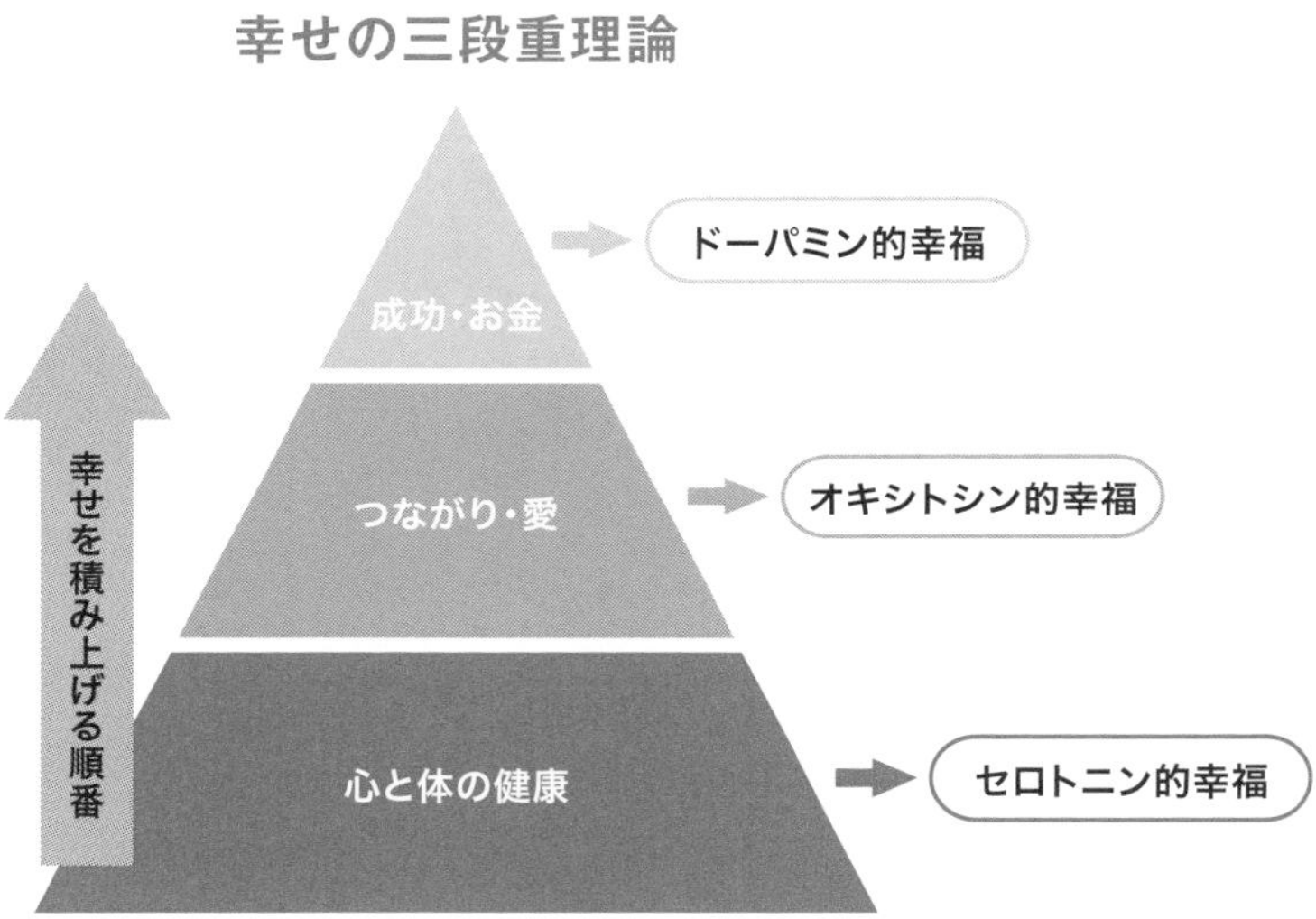

幸せの三段重理論

これで幸福な人生にアプローチするための手順が明らかになりました。

セロトニンが先、ドーパミンが後。セロトニンが先、オキシトシンが後。オキシトシンが先、ドーパミンが後。

これを図にまとめると、上のようになります。

「セロトニン→オキシトシン→ドーパミン」の順番に積み上げていかなくてはいけない、ということです。

セロトニン的幸福とオキシトシン的幸福は、建築における「基礎」「土台」と考えるとわかりやすいでしょう。

「基礎」がしっかりしていないと、高い建物は建ちません。高層ビルを建てる場合は、数十メートルの鉄骨を埋め込むと言います。

幸福の高層ビルを築け！

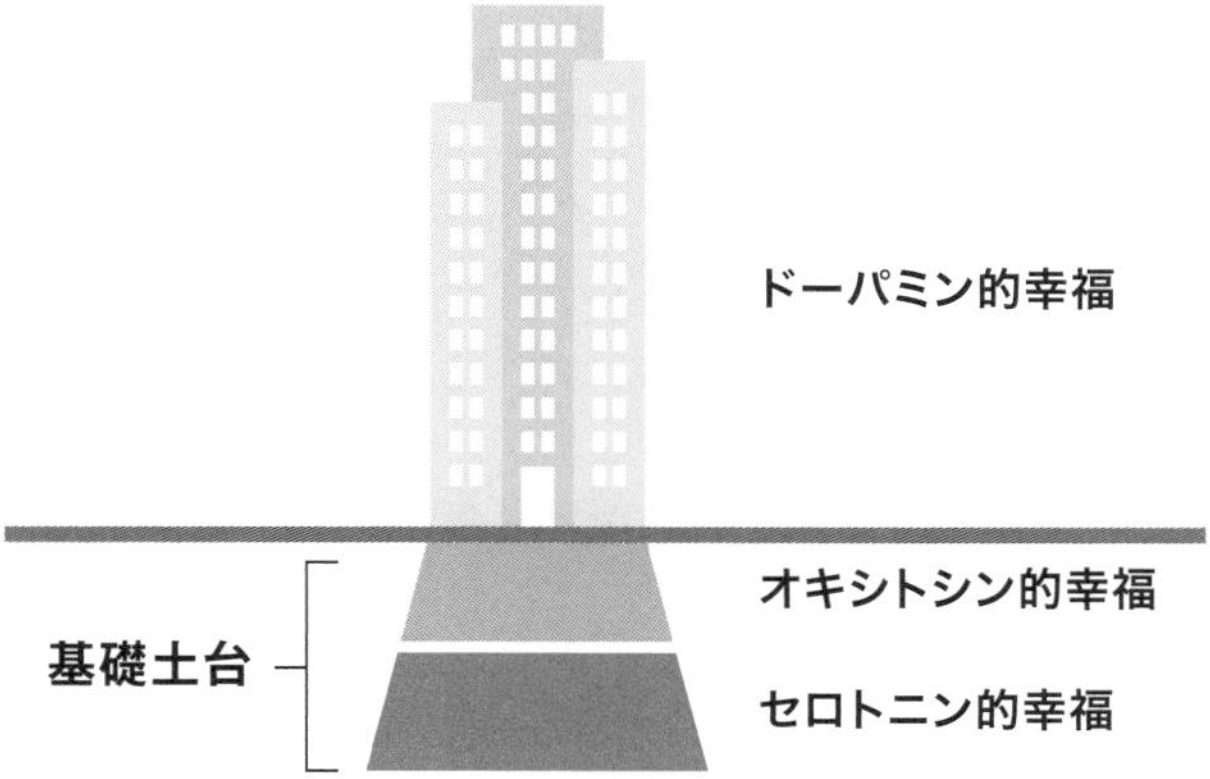

基礎がしっかりとしていれば、高い建物が建つ。

セロトニン・オキシトシン的幸福の「幸福の基礎」がしっかりと固まっていれば、その上にドーパミン的幸福は、高層ビルのようにいくらでも積み上げていくことができます。

セロトニン的幸福とオキシトシン的幸福を盤石にして、ドーパミン的幸福を積み上げていく。

結果として、セロトニン的幸福、オキシトシン的幸福、ドーパミン的幸福の３つの幸福、全てを手に入れることができる。

これが、「幸せの三段重理論」です。

私が「3つの幸福」理論を発見した瞬間

アメリカ人は5時に帰社して何をするのか？

「セロトニン→オキシトシン→ドーパミン」という三段重ねで、幸福を考えよう。私がこのアイデアを思い付いたのは、今から遡《さかのぼ》ること17年前。アメリカ、シカゴでのことです。

2004年から2007年までの3年間、米国シカゴのイリノイ大学精神科に留学しました。うつ病については世界的にも有名な研究施設です。そこで「自殺」に関する蛋白質《たんぱくしつ》や遺伝子についての研究をしていました。

ワークスタイルに対する関心が以前からあり、日本にいるときに「アメリカ人は5時に帰社する」という話をよく聞きました。でも、本当に5時に帰るのでしょうか？　実際は、もっと働いているのではないのか？　実際に、自分の目で見て確かめたいと思いました。

そして実際にアメリカに渡り、アメリカ人の働き方を生で見ることができたのです！　実際、どうだったのか？　やっぱり、5時に帰っていました（笑）。

5時をすぎると、あわただしい雰囲気になって、6時くらいまでに、ほとんどのスタッフは帰ります。7時すぎて残っているのは、10人いるスタッフのうち、私を含めて2人くらい。8時をすぎると研究室には誰もいなくなり、シーンと静まりかえって、怖いくらいです。

アメリカといってもいろいろな職場がありますから一概には言えませんが、私が働いていたラボ（研究室）では、5時には帰り支度を始め、6時にはほとんどのスタッフが帰っていました。

ああ、本当に「アメリカ人は5時に帰社する」んだと改めて思いました。

私はある日、ラボのスタッフ兼秘書でもある、黒人女性のバーバラに質問してみました。

「毎日5時に帰って、何をしているんですか？」

バーバラは笑顔で即答しました。

「何をバカな質問をするの。家族と一緒にご飯を食べるに決まっているじゃない」

彼女のこの、アメリカ人としておそらく「常識」であっただろう答えに、ハンマーで殴られたかのような衝撃を受けました。

自分を大切に、家族を大切に、仕事を頑張る

「仕事」よりも「家族」を優先する。とはいえ、「仕事」の手を抜くわけではありません。5時までに全て終わらせるように必死で頑張る。あるいは、仕事が忙しい時期は、朝早く来て仕事を始めるスタッフもいました。

5時までは、仕事の時間。5時以降は、家族と過ごす時間。だから、夕食の時間には家族全員が揃《そろ》って、一緒にご飯を食べられるように、5時までに必死に仕事を終わらせる。

これがアメリカ人のワークスタイル、ライフスタイルだったわけです。

ご存じのように、アメリカ人は「個人主義」。自分の考えや主義、ライフスタイルを非常に重視します。つまり、まず「自分」を大切にし、そして「家族」を大切にし、その上で仕事を頑張る、というのがアメリカ人のワークスタイル、ライフスタイルと私は感じました。すでに

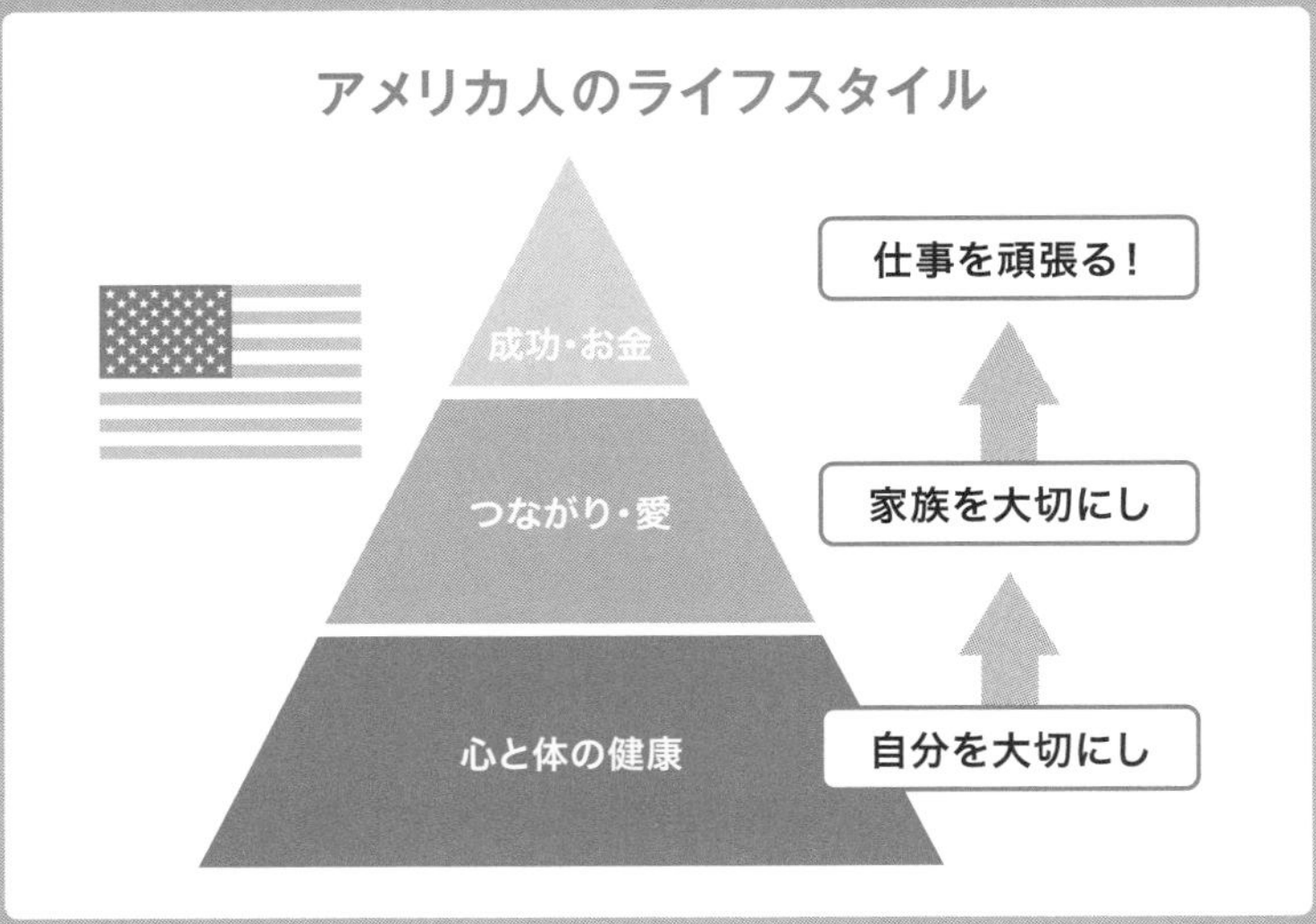

お気付きのように、これは「3つの幸福理論」とほぼ同じです。そう、私の「3つの幸福理論」は、もとを正すと留学生活中のバーバラとの会話の中で、着想を得たのでした。

私は〝まず「自分」を大切にし、そして「家族」を大切にし、そのうえで仕事を頑張る〟という生き方は、素晴らしいなと思いました。私がアメリカ留学で得た最大の「気付き」です。

「幸せになる生き方」を広めたい！

この「気付き」を、単なる「気付き」で終わらせてはいけない。

まず日本に帰って、それを自ら実行しよう。そして、この「楽しく生きる」ためのワークスタイル、ライスタイルを、情報発信で広げていきたいと思いました。

医師が留学から戻ると、「勤務医」か「大学」

に戻るのが普通ですが、私はその頃、「治療」以上に「予防」が重要と考えていました。自分は、日本に帰って「予防」の活動をすべきだ。毎年3万人以上が自殺で亡くなっている（当時）。それを少しでも減らすように、出版やインターネットを使って情報発信をしよう。「臨床医」を完全に辞めて、予防と情報発信をする精神科医など、当時は、もちろん1人もいないわけですが、だからこそ自分が1人目にならないといけない。

ということで、２００７年に日本に帰国し、（株）樺沢心理学研究所を設立し、「情報発信によるメンタル疾患の予防」をビジョンとして、現在ではYouTube 27万人フォロワーを中心に、Facebook、メルマガなどで累計50万人以上のフォロワーに毎日情報発信しています。

本もすでに33冊を出版し、累計部数１６０万冊を突破しています。

病気にならない生き方、生活習慣。楽しく生きる方法、人生を楽しむ方法をお伝えしながら、「幸せになる方法」を模索したところ、やはり私の原点である〝まず「自分」を大切にし、そして「家族」を大切にし、そのうえで仕事を頑張る〟というところに行き着く。

実際、その生き方を14年間続けた今、60万部を超えるベストセラー『アウトプット大全』も出版し、仕事でもまずまず成功し、大きな幸せを得ることができた。「幸福の三段重理論」は、自身の経験からも間違いないと確信する今――バーバラとの会話から15年以上を経た今、１冊の本として「幸せになる方法」をまとめるに至ったわけです。

第1章　まとめ

1 幸福とは、脳内物質の分泌である

2 セロトニン、オキシトシン、ドーパミンが三大幸福物質

3 幸福を求める順番を間違えると不幸になる

4 健康（セロトニン的幸福）が全ての基盤

5 セロトニン的幸福、オキシトシン的幸福を盤石にしてから、ドーパミン的幸福を求める

幸せだから笑うのではない。笑っているから幸せなのだ

『アランの幸福論』より

第2章 「3つの幸福」のイメージを固める

セロトニン的幸福とは?

「状態」と「気分」にフォーカスしてみる

セロトニン的幸福は、「健康」の幸福。

オキシトシン的幸福は、「つながり」の幸福。

ドーパミン的幸福は、「お金、成功」の幸福。

なんとなくはわかったと思いますが、さらに「幸せの三段重理論」を深めていくためには、**3つの幸福について「ありありとしたイメージ」を持つことが必須です。**

この章では、それぞれの幸福について、それが「**どんな状態**」で「**どんな気分**」なのかを、イラストも使いながら詳しく説明していきます。

基本イメージは「爽やか」「リラックス」

セロトニン的幸福とは、具体的にはどのような幸福でしょう。一言で言うと、心と体の健康です。「**体調がいい**」「**気分がいい**」という状態。あるいは調子がいいからこそ感じられる「**気**

セロトニン的幸福とは?

【一言で言うと】	心と身体の健康
	体調がいい、気持ちがいい、清々しい、爽やか
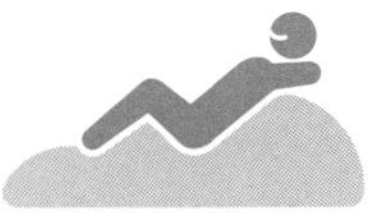	リラックスできる、癒やされる、ホッとする、のんびりできる
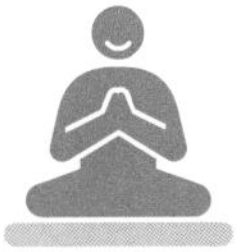	集中力が高い、平常心、研ぎ澄まされる
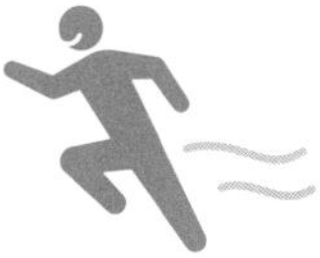	(運動して)爽やか気持ちがいい
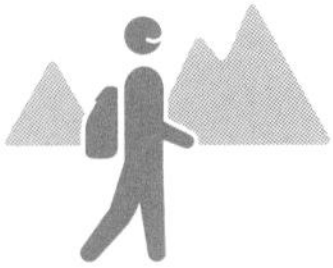	(自然の中にいて)爽やか気持ちがいい
	健康である、病気じゃない

持ちがいい」「清々《すがすが》しい」「爽やか」という「気分」「感情」「体感」などは全てセロトニン的幸福です。

私が100人を対象に行なった調査では、「今日、調子がいいですか?」という質問に「はい」と答えた人は6割でした。つまり、約6割の人は、「調子がいい」と健康を実感し快適に生活できているものの、4割もの人が「体調が悪い」「体調がすぐれない」「体調がいまいち」と、万全とは言えない状態にあるということ。セロトニン的幸福に問題がある、改善の余地があるということです。

さて、具体的にセロトニンが分泌されたときに、どのような気分になるでしょう。

朝散歩をして**「ああ、青空がきれい。実に爽やか! 気分が晴れ晴れする。気持ちいい!」**という感覚。これがセロトニンが出ている状態です。そして、「今日も1日頑張ろう」と意欲も湧《わ》いてきます。

森林の中を散歩しているときにも、セロトニンは分泌されます。「清々しい」「癒《い》やされる」「リラックスする」「ホッとする」「のんびりできる」「(リラックスにもとづく)安心、やすらぎ」。

特に「癒やされる!」というのは、重要なキーワードです。

お坊さんが座禅している状態で、セロトニンが活発に分泌されているといいます。言い換えれば、**雑念がなく集中している状態。感情がコントロールされた状態。平常心。マインドフルネス、瞑想《めいそう》をしているときの状態。考えや感覚が研ぎ澄まされた状態**です。

さらに、運動した後の「爽やか」「清々しい」状態について見てみましょう。運動することで、セロトニン、ドーパミン、ノルアドレナリンなど様々な脳内物質が分泌されますが、「健康であることとの爽やかさ」が、セロトニン的幸福の定義なので、運動でドーパミンが分泌されてはいるものの、セロトニン的幸福に分類します。

ここまで説明すると、セロトニン的幸福のイメージは、かなり明確になったのではないでしょうか。朝、外に出て「今日は青空がとてもきれい！」。朝散歩をして「実に清々しい」と思えれば、あなたはセロトニン的幸福に満たされているのです。

「苦しい」「調子が悪い」と感じたら絶対に疑うべきこと

セロトニンが分泌されると、「爽やか」な気持ちになる、ということはよくわかったと思います。では逆に、セロトニンが低下するとどんな「気分」になるのでしょう？

それらは、セロトニン的幸福が足りていない、危機的状況に陥っている「赤信号」のサインとして覚えておいてほしいのです。

うつ病の状態では、セロトニンが低下します。つまり、**うつ病とは、究極的なセロトニン低下の状態**とも言えるのです。気分が暗い、どんよりとして憂うつ。何もしたくない。人とも会いたくない。気力も湧かない。「この世の果て」のような気分で、生きていてもしょうがないとまで感じるほどです。

セロトニンが低下すると、感情のコントロールも利かなくなります。イライラする、怒りっぽい。かっとしやすい。

セロトニン的幸福が失われると？

【一言で言うと】	病気、調子が悪い
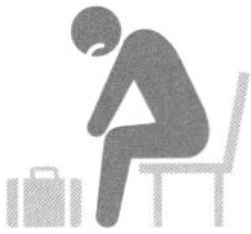	苦しい、つらい、落ち込み、 何もしたくない
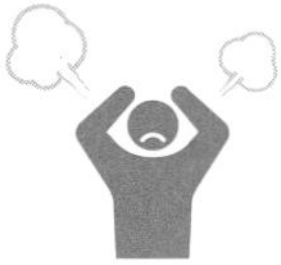	感情が不安定、コントロールできない、 不安、イライラ、怒りっぽい、キレやすい
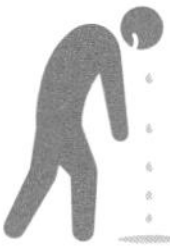	体調が悪い、具合が悪い、 身体が痛い、身体がだるい
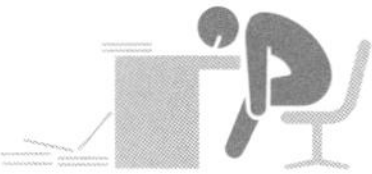	集中力低下、注意散漫、 仕事のパフォーマンスが低い
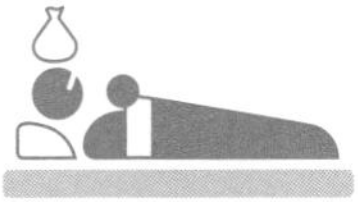	病気
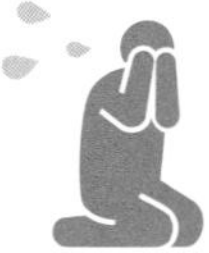	生きてる意味が感じられない、 死にたい

さらにセロトニンが著しく下がると「衝動性」が高まります。わかりやすく言うと「キレやすい」というやつです。また、「死にたい」という考えと「衝動性」が重なると「自殺」が起きます。

「不安」はセロトニン低下と関連します。ですから、不安障害の患者さんにはセロトニンを高める薬、SSRIが効きます。セロトニンが高いと不安は抑えられ、セロトニンが下がると不安が暴走するのです。

そうなると、いつもネガティブな考えが頭から離れないということが出てきます。

セロトニンは、朝日を浴びると生成が開始します。「覚醒」とも関連する脳内物質で、セロトニンが下がると、「朝の目覚めが悪い」「午前中ボーッとしている」「朝起きられない」「午前中のパフォーマンスが悪い」といった症状を呈します。

ひどくなると、「会社に行けない」「学校に行けない」という状態になりますが、そこまでいくとほぼ「うつ病」の状態です。

必要不可欠な「脳の指揮者」

うつ病では、セロトニンだけではなく、集中力や意欲とも関係が深い脳内物質であるノルアドレナリンも低下します。そのノルアドレナリンやドーパミンなど他の脳内物質を調整、コントロールするのもセロトニンで、別名「脳の指揮者」とも言われるほどです。

セロトニンが活性化していると、ノルアドレナリンが多少下がっても、増やすようにフィードバックをかけます。逆に、セロトニンが下がってしまうと、そうしたコントロールが利かなくなり、ノルアドレナリンも下がってしまうのです。

ノルアドレナリンは集中力と関係しますので、ノルアドレナリンが下がると不注意になります。**「仕事のミスが多い」「電車の中にカバンを置き忘れる」といったことが連発する人は、セロトニン、ノルアドレナリンが下がっている「脳疲労」の状態。**そうなると、うつ病の予備軍の可能性もあります。

さらに、セロトニンは「痛み」のコントロールとも関係しています。セロトニンが高ければ「痛み」は抑えられ、セロトニンが低ければ「痛み」を感じやすくなる。そのためセロトニンを高める抗うつ薬には、「鎮痛効果」もあります。

セロトニンが下がると、「腰が痛い」「膝が痛い」「頭が痛い」など、「あちこちが痛い」と訴えます。「痛み、つらさへの我慢が弱くなる」のです。

また、うつ病の初期では、「肩がこる」「疲れやすい」「全身がだるい」など、様々な身体的な調子の悪さを訴えるようになります。

本書では、内科の病気で「身体のどこかが痛い」「具合悪い」「つらい」状態や、老化が進み「膝が痛い」「腰が痛い」といった状態も「健康が損なわれた状態」と広くとらえ、「セロトニン的幸福が失われた状態」と考えます。

失う前に気付いてほしい――「当たり前」だから「気付かない幸福」

朝起きて、気分が爽やか。そんなことで幸福と言えるの？　と思った人もいるかもしれません。**しかし、これが「当たり前」のようでいて、極めて「かけがえのない幸福」なのです。**

普通に朝起きて仕事に行ける。普通に食欲があって、ご飯を食べられる。トイレに行って、尿が出て、便が出る。自分で起き上がり、自分の足で歩くことができる。どこか特に痛いところがない——。

どれも当たり前のことで、これらの状態に感謝する人もいないでしょう。しかし、病気のせいで、これらのどれか1つでもできなくなると、地獄の苦しみを味わいます。

メンタル疾患になると、「病気になる前の健康な状態に戻ること」が、「人生の最大の目的」になってしまいます。

何年もかけて元の健康状態に戻れる人もいますが、寛解（症状がおおむね改善した状態）までいかない人もいる。また、寛解しても復職や社会復帰できない人もいます。一旦、メンタル疾患になると、治るとは限らないし、何年も通院し、治療していくのはとてもたいへんです。

「健康」というものが、「かけがえのない幸福」であったことは、健康を失って初めて知るのです。

メンタル疾患に限らず、身体疾患も同様です。「がん」と告知されて初めて、今まで「元気で普通に生活できていた」ことが、どれほど幸福だったかを知ります。

失って初めてありがたさを知るのが「健康の幸福」であり、セロトニン的幸福なのです。

病気になってから「健康」を取り戻すよりも、「健康」である今、病気にならないための「予防」をしたほうが、10倍、いや100倍も「楽」と言っても過言ではありません。

「努力」を積み重ねないとなかなか得られないのがドーパミン的幸福。

一方、若い頃はほとんどの人は健康ですから、「努力」せずに得られるのがセロトニン的幸福。

しかし、「予防」や「生活習慣」など、「努力」しないと、あっけなく失われてしまうのがセロトニン的幸福と言えます。

にもかかわらず、ほとんどの人はそのありがたみを全く感じず、感謝もせず、「睡眠不足」「運動不足」といった、日々の不摂生を続けています。

本書を読んだ今、当たり前にそこにある「健康」の幸福に気付き、それを維持するために、1人でも多くの人に病気の予防につながる健康な生活習慣を始めてほしいのです。

「信頼されている人」が必ず備えているもの

あなたは、いつもイライラして、怒りっぽく、すぐに人にあたる人と友達になりたいですか？ できれば避けたいですよね。

些細《ささい》なミスにもすぐに怒り出す、キレやすい上司のもとで働きたいですか？ できれば避けたいでしょう。

セロトニンが低下気味の人は、感情が不安定で、イライラする、怒りっぽい、キレやすい状態となります。そうなってくると、恋愛、友人関係も築きづらいし、職場の人間関係も難しくなります。セロトニンが下がれば、オキシトシン的幸福にマイナスです。

それとは正反対に、精神的に安定している。いつも冷静で、ピンチにも動じず平常心でいられる。「こんな上司は信頼される」というわかりやすいイメージです。心の安定は、他人の心にも伝染しますので、やすらいだ気持ちの人は、他の人を緊張させず、リラックスさせます。

セロトニン的幸福を持っている人は、人から信頼される。プライベートも職場の人間関係も円滑になるでしょう。

つまり、セロトニン的幸福が盤石であれば、そこに安定的な人間関係が積み上がり、オキシトシン的幸福も積み上がります。

また、先ほども述べたようにセロトニンはノルアドレナリンをコントロールします。これは**「集中力」にも大きく影響**するのです。セロトニン、ノルアドレナリンが下がれば集中力が低下し、注意散漫となりミスも増える。そんな状態では、仕事の生産性も大きく下がり、上司から怒られることはあっても、評価されるのは難しいでしょう。

幸せになるために、最も基盤となるのがセロトニン的幸福。セロトニン的幸福が手に入り、心と身体が安定すれば、連鎖的にオキシトシン的幸福とドーパミン的幸福も手に入る。「幸せの三段重」の最下段は、セロトニン的幸福しかありえません。

オキシトシン的幸福とは？

基本イメージは「つながりによる安心感」

続いて「つながり」の幸福であるオキシトシン的幸福に焦点を当ててみましょう。「つながり」をもう少し広く捉えると、**他者との交流、関係によって生まれる幸福全て**と言っていいでしょう。

自分1人で、「ああ気持ちいい」「清々しい」「調子がいい」と感じるのが、セロトニン的な幸福。

それに対し、誰かと一緒にいて「楽しい」「うれしい」「安らぐ」のが、オキシトシン的な幸福。オキシトシン的な幸福には相手が必要です。

夫婦関係、恋人、彼氏、彼女などの恋愛関係。親子、兄弟の家族関係。友情で結びついた友人関係。あるいは趣味サークルやスポーツの仲間。

こうした相手との安定した人間関係によって生まれるプラスの感情、プラスの喜びは、全てオキシトシン的幸福です。

オキシトシン的幸福とは？

【一言で言うと】	「つながり」の幸福 他者との交流、関係から生まれる幸福
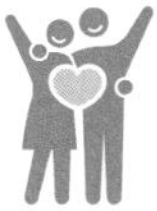	夫婦関係、寄り添う、スキンシップ、 安心感、幸福感
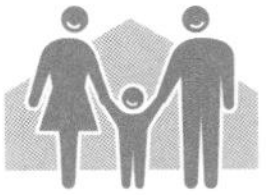	親子関係、寄り添う、スキンシップ、 安心感、幸福感
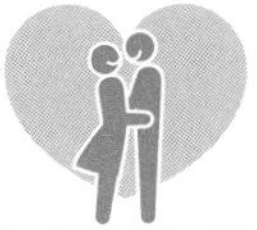	恋人関係、寄り添う、スキンシップ、 キス、ハグ、性交
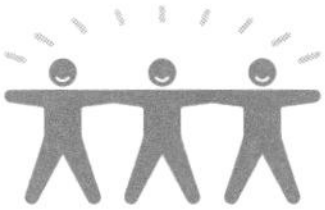	友人、仲間との楽しい、一体感、 信頼感、安心感
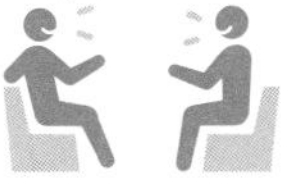	コミュニケーション、交流による楽しさ、 癒やし、笑顔
	コミュニティへの帰属意識 所属への安心感
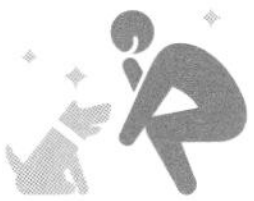	ペットとの触れ合い、癒やし、安心感

ですから、**私たちの人間関係やコミュニケーションは、そのままオキシトシン的幸福につながってくる**というわけです。

癒やされているとき、そこにあるもの

では具体的にどのような感情かというと、「安心」「やすらぎ」「癒やされた感」「ゆったりとしたリラックス」「満たされ感」などです。

友達とおしゃべりして楽しい。恋人と一緒にいて楽しい。デートできてうれしい。あの人のことを考えただけで幸せ。キス、手をつなぐ、ハグする、性行為をするなどの、ボディタッチの幸せ。

親子関係なら、お子さんと一緒に遊んでいて楽しい。あるいはお子さんも、お母さんと一緒にいるだけで楽しい。赤ちゃんを抱っこしているだけで幸せ。赤ちゃんも、お母さんに抱っこされているだけで幸せ。

あるいは趣味サークルに参加し、仲間と交流できて楽しい。コミュニティに所属している安心感、帰属意識。自分が笑顔になり、相手も笑顔になる。コミュニケーションによる癒やし。

普通に話していて楽しい。みんなと一緒にいて楽しい。話が盛り上がっていて楽しい。極めて日常的な風景です。さらには、動物、ペットといるときの「癒やされ感」もそう。

オキシトシン的幸福は、私たちの日常にあふれています……気付かない人も多いですが。

オキシトシン的幸福が失われると？

【一言で言うと】　孤独、孤立	
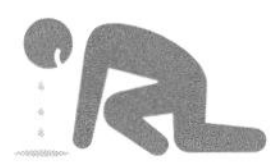	寂しい、結婚できない、パートナーがいない、友達がいない
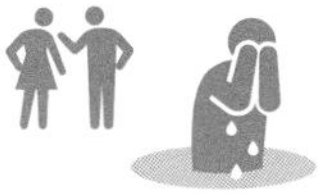	人間関係が苦しい、つらい、疎外感、パワハラ、仲間はずれ、いじめ
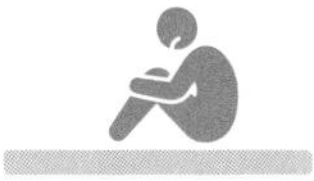	孤独、孤立無援、助けがない

「孤独」「孤立」は身体の健康も壊す

逆にオキシトシン的幸福が失われた状態というのは、どういう状態でしょう。

最も典型的な状態が「孤独」「孤立」です。彼女がいない。友達がいない。結婚できない。相談できる人がいない。いつも1人でいることが多い。結果として、「寂しい」「満たされない」「楽しくない」「疎外感」につながります。

あるいは、孤独ではなくても、人間関係がうまくいかないというのも、大きなストレスになります。職場の人間関係がよくない。上司とうまくいっていない。職場に自分を毛嫌いする人がいる。職場の人間関係の輪に入れない。

夫婦関係がうまくいっていないのもこれに当てはまります。会話が少ない。すれ違いが多い。喧嘩《けんか》が多い。相手が浮気している。離婚寸前である……。

さらに深刻なのが、人から攻撃されている、いじめられている、仲間はずれにされている、といった場合です。そうなると、猛烈に「つらい」状態となります。

私たちのストレスの多くは、「人間関係」から来るのです。「人間関係のストレス」が脳を疲労させ、うつ病などのメンタル疾患を引き起こす。オキシトシン的幸福が失われると、連鎖反応でセロトニン的幸福も失われるのです。

オキシトシン的幸福で仕事が加速する！

「職場のストレス」の9割は「人間関係」と言われます。つまり、「仕事が自分に合っているか」「仕事がうまくいっているか」などよりも、「人間関係」のほうにストレスを感じる人がはるかに多いということ。

会社に行っても、上司とうまくいかない。周りからの風当たりがきついと、それだけで憂うつになります。一方、仲間が助けてくれたり、上司がいろいろ助言してくれたり、気にかけてくれたり、といった支えが少しあるだけで、ものすごく働きやすい環境になっていきます。職場という場面を考えたとき、オキシトシン的な幸福なしでは、仕事に集中、専念することすらできません。

例えば、「職場の人間関係が悪いので仕事を辞めたい」という人がたくさんいます。そもそも職場とは、「仕事をする」場所。仕事をして給料をもらい、認められ、昇進、昇給していく

——それは自己実現の場、つまりドーパミン的幸福の実現の場のように思えますが、「最低限の人間関係」がなければ、そもそも楽しく働くことができない。ということは、**オキシトシン的幸福があって初めて、周囲のサポートや応援が得られ、仕事の成功が加速し、ドーパミン的幸福が実現するのです。**

ドーパミン的な幸福を下支えするのがオキシトシン的幸福。「幸せの三段重」の中段。ドーパミンとセロトニンの「要《かなめ》」となるのが、オキシトシン的幸福です。

ドーパミン的幸福とは?

基本イメージは「成功」「達成」

三段重の一番上、ドーパミン的幸福は、一言で言うと「成功」の幸福です。
ドーパミンは脳を興奮させるので、ドーパミン的幸福には「高揚感」が伴います。「やったー!」と思わず手を上げてしまうような「喜び」「楽しさ」「達成感」が、ドーパミン的幸福です。

例えば「スポーツの大会で優勝」して、「やったー!」と大喜びするシチュエーションがわかりやすいでしょう。

ドーパミン的幸福とは、言い換えると「何かを得る、達成した喜び、幸せ」です。お金を得る。欲しい物を手に入れる。あるいは昇進、昇給などの仕事での成功、地位や名誉なども当てはまります。人から認められるのもそうです。

何かを「得る」には、行動や努力が必要です。「結果」や「成果」が向こうから勝手にやってくることは、普通はありません。

頑張らないと昇進したり、会社で認められることはない。結果を出すためには、いろいろ労力や時間もかかる。あるいは何かを買うには、お金もかかります。つまり、**ドーパミン的幸福を得るには、「対価」が必要であるということ**。ドーパミン的欲求というのは、ある意味大変なのですが、だからこそそれを得たときの喜びは大きいのです。

セロトニン的幸福やオキシトシン的幸福などの「静かな幸福」とは異なり、高揚感と興奮がともなう、激しく、大きな幸福だからこそ、多くの人はそこを目指したくなります。

また、**ドーパミンは、「もっともっと」の物質**です。ですから、何かを手に入れて「もっと欲しい」と思うときに、ドーパミンが出ています。

「係長に昇進した！　次は課長だ！」
「昇給した！　けど、もっと給料が欲しい」
「県大会で優勝した！　次は、全国大会だ！」
「試験で95点とった！　次は満点だ！」

ドーパミンは、私たちの「モチベーション」「やる気」の源であり、ドーパミンが出るから「頑張る」「努力できる」し、結果として「自己成長」につながります。

「楽しい」「おもしろい」というのも、ドーパミンです。

ゲームをして楽しい。もっとやりたい。
映画やアニメを見ておもしろい。続きを見たい。
これ、すごくおいしい！　もっと食べたい。この店、また来たい。

ドーパミン的幸福

【一言で言うと】		何かを「得る」「達成する」ことによって得られる幸福感
成功	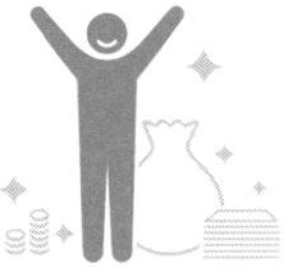	お金・財産・富 仕事での成功（昇進、昇給） 地位、名誉、社会的成功
やる気		目標設定、目標達成 達成、自己成長 意欲、やる気、モチベーション 報酬・ご褒美
学習	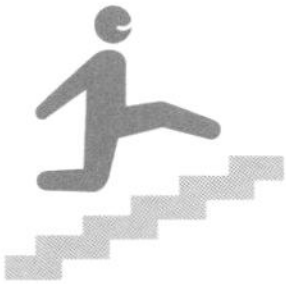	学び、自己成長
承認		褒められる、認められる フォロワー、いいねが増える
快楽物質	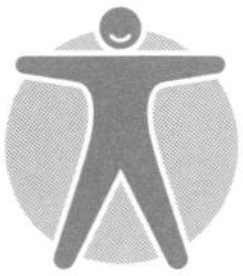	物欲・金銭欲・名誉欲 食欲・性欲 楽しい・遊び・娯楽・趣味

「楽しい」「おもしろい」+「もっともっと」というのは、ドーパミンが出ている証拠です。

遊ぶ、趣味、娯楽。これらも全て、ドーパミン的幸福なのです。

ドーパミンが暴走すると……依存症になる

ドーパミン的幸福を得るのはたいへん。だからこそ、喜びは大きく、価値があると言いましたが、実は簡単にドーパミンを出す方法があります。

例えば、お酒です。お酒を飲むと、ドーパミンが分泌します。だからお酒に酔うと「楽しい」気分になるのです。缶ビールや缶チューハイ。たったの200円で、ドーパミン的幸福が手に入る。確かに対価は必要ですが、それはたったの200円。幸福とは、実に簡単に手に入るのです!

しかし、そこには「落とし穴」があります。ドーパミンは、「もっともっと」の物質です。酒好きの人が、缶ビール1本で満足できるはずもなく、2本、3本と飲んでしまう。結果として、へべれけになるまで飲んでしまいます。

あるいは、お酒には「慣れ」の効果があります。最初は、缶ビール1本で満足できるのですが、すぐに毎日2本飲むようになり、また飲酒量が増えて3本、4本と飲むようになる。これを何年も続けると、「アルコール依存症」となります。

ドーパミンというのは、「依存症」の物質でもあるのです。

お酒、薬物、ギャンブル、買い物、ゲーム、スマホ。

ドーパミン報酬系の暴走

【一言で言うと】　孤独、孤立		
物質依存	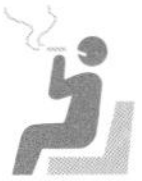	アルコール、薬物、 ニコチン（タバコ）、カフェイン
行動依存		ギャンブル、買い物 ゲーム、スマホ、ネット 性行為
人間関係依存	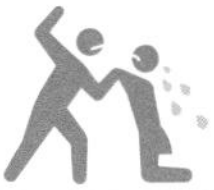	異性、恋愛、親子 DV、共依存

こうした手軽に手に入る「快楽」でドーパミン的幸福を得ようとして、ドはまりすると「依存症」になります。アルコール依存症、薬物依存症、ギャンブル依存症、買い物依存症、ゲーム依存症、スマホ依存症などです。

アルコール依存症になると、仕事もしなく（できなく）なり、社会からもはじき出され、肝硬変、食道静脈瘤《しょくどうじょうみゃくりゅう》破裂と身体も壊し、命に関わります。

薬物も言うまでもなく危険極まりないものです。最初は、「おもしろ半分」で始めたとしても、一度ドはまりすると抜け出せなくなります。大麻、コカインの常習。さらには、覚醒剤まで使い始めると、脳を破壊されます。薬物の所持で芸能人が逮捕される報道を見ますが、最終的には「犯罪者」になってしまいます。そこからの社会復帰は、極めて難しいのです。

ギャンブル依存症、買い物依存症が進むと、有り金の全てをそこに投じてしまいます。借金が増えて、仕事もできなくなり、社会生活が破綻する。夫婦や家族関係も破綻する場合も多々あります。

ゲーム依存、スマホ依存も、実は非常に怖いもの。たいしたことはなさそうですが、かなり多くの人が、ゲームやスマホにドはまりして、毎日4時間、5時間、あるいはそれ以上の時間を浪費し、睡眠にも影響を及ぼしています。仕事や学業への影響も甚大ですが、本人は気付いてもいないし、やめたくてもやめることができません。これはもう立派な依存症。安易にドーパミン的幸福を求めようとした代償です。

ドーパミン的な快楽は、「底なし沼」です。一度はまると抜け出すことは難しく、ズブズブと呑《の》み込まれてしまうのです。

ドーパミンと依存症の問題については第6章で詳述しますが、ドーパミンは私たちに「自己成長」を引き起こしてくれる一方で、使い方を間違えると「自己破綻」をもたらします。依存症になると、セロトニン的幸福もオキシトシン的幸福も失います。ドーパミン的幸福をどのように得て、どう付き合っていくかは、人生において非常に大きな鍵を握っているのです。

今こそ、「幸福」の話をしよう

「コロナ禍」と生き方、働き方の転換

「幸せの三段重理論」に初めて気付いたのは、2004年です。そこから17年もかかり、ようやく今、「本」としてまとめられたのはなぜでしょう?

「幸せになりたい」は、誰もが思う普遍的な願望です。私自身も昔からずっとそう思っていましたし、精神科医になってからメンタル疾患の患者さんと関わりながら、「この人たちが幸せになるためには何が必要なのか?」と考え続けました。

最近ではYouTube「精神科医・樺沢紫苑の樺チャンネル」に送られてくる毎日何十通もの相談メールを読み、3000問以上の悩み、質問に動画で答える作業をしながら、「幸せとは何か?」そして「どうすれば幸せになれるのか?」について考え続けてきました。

そして、構想を含めると20年にもなる本書『精神科医が見つけた3つの幸福』を、今このタイミングで世に出すことができた。**その理由は、「コロナ禍」の影響なしでは考えられません。**

コロナの影響によって、「生き方」「働き方」を見直す人が増えています。

コロナをきっかけにお店を閉めざるをえなかったり、転職を考えている人。テレワークによって生まれた時間で、副業を始めたいと考えている人。テレワークで仕事ができるので、地方への引っ越し、移住を考えている人。私の知人でも、「子供を自然豊かな場所で育てたい」と、東京から地方に移住した人が何人かいます。

コロナ禍は、私たちに数多くのマイナス、禍《わざわい》をもたらしましたが、一方で、逆境、ピンチ、変化は、私たちの「生き方」と「働き方」を改めて見直すチャンスとなったのです。

そして、「生き方」と「働き方」が変わるということは、必然的に「どんな生き方が自分にとって幸せなのか？」「どんな働き方が自分にとって幸せなのか？」という問いを投げかけています。

おそらくほとんどの人は、「幸せになりたい」と思いながらも、「幸福とは何か」について真剣に考えたことなどなかったでしょう。でもコロナ禍を通して、「今のままの生き方、働き方でいいのか？」を考えた人は少なくないと思います。

予防の重要性に初めて気付いた日本人

「コロナウイルスに感染すると、昨日まで健康だった自分が、入院し、重症化し、最悪死ぬかもしれない」という恐怖に直面し、「健康のありがたさ」と「健康を守ること」すなわち「予防」の重要性について、真剣に考えたはずです。

テレビの情報番組を毎日観て、ネットの記事などで「コロナを予防する方法」や「免疫力を高める方法」「マスクに感染予防の効果はあるのか？ ないのか？」などの予防の情報に目を光らせ、そうした記事をむさぼるように読んだ。日本人が、ここまで病気の「予防」について真剣に考えたことがあったでしょうか。

これは大きなチャンスだと私は思います。日本の健康保険制度は手厚いので自己負担が非常に少ない。結果として、「病気になれば病院に行けばいい」という考えが、多くの日本人の「悪《あ》しき常識」となってしまったのです。「病院に行かない努力」をする人、すなわち「予防」について真剣に考える人は、諸外国に比べて少ないでしょう。

予防への関心。それは、セロトニン的幸福への気付きに他なりません。「健康」＝「当たり前」が、コロナ禍では当たり前ではなくなってしまった。「健康とは大切なもの」「健康とはかけがえのないもの」という事実にようやく気付いた、気付けたのです。

私は、最近、つくづく思うのです。

「健康」について、ようやく語れる時代が来た。
そして、「幸せ」について、ようやく語れる時代が来た、と。

バブル崩壊からの気付き——お金では幸せにはなれない

少し話は遡《さかのぼ》ります。「昭和」の時代は、「経済的な豊かさ」を求める時代と言い換えることができました。家電の「三種の神器」＝「テレビ・洗濯機・冷蔵庫」が買える家庭が「幸せ」とされました。さらに、「クーラー」や「自動車」が、生活の必需品となっていきます。太平洋戦争の敗戦から、日本の経済は奇跡的な復興をとげ、ＧＤＰでアメリカにつぐ世界第2位の経済大国となるのです。

昭和の「高度経済成長」の時代には、「幸せ」を感じる人が多かったはずです。ドーパミンは、目標を達成するための階段を一歩ずつ昇っていくときに出るからです。

1986年から1990年にかけて、日本の経済は絶頂期に達します。「バブル経済」とも呼ばれます。そして、1990年の株価の大暴落とともにバブル崩壊。多額の不良債権が生まれ、多くの企業が倒産し、自己破産する人もたくさん出ました。

お金というものは、私たちを幸福にしたでしょうか。ドーパミン的幸福を求め続けるとどうなるのでしょうか？　「ドーパミン的幸福だけを追求しても幸せにはなれない」ということを、多くの日本人は学んだ、あるいは、感じとったはずです。

日本人以外の世界の人々は、2008年のリーマンショックによる世界的な金融危機から、似たような教訓を得たでしょう。

東日本大震災からの気付き――「つながり」は尊い

バブル崩壊後、日本の経済は低迷します。その後の時代は、「失われた10年」「失われた20年」とも呼ばれます。平成元年は、1989年。「平成」という時代は、バブル崩壊と「失われた20年」。経済的に低迷を引きずった時代となりました。

「平成」に起きた大事件は、「バブル崩壊」ともう1つあります。それは、2011年3月11日に起きた東日本大震災です。死者2万人以上と未曾有《みぞう》の災害となり、被害者とその家族、そして日本人全員に大きな心の傷を残しました。

このとき、テレビなどで「絆《きずな》」という言葉が、何度も使われました。「今こそ絆が重要だ」「絆を大切にしよう」と。

震災による津波で住居や建物が町ごと流され、家族とも連絡がとれなくなってしまった。家族は生きているのか？　それとも、津波に巻き込まれて死んでしまったのか？　連絡手段であるスマホや携帯がつながらない。いや、スマホの電池も切れてしまった。

ああ、どうしよう、どうしよう。避難所の掲示板で家族の名前を必死に探す。家族は、別の避難所で生きているはずだ！　そして、掲示板の避難者のリストに、自分の家族の名前があった！　ああ、助かった、生きていたんだ！　生きていて本当によかった。

家族と再会して思う。家族が生きていることが、こんなにもうれしく、ありがたいことだったとは。

子供がいてくれるだけで、あるいはお父さんお母さんがいてくれるだけで、実はこんなに幸せで、私たちは安心して生きていたのだ！　**一緒にいる喜び。今まで当たり前すぎて感じられなかったけど、その幸せが失われそうになって、私たちは初めて「つながり」の素晴らしさ、「つながり」という幸せの大切さを、心底思い知らされた。**それが、東日本大震災です。

「絆」「つながり」「愛」というものは、当然それまでもあったわけですが、あまりにも当たり前すぎたから気付かなかったのです。そして、感謝もしていなかったのです。

この東日本大震災という事件をきっかけにみんなが「絆」や「つながり」「家族」の大切さ

に気付きました。これはすごい「事件」なのです。

震災の直後、たくさんの人たちが支援物資を持って避難所を訪れました。そして、瓦礫《がれき》の撤去作業のときは、何万人ものボランティアが毎週末、無償で被災地を訪れ、被災者のために活動しました。普段はボランティア活動とは無縁な日本人が、特に若者が率先してボランティアに参加していたのは、とても感動的でした。あるいは直接、被災地に足を運べなくても、義援金を出した方もたくさんいました。

私も震災の後、岩手県大船渡市を訪れ、市庁舎をお借りしてボランティアでメンタルケアの講演をさせていただいたことを思い出します。

日本人同士が、「絆」や「つながり」を感じた！「つながり」、すなわちオキシトシン的幸福というものが、本当に大切なのだということを、日本人は東日本大震災を通して学んだのです。

今、ようやく幸福について考える時代が来た

でも、3年前に本書を出版しても、まだ興味を持つ人はいなかったはずです。「セロトニン的幸福→オキシトシン的幸福→ドーパミン的幸福の順番を大切にしよう！」と言っても、「別に今、健康なので」と一蹴されたでしょう。

しかし、バブル崩壊でドーパミン的幸福のむなしさを知り、東日本大震災で「つながり」、オキシトシン的幸福の大切さを知り、今ようやくコロナ禍で「健康」、すなわちセロトニン的

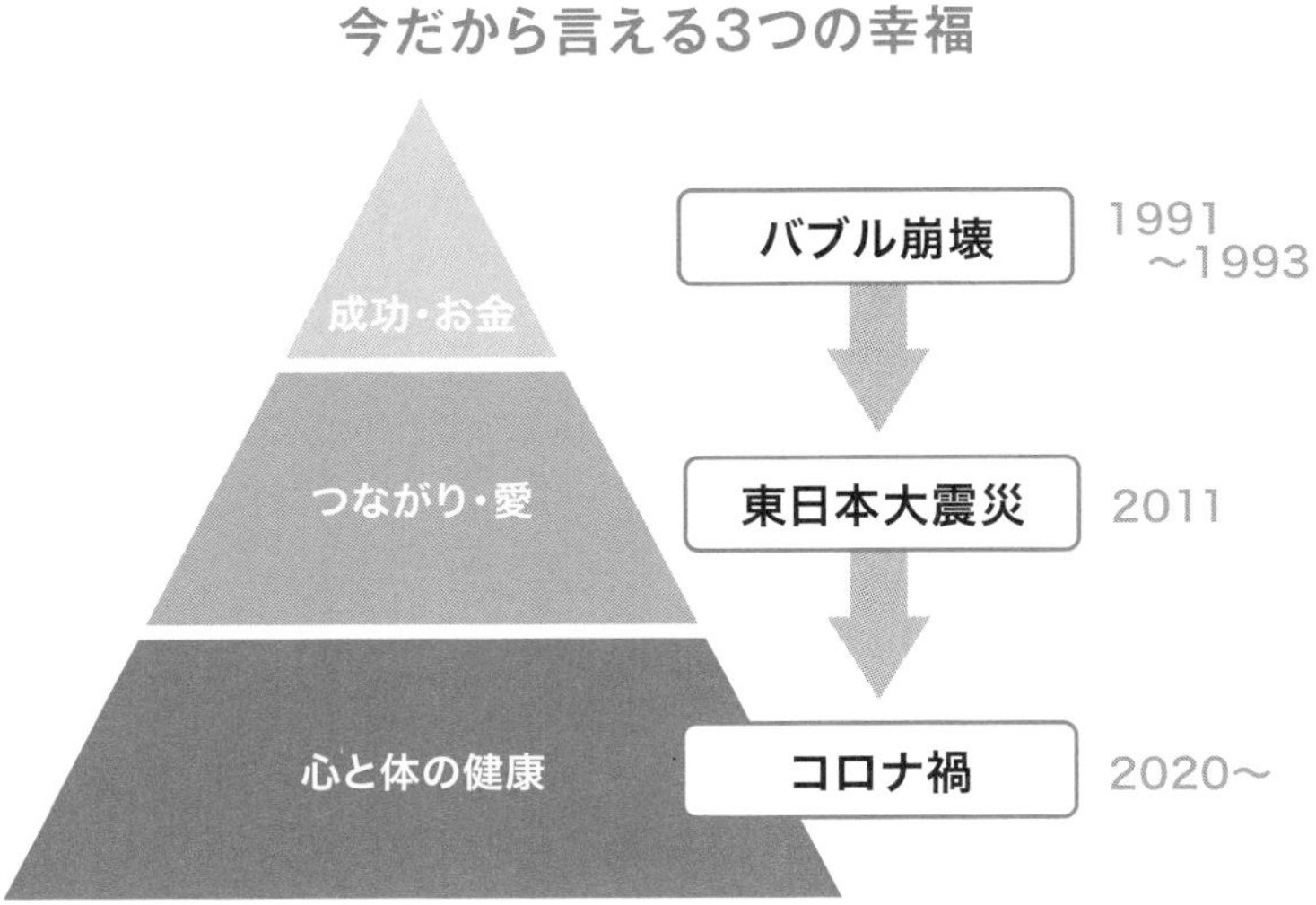

幸福の大切さを日本人は知ったのです。

今なら、「セロトニン的幸福→オキシトシン的幸福→ドーパミン的幸福の順に大切にしよう！」という私の提言に耳を貸す人も多いのではないでしょうか。

そういう時代的な背景を考え、まだ「コロナ禍」の不安が続く2021年という今、本書で「3つの幸福」を世に問いたいと思うのです。

ようやく幸福について語れる時代が来た。

これは、とても素晴らしいことだと思います。

第2章　まとめ

1　「爽やか」「リラックス」──セロトニン的幸福のイメージ

2　「つながりによる安心感」──オキシトシン的幸福のイメージ

3　「成功」「達成感」──ドーパミン的幸福のイメージ

4　ドーパミンの暴走が依存症

5　コロナ禍こそ、幸福を考え直すチャンス

人は苦労ばかり数えて、幸せを数えようとはしない
……ドストエフスキー

第3章

幸せの「4つの性質」を知っておく

幸福には「意外な性質」がある

幸福の形を知らなければ幸福は自分のものにならない

ここまで、3つの幸福について詳しく掘り下げてきました。それぞれについて、だいぶイメージが固まってきたのではないでしょうか。

ここで少し角度を変えて、幸福の性質や特徴についてみていくことにします。幸福には意外な性質が4つあります。

幸福の性質1 幸せはここにある——「BE」の幸福、「DO」の幸福

セロトニン的幸福とオキシトシン的幸福は、そこにある幸福感です。言うならば、「BE」の幸福。be動詞のbe、そこに「ある」「存在する」という意味です。

朝起きて、外に出て青空を見て「爽やか」「気持ちいい」と感じる。**そこには、セロトニン的幸福が「ある」のです。**しかし、その「ありがたさ」に気付かない人も多い。

朝起きて、そこに最愛のパートナーがいて朝ご飯を作ってくれている。なんという幸せでしょうか。**そこには、オキシトシン的幸福が「ある」のです**。しかし、その「ありがたさ」に気付かない人も多い。朝ご飯を作ってもらうのは当たり前になっていて、感謝の気持ちを持たない人も多いでしょう。

「ありがたい」とは、おもしろい言葉です。本当だと、「ある」ことが難しい状態。だからこそ、そこに感謝の念をもとう。それが「ありがとう」という言葉になります。

私たちは、セロトニン的幸福とオキシトシン的幸福、すなわち「BE」の幸福をすでに手に入れている可能性があります。しかし、それは意識し、注意しないと見逃してしまうのです。**「BE」の幸福に気付くことが重要。そして、それを維持し、失わないよう努力する必要もあります**。しかし、「気付けない幸せ」を失わないよう努力することは不可能です。まずは気付かないといけません。

にもかかわらず、ほとんどの人は失ってから、今まで「BE」の幸福を持っていたことに気付くのです。それでは遅すぎます。

一方、ドーパミン的幸福は、行動や努力の結果得られる幸福。言うならば、**「DO」の幸福です**。何かを「する」ことによって得られる。つまり、何もしなければドーパミン的幸福は得られないのです。

みなさんよく「お金持ちになりたい」と言いますが、じゃあ「そのために今何をしていますか？」と尋ねると、「何もしていない」と答えます。何もしていないのに、お金が入ってくることはありません。

逆を言えば、行動すればするほど、あなたの「DO」に見合ったドーパミン的幸福が得られる。そう考えると、「行動しないのは損」と思うはずです。

幸福の性質2　幸福は「結果」ではない。「プロセス（過程）」である

ほとんどの人は、「幸せ」を「結果」として捉えていると思います。「仕事を頑張ると、幸せになれる」といったように。

あるいは、「頑張って、頑張って努力を続けていくと、いつか幸福というご褒美が手に入る」と考えているのではないでしょうか。努力の階段を昇っていくと、その頂上には「幸福」という楽園が広がっている。いつか自分もそこに到達できるはずだ。そんな期待を胸に、日々仕事を頑張ったり、様々な努力をしているはずです。

しかし、たいへん残念なことに、私の脳科学的な幸福論から言うと、「幸せは結果である」という考えは、完全に間違いです。

幸福物質が分泌された状態が「幸せ」と考えると、日々のセロトニン、オキシトシン、ドーパミン分泌の中に「幸せ」という状態が存在するのです。

何か大きな目標を達成したとき、大金を手に入れたとき、スポーツの大会で優勝したとき、その瞬間はドーパミンが大量に分泌します。そのため「大きな幸福」は得られますが、それは

階段の先ではなく昇っている今が幸福

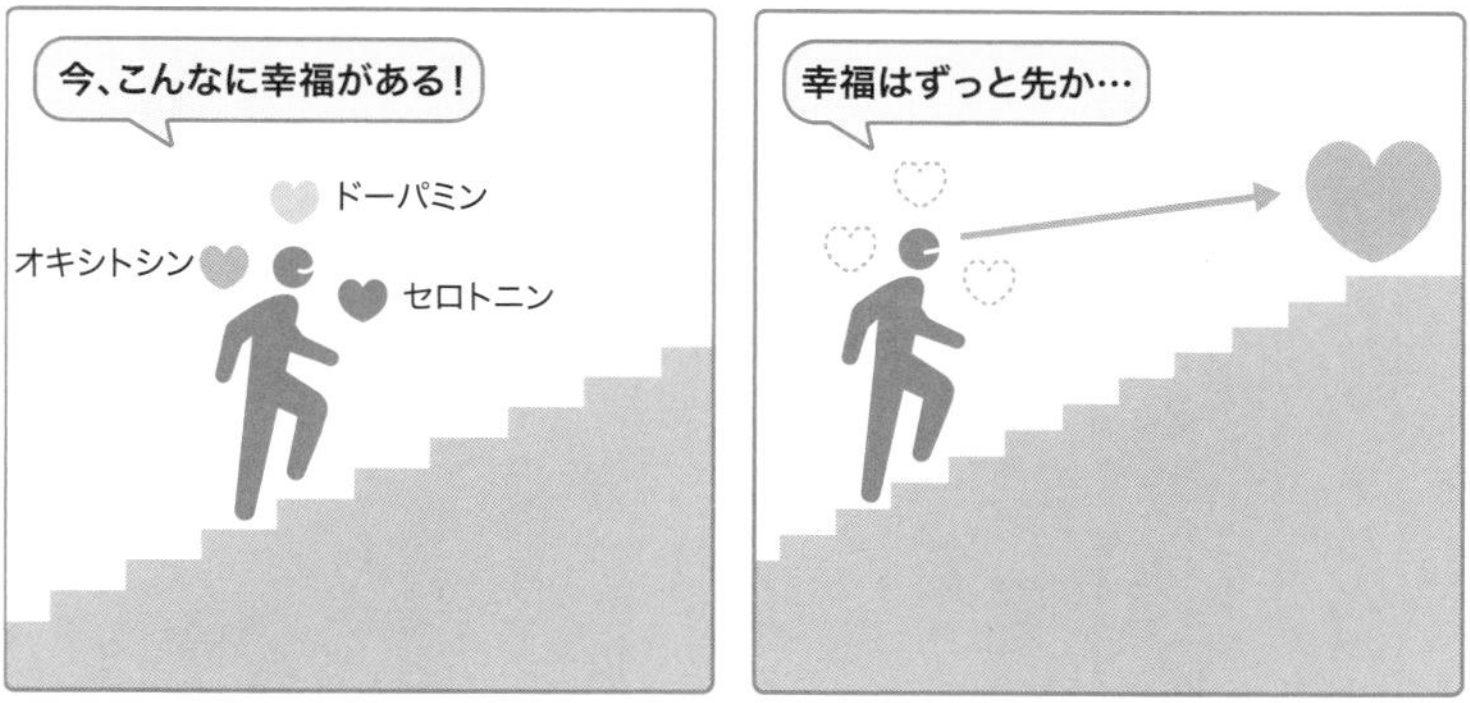
今、こんなに幸福がある！
ドーパミン
オキシトシン
セロトニン
幸福はずっと先か…

今にフォーカスする人　　未来を見る人

永続的なものではありません。すぐに色あせてしまいます。

「幸せ」とは今、この一瞬の「状態」であり、「プロセス（過程）」なのです。「ゴール」でも「結果」でもない。ですから、「今」幸せであることが重要です。

幸福は「今、ここ」にある！

「小さな達成」、つまり「階段を一段昇る」だけで、ドーパミンは分泌されるし、そこに「小さな幸福感」が間違いなく存在します。

階段を100段昇れば、「小さな幸福感」を100回得られます。

あるいは「今、健康である」というセロトニン的幸福。「あなたを支えてくれている人がいる」というオキシトシン的幸福。それらの「BEの幸福」は、あなたが気付いていないだけで、すでにそこにある幸福です。

つまり、**幸福は「未来」にはない。今、ここ。「現在」に「幸福」があるのです。**

ほとんどの人は、今自分が持っている「小さな幸福」に気付かない。もっと「大きな幸福」「すごい幸福」「圧倒的な幸福」があると信じて必死に頑張ります。

しかし、今そこにある「小さな幸福」に気付かない人、今の「小さな幸福」に感謝できない人は、「大きな幸福」を手に入れたとしても「さらに大きな幸福があるはずだ」と思うだけ。永久に満足することはないのです。

階段を昇った先に「大きな幸福」があるわけではありません。階段を1段昇るごとに「小さな幸福」がある。だから、**「昇った後に幸福になる」わけではなく、「昇っている今」が幸福なのです。**

幸せは「未来」ではなく「今」にあります。

苦しい努力をした結果、素晴らしい幸福な状態（持続的、継続的な幸福）が得られるかというと、そうではないのです。この「幻想」にとりつかれている限り、ゴールのない階段をあなたはいつまでも昇り続けるだけで、10年たとうが、20年たとうが、幸福になることはないでしょう。

幸福の性質3　幸せは劣化する――「減る幸福」と「減らない幸福」

多くの人は、「お金持ちになると幸せになれる」と信じて、仕事を頑張ります。仕事を頑張って、頑張って、頑張りすぎて病気にもなります。それだけのリスクを払ってでも、無理して頑

収入が増えるほど幸福は増えるか?

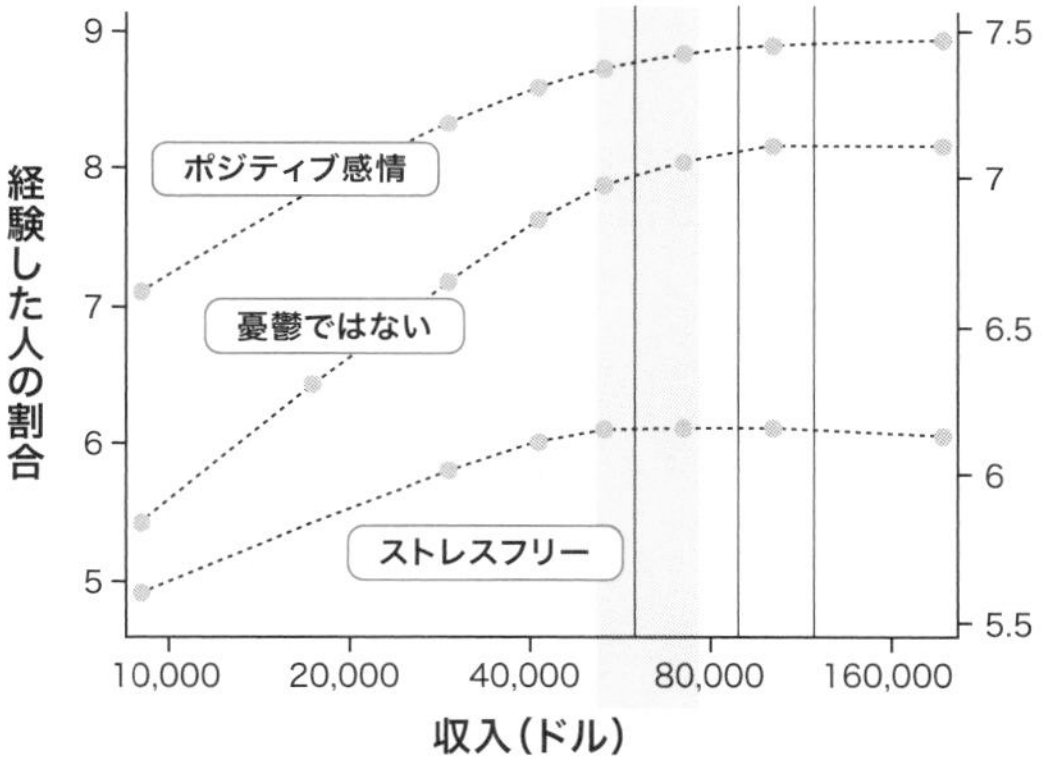

年収7.5万ドル(800万円)でお金による幸福は逓減する

プリンストン大学Angus Deaton教授の研究より

張るのは、「頑張ってお金を稼ぐと幸せになれる」と思っているからです。

「お金持ちになると幸せになれる」は、正しいのか、正しくないのか？　よく問われることですが、実際はどうなのでしょう？

実はすでに「結論」が出ています。プリンストン大学、ノーベル経済学賞を受賞したアンガス・ディートン教授の研究を紹介しましょう。

「ポジティブ感情」「憂うつでない」「ストレスフリー」の３つの指標で、「収入（年収）」と「幸福度」の相関を調べました。

結果は、年収４万ドル（日本円でいうと４００万円くらい）までは、年収が上がれば上がるほど幸福度は比例して増えていきます。

しかし、年収６００万円くらいになると、カーブは横ばいになり、年収８００万円を超えると、あとは年収が大きく増えても、幸福度のアップは微々たるものという結果になっています。

つまり、「年収200万円の人が年収400万円に増えると幸福度は大きくアップするものの、年収800万円の人が年収1600万円になっても、幸福度はほとんど変わらない」というのが、この研究の示すところです。

日本人2万人を対象にした別の研究では、世帯年収1千100万円を超えると、それ以上は幸福度が増えない、という結果が出ています。

ですから、「お金持ちになると幸せになれるのか?」の結論を言うと、**ある程度の金額までは「お金があるほど幸せになる」と言えますが、ある程度の金額**（800万〜1100万円）を**超えると「それ以上お金が増えても、幸せはほとんど増えない」**ということになります。

あるいは、高額宝くじの当選者に対する調査では、「宝くじ当選の幸福感が持続するのは、たったの2ヶ月」と言われています。ドーパミンは「もっともっと」を要求する脳内物質です。3億円が当選しても、その幸福感はすぐに劣化し「もっと」お金が欲しくなるのです。

ドーパミン的幸福は逓減《ていげん》する。これは、ドーパミン的幸福の重要な特徴です。「逓減」というのは、その価値がドンドン薄れてしまう、減ってしまう、ということです。

つまり、**同じ刺激を得ても、次にはより多くの刺激がないとドーパミンは出ません。ドーパミン的幸福を手に入れても長くは続かないのです。**

ドーパミンは、お酒を飲むだけでも出ます。しかし、最初は、缶ビール1缶で楽しめていたものが、缶ビール2缶でないと満足できなくなり、やがて4缶飲むようになり、最後には1日で焼酎ボトル1本をあけるようになります。

飲酒による幸福感、満足感は逓減するので、同じ幸福感、満足感を得るためには「飲酒量を増やす」しかなく、結果としてアルコール依存症に陥ってしまうのです。

仕事での成果にも注意すべきワケ

「月収が2万円アップした！　自分の努力や会社に対する貢献が認められたぞ！」

昇給は、もちろん喜ばしいこと。しかし、3ヶ月もすれば、「月収2万円アップ」のありがたみは、ほとんど感じられなくなってしまいます。

「もっと給料が上がらないかな」「なんで、うちの会社は給料がこんなに安いんだろう」「自分の頑張りが、給料に全く反映されていない」と、「給与に対する不満」が芽生えるはずです。

また、その翌年「月収が2万円アップした」としても、「去年と同程度の昇給か……」と、たいした喜びも感じられない。むしろ不満です。これもドーパミン的幸福の逓減です。

多くの人は、ドーパミン的幸福が逓減することを知らずに、無理に無理を重ねて、ドーパミン的幸福を得ようとします。それは、**ドーパミンの「底なし沼」に引きずりこまれるのと同じ。**

例えば、年収を100万円増やすためには、残業したり、仕事を2つ掛け持ちしたりして、死ぬ気で働かないといけないでしょう。そのために睡眠不足、運動不足がつのり、結果として年収が自分の望む額に達する前に、精神的に燃え尽きてメンタル疾患になったり、脳卒中や心筋梗塞などで倒れるかもしれません。

遁減しやすい幸福、遁減しづらい幸福

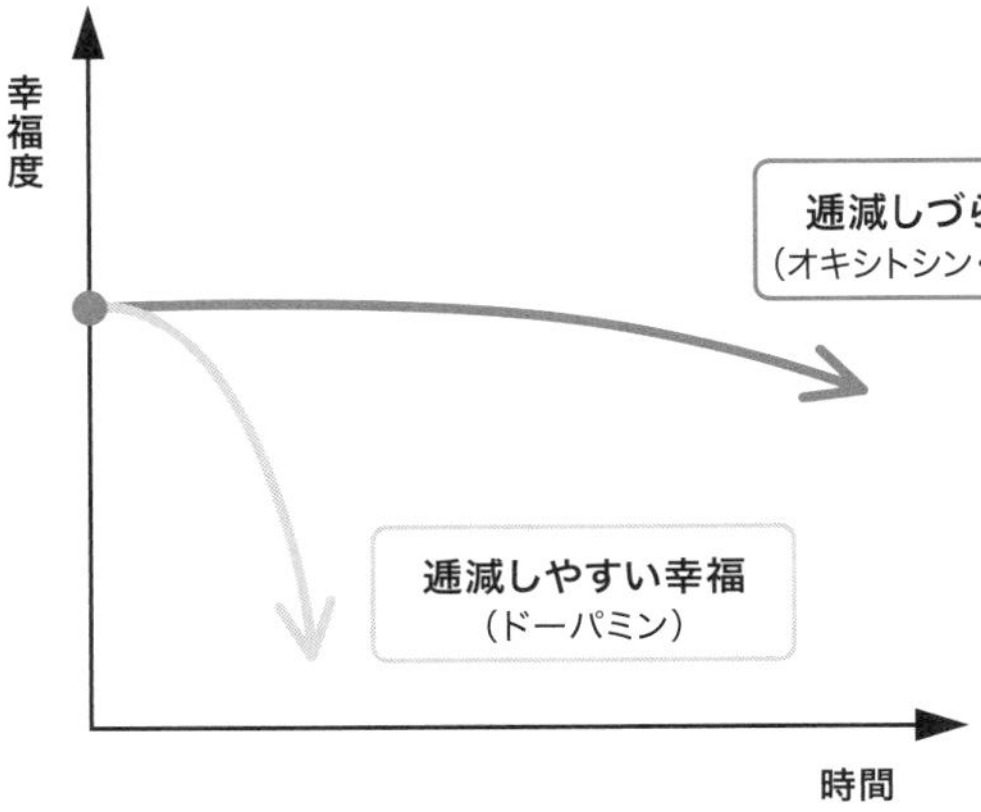

「いつまでも続く幸せ」は存在する

「金銭的幸福」や「ドーパミン的幸福」は、遁減します。すぐに価値が減じてしまう。

それに対する対処法はないのでしょうか？

あるいは、「遁減しない幸福」は、あるのでしょうか？　あります。

セロトニン的幸福とオキシトシン的幸福は、遁減しない。あるいは、遁減しづらいのです。

朝、外に出て、「今日は青空だ、気持ちいい！」と思います。

翌日も、「今日は青空だ、気持ちいい！」と思います。

1週間連続で青空が続いたら、「青空、もう飽きたから、気持ち悪い」となりますか？　なりませんよね。**青空は、10回見ても、100回見ても、1000回見ても実に気持ちがいい。**清々しい。その「爽やかな幸福感」

（＝セロトニン的幸福）は、全く減じないのです。

あるいは、あなたに赤ちゃんがいます。とても可愛いですね。抱っこすると、赤ちゃんは笑顔になり、あなたは幸せな気分になります。翌日も、赤ちゃんを抱っこして幸せな気分になります。１週間連続で赤ちゃんを抱っこしたら、「毎日抱っこしてるから、飽きた。もう、可愛らしさは感じない」となりますか？　絶対に、ならないはずです。

赤ちゃんを10回抱っこしても、１００回抱っこしても、その幸福感は変わりません。つまり、「つながり」「愛」の幸福感（オキシトシン的幸福）も、逓減しないのです。

繰り返します。セロトニン的幸福、オキシトシン的幸福は逓減しない（しづらい）。ドーパミン的幸福は逓減する。これは、「幸福」における重要な法則であり、本書の根幹をなす重要な事実です。

セロトニン的幸福、オキシトシン的幸福を基盤にしていれば、その幸福感は永続的に続くということです。あなたが、健康である限り。あなたが、家族や友人たちと良好な関係を続けている限り。５年たっても、10年たっても、減じることはありません。

だからこそ、幸せのベースは、セロトニン的幸福、オキシトシン的幸福でしっかりと築く必要があるのです。

ドーパミン的幸福は、あくまでも「プラスアルファ」の付加的な幸福と考える。そうすれば、トータルの幸福感は、急に減じることはないし、ドーパミン的幸福は、まさにボーナス感覚で、時に「スペシャルイベント」として、あなたの人生と幸福に彩りを添えてくれるでしょう。

幸福の性質4

「幸福の掛け算」で全ての幸福が手に入る

ドーパミン的幸福は、逓減しやすい。だから「お金」や「物欲」で幸せになることは難しい。それなら「お金」や「物欲」は手放して、「健康」や「つながり」を大切に生きよう！

いくつかの「幸福論」についての本では、このように書かれているかもしれません。

では、「お金・成功」「つながり」「健康」、この3つの幸福の全てを手に入れることはできないのでしょうか？

できます！

その方法をお伝えするのが、本書の一番の目的です。

大金を得た場合、多くの人は「幸せ」を感じます。そのとき、主にドーパミンが出るので、その幸せは逓減し、すみやかに劣化します。

でもお金を得た場合、ドーパミンだけではなく、オキシトシンが大量に出ていたとしたらどうでしょう？

同じ「幸福感」を持ちながら、劣化しづらい、逓減しづらい幸福となります。

その方法は簡単です。オキシトシンは、「感謝」で分泌されます。お金を得たら、感謝する。おもいっきり感謝すれば、ドーパミン的幸福がオキシトシン的幸福に転化される。あるいは、ドーパミン的幸福とオキシトシン的幸福のカクテルのような状態になります。

幸福の掛け算

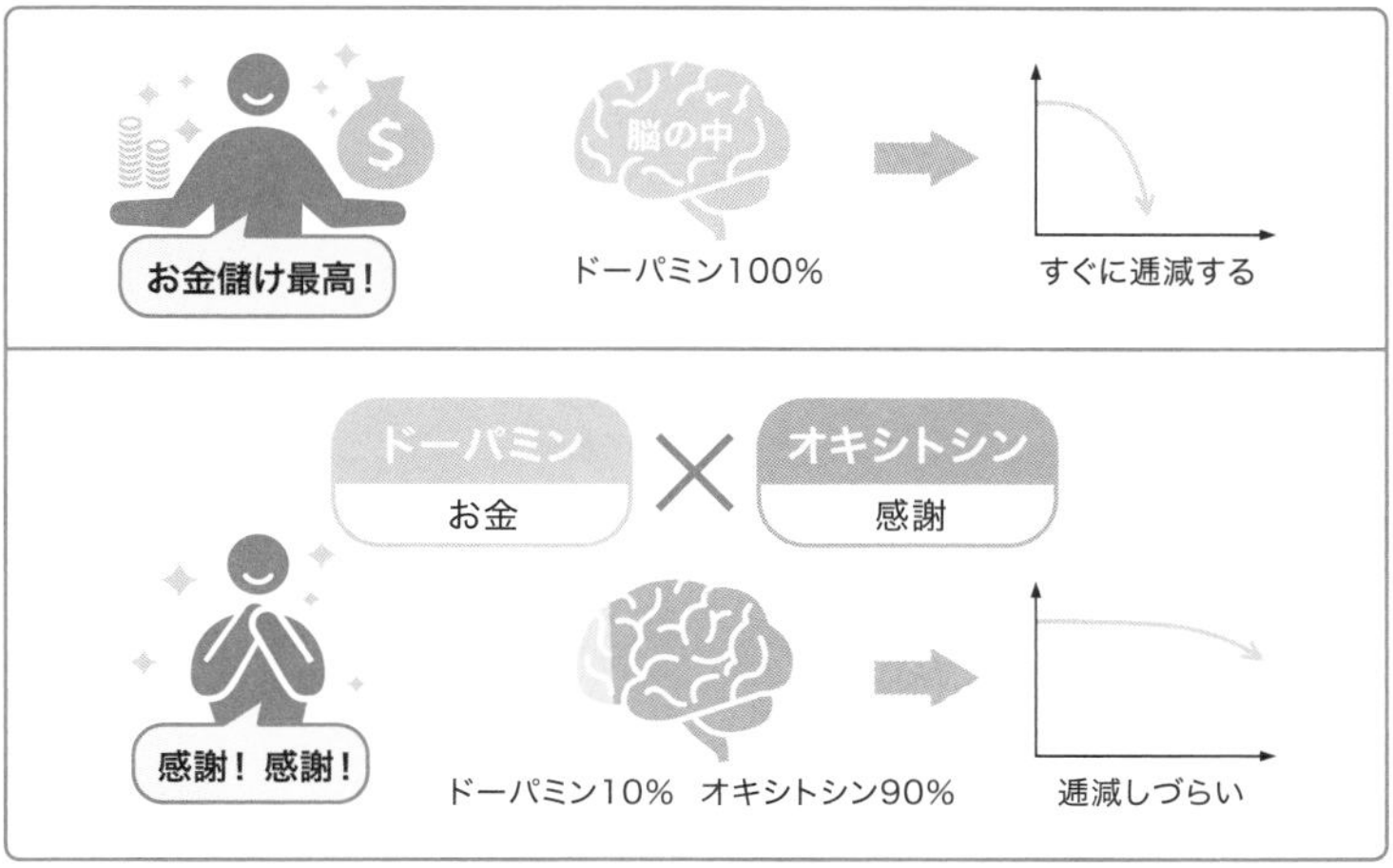

これを、本書では「**幸福の掛け算**」と言います。

「ドーパミン」に「オキシトシン」「セロトニン」を掛け算することで、「逓減しやすい幸福」を「いつまでも続く幸福」に変えることができるのです。

「お金」「物欲」「成功」は得がたいので「つながり」と「健康」で我慢しなさい、と言いたいのではありません。

あなたは、「お金・成功」「つながり」「健康」という「３つの幸福」、言うなれば「全ての幸福」を得ることができます。

これこそ私が一番お伝えしたい内容であり、その具体的な方法について明示するのが本書なのです。

「幸せの三段重理論」の科学的根拠

3つの幸福にはエビデンスがある

ここまで読んで、「幸せの三段重理論」の概要を理解して「なるほど」と思った方も多いことでしょう。一方で、「科学的に正しいのか？」と懐疑的な人もいるかもしれません。「幸せの三段重理論」は、本書で私が初めて発表した理論ですから、それ自体は証明されていないものの、その正しさを支持する、傍証ともいえるような科学研究、心理学研究はたくさん出ています。

そうした代表的な研究をいくつかピックアップして紹介しながら、「幸せの三段重理論」が科学的にもかなり確からしいことを説明します。

セロトニンは人生をコントロールする指揮者

セロトニンは脳内物質の指揮者とも呼ばれています。セロトニン神経がしっかりと活性化していれば、ドーパミン、アドレナリン、ノルアドレナリンといった他の脳内物質を適切にコントロールできるからです。つまり、これらが増えすぎているとブレーキをかけ、減っていると増やすように調整します。

ドーパミンをコントロールできるということは、依存症についても抑制的に働くということです。セロトニンがしっかり活性化していれば「我慢強い」。セロトニンが低下していると「我慢弱い」「我慢できない」状態となります。

実際、アルコール依存症の患者さんは、高い割合でうつ病（セロトニンが下がる病気）が合併しています。

アルコール自体に「うつ」を悪化させる作用がありますが、「うつ的になる」つまり、セロトニンが低下すると、より我慢できなくなり飲酒量が増えてしまう。セロトニンの低下は、アルコール依存症の「結果」というだけではなく、それを悪化させ、治りづらくさせる「原因」「要因」でもあるのです。

逆に、**しっかりと普段からセロトニンを鍛えていれば、ドーパミンの暴走（依存症）を予防できます。**

セロトニンが活性化すると、感情が安定します。逆にセロトニンが下がると、イライラする、落ち着かない、不安が強まる、キレやすい、怒りっぽいなどの症状が起こります。

セロトニンは、「暴れ馬」の「手綱《たづな》」のようなもの。ノルアドレナリンの手綱が切れると「不安」が暴走して、いつも不安なことを考えてしまう。アドレナリンの手綱が切れると「怒り」が暴走して、怒りっぽくなる。ドーパミンの手綱が切れてしまうと、「もっともっと」が暴走して、「もっと飲みたい」と飲酒量が増えたり、「もっと食べたい」とドカ食い、バカ食いをしたりするのです。

セロトニンが崩れると、「感情」や「行動」が全て崩れると言ってしまってもいいでしょう。うつ病は正にセロトニンの制御が崩壊した状態です。うつ病の患者さんは、うつ病を治さない限り、お金をいくらもらっても、愛するパートナーがいても、「幸せ」とは感じられないのです。うつの状態（セロトニンが極端に下がった状態）で、仕事で成功することはできないし、イライラした状態、怒りっぽい状態で、安定した人間関係を育むことは困難です。

ですから、やはり「幸せの三段重」の基盤（最下段）を構成するのは、セロトニン的幸福以外に考えられません。

オキシトシンが分泌するほど健康になる

オキシトシンは、人とつながる、寄り添うことで「愛され感」「癒やされ感」「やすらぎ」を感じる「愛のホルモン」として知られますが、それ以外にも数多くの健康効果が報告されています。

オキシトシンの受容体は、心臓に多く分布し、オキシトシン分泌によって血圧や心拍数が下がり、心筋梗塞などの心臓病の予防効果があります。また、オキシトシンは免疫力を高め、細胞修復を促進し、自然治癒力を高め、痛みを緩和します。

さらに、オキシトシンはストレスホルモンであるコルチゾールを下げ（ストレス解消効果）、

オキシトシンのすごい健康効果

1 愛のホルモン	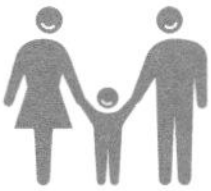	「愛され感」「癒やされ感」「やすらぎ」 愛情の強化、母性行動、グループでの協調行動
2 身体の健康		リラックス効果（血圧⬇ 脈拍⬇） 免疫力⬆ 細胞修復⬆ 自然治癒力⬆ 痛みの緩和、心臓疾患のリスク⬇
3 心の健康		ストレス解消効果（コルチゾール⬇） 不安の減少（扁桃体の興奮抑制） リラックス効果（副交感神経優位）、セロトニン⬆
4 脳の活性化	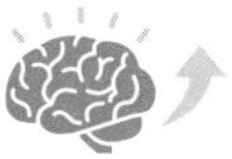	記憶力⬆ 学習能力⬆ 好奇心⬆

扁桃体《へんとうたい》の興奮を抑え、不安を減少させることもわかっています。副交感神経を優位にし、それが大きなリラックス効果を生み、そのうえセロトニンを活性化させる方向に働きます。

また、**記憶力、学習能力、好奇心を高めるなど、脳を活性化**させます。

まとめると、オキシトシンの分泌によって、「身体の健康」「心の健康」「脳の活性化」が得られ、「健康」というセロトニン的幸福を促進することになるわけです。

セロトニン的幸福によって、安定した人間関係が構築され、安定した人間関係によってオキシトシン的幸福が得られると、さらに健康が増進する。

セロトニンとオキシトシンは、互いにいい影響を与え合いながら、私たちの幸福を増幅してくれるのです。

「つながり」はドーパミンのブレーキとなる

興味深い実験があります。オキシトシンを投与すると、アルコールに対する欲求、アルコール消費量が減るというものです（ラット、ヒト）。あるいは、オキシトシン投与で、ニコチンを摂取したいという欲求が減った、という実験もあります。

つまり、オキシトシンは「お酒をもっと飲みたい」「タバコをもっと吸いたい」という衝動を抑える作用がある。オキシトシンは、ドーパミンの闇の側面、「もっともっと」を抑制できる。ドーパミンの暴走（依存）に対してブレーキをかけるのです。将来、オキシトシンが依存症の薬になる可能性もあります。

実際、アルコール依存症の患者さんをみると、ほとんどの患者さんは「孤独」の問題を抱えています。孤独が、発病や悪化の原因にもなっているのです。

逆に依存症では、グループセラピー（集団療法）は高い効果があります。これは映画でもよく見られます。例えば、『ロケットマン』の冒頭は、アルコールと薬物依存症に陥った世界的な歌手、エルトン・ジョンが、グループセラピーを受けるシーンからスタートします。

「孤独」が依存症を悪化させ、「つながり」が依存症を治療していくのです。

オキシトシンはドーパミンの「もっともっと」を抑制し、ドーパミンに対してブレーキをかけることが科学的に示されています。

「みんなとやったほうが楽しい」は脳科学的にも正しい

オキシトシンは、ドーパミンのネガティブな側面（依存症）にブレーキをかけます。その一方で、ドーパミンのポジティブな側面（幸福感）を増やすという研究があります。

オキシトシンを投与すると、中脳のドーパミンが増えて、幸福感が増すのです。同じ「快」刺激であっても、オキシトシンが高ければ、より強く「楽しい」「うれしい」といった幸福感が出やすいということ。

お酒を飲む場合、「家で1人で飲む」よりも、「居酒屋でみんなでワイワイ話しながら飲んだほうが楽しい」ということは、誰しも経験するでしょう。1人で行く旅行も楽しいものですが、夫婦・家族で、あるいは気の合う友人たちと行く旅行のほうがもっと楽しい。あるいは、1人でやった仕事が成功してもうれしいけれども、チーム一丸となって頑張った大プロジェクトが成功したときの喜びは、さらに大きい。

こうした、「1人でやるよりも、みんなでやったほうが楽しい」という体験は、脳科学的に正しかった、ということです。

同じことをしても、同じものを食べても、誰かと楽しむ、みんなと楽しむことで、「オキシトシン×ドーパミン」の掛け算となり、幸福感を得やすい。

逆に言えば、「小さな刺激」で「大きな幸福感」を得られる、ということで「依存症」の抑止効果にもつながるでしょう。

人生満足度における「お金」と「愛」の関係

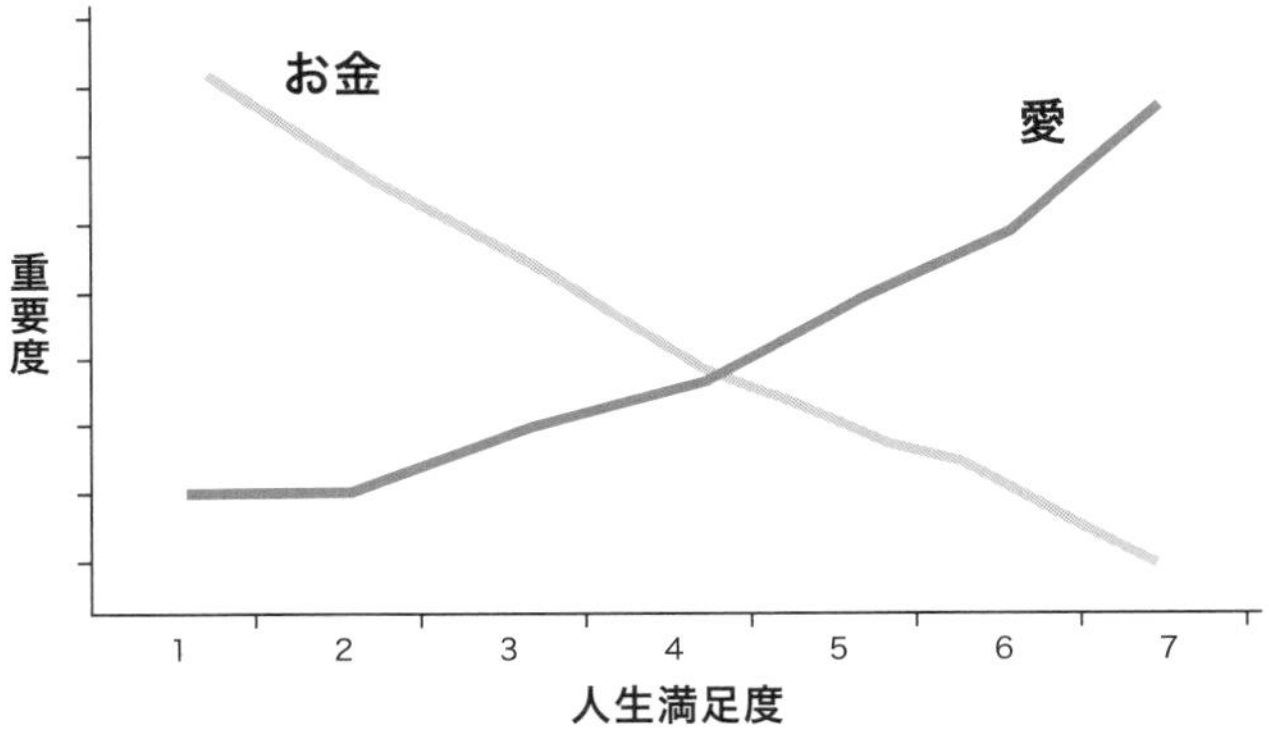

Diener & Oishi(2000)より引用

「お金」を目指すほど幸福になれない

「お金」と「愛」。

どちらが大切ですかと聞かれたら、あなたならなんと答えますか?

それを調べた研究があります。

「お金」と「愛」のそれぞれをどれだけ重視しているかと人生満足度との関係を調べたところ、なんと「お金」を重視すればするほど人生満足度は下がり、「愛」を重視する人ほど人生満足度が高まるという結果になっています。

「お金」(ドーパミン的幸福)よりもまずは「愛」(セロトニン的幸福)を重視しないと幸せになれないという事実を、この研究は示しています。

「うつ」「ストレス」から脳を護るには

マウスを用いた実験で、オキシトシンには抗うつ効果があることが報告されています。この抗うつ効果は、オキシトシン受容体欠損マウスでは認められませんでした。

つまり、人間的なつながりが、オキシトシンを介して、うつ病の治療に役立つということ。孤独な人よりも、人の「支え」や「支援」があったほうがメンタル疾患は治りやすい。そんな実体験をサポートする研究です。

また、「血中オキシトシンレベルはうつ病で優位な相関を認める」、すなわち「うつ病の人はオキシトシンの分泌が低下している」という研究もあります。

うつの患者さんは、自分のことを親身に支えている家族や友人がいるのに、「誰も自分のことを支えてくれない」「自分は孤独だ」と考えがちです。オキシトシンが低下していたとすれば、そんな発言が出るのも当然と思われます。

また、オキシトシンの外部注射によって、不安が減少したという研究もあります。オキシトシンは、「うつ」や「不安」を減少させるのです。

ストレスが加わると、CRF（副腎皮質刺激ホルモン放出ホルモン）が増え、その結果ストレスホルモン（コルチゾール）が分泌されます。オキシトシンには、CRFを抑制する作用があることがわかっています。つまり、オキシトシンはストレス下において、ストレスホルモンの分泌を抑制する「抗ストレス作用」を持っているのです。

さらに、オキシトシンはストレスホルモンから海馬《かいば》（記憶などを司《つかさど》る脳の部位）を保護する作用もあります。つまりオキシトシンは、ストレスから脳を護《まも》っているのです。

オキシトシンがしっかりと分泌されていれば、うつやストレスから私たちを護ってくれる。**オキシトシンは、メンタルの予防物質**とも言えるのです。

先述のように、オキシトシンには身体疾患に対する予防効果がありますから、オキシトシン的幸福を盤石にすることは、セロトニン的幸福を盤石にすることにもつながります。相互にいい影響を及ぼし合っているというわけです。

日本人2万人の調査からわかった幸福感を決定する要因

「所得」「学歴」「健康」「人間関係」「自己決定」。この5つの要因のうち、幸福度を決めるのはいったいどれでしょう？　2018年の神戸大学、同志社大学の共同研究で日本人2万人を対象に調査されました。

結果は、幸福感に与える影響力は高い順から、「健康」「人間関係」「自己決定」「所得」「学歴」となりました。この研究からも、「健康」→「人間関係」→「お金」の順に幸福に影響を与えるという「幸せの三段重理論」と全く同じ結論が示されているのです。

「自己決定」が「所得」「学歴」以上に、幸福度と関係しているというのは意外に思えるかもしれませんが、精神医学の領域では以前より、「コントロール不能感」がストレスを最も高めることが知られています。自分で決定できるとストレスが減り、幸福度も高まるのです。

主観的幸福感を決定する要因の重要度

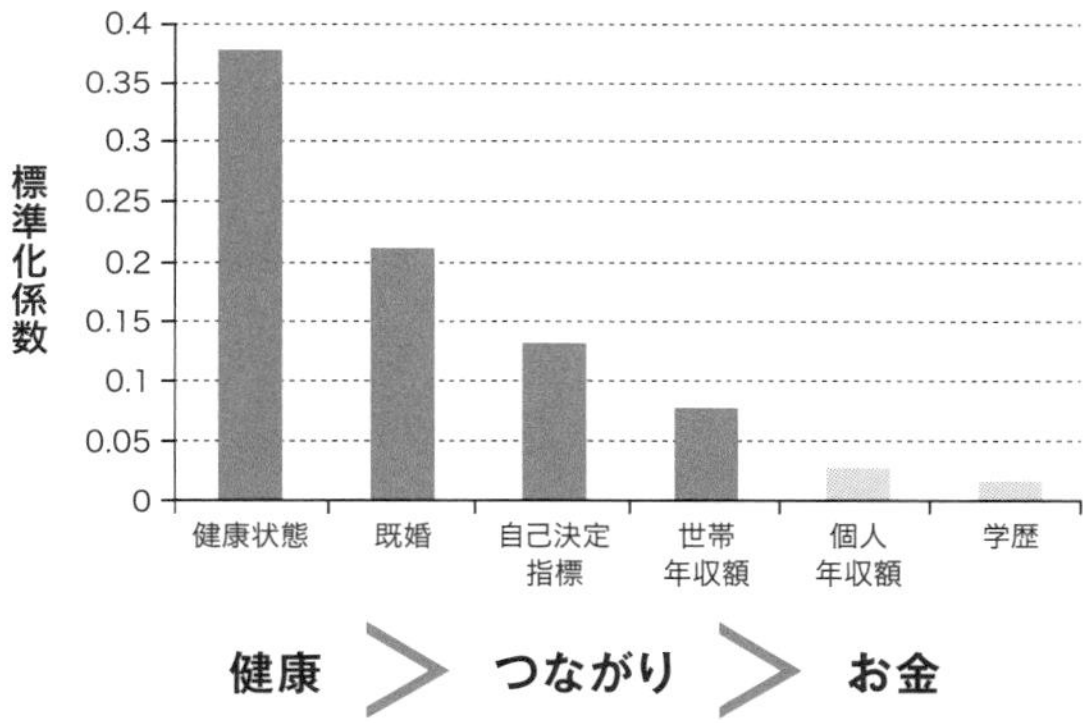

注：学歴、個人年収額は説明変数として統計的に有意ではない。「幸福感と自己決定―日本における実証研究」(西村和雄、八木匡）より著者が作成

以上の様々な研究を総括すると、やはり「健康」→「人間関係」→「お金」の順に幸福度に影響を与えていると結論づけられます。

セロトニンやオキシトシンは、ドーパミンを制御、コントロールしている。つまり、セロトニン的幸福、オキシトシン的幸福、ドーパミン的幸福の順に重要であるという「幸せの三段重理論」は、既存の様々な研究データによって支持されているのです。

「3つの幸福」の注意事項

「的」幸福の意味とは？

理論を十分にご理解いただいたところで、次章からいよいよ実践に入っていきます。その前に注意事項をまとめておきます。

まず本書では「セロトニン的幸福」「オキシトシン的幸福」という言葉を使っています。「セロトニンによる幸福」と「セロトニン的幸福」は少し違います。

「セロトニン的幸福」とは、正確に言うと「セロトニン的なイメージの幸福」です。「健康」「癒やし」「爽やか」というイメージの幸福です。もちろん、先述した具体的なセロトニン的幸福の例において、実際にセロトニンが分泌されている場合が多いのですが、必ずしもセロトニンが出ていない場合もあるかもしれません。

例えば、今、ここに10人の人がいて「瞑想」している場合、10人全員セロトニンが活性化されているかはわかりません。瞑想が浅い人や、瞑想が初体験の人であれば、セロトニンが活性化されないかもしれません。ただ、終わった後に、全員が「爽やかな気持ちになった」とすれば、それは「セロトニン的幸福を得た」と考えられます。

本書は、脳科学を基盤にはしているものの、「科学論文」でも「科学読み物」でもなく「実用書」です。「幸せ」をわかりやすく理解し、具体的な「幸福になる方法」を示すことを目的としています。

1つの行動で、複数の脳内物質が分泌する

本書では、「健康」＝「セロトニン的幸福」、「つながり」＝「オキシトシン的幸福」、「成功」＝「ドーパミン的幸福」と、わかりやすく1対1対応で示していますが、人間の脳の中は「1つの行動で1つの脳内物質が出る」というわかりやすいものではなく、実際には非常に複雑な反応が起きています。

例えば、「笑顔」。笑顔を作ることで、セロトニン、オキシトシン、ノルアドレナリン、エンドルフィンという4種類もの幸福物質が出ます。

笑顔というのは、基本的には「相手」がいて生まれるもの。コミュニケーションのツールであり、交流の結果生まれる反応と考えられます。本書の幸福の分類から考えると、「他者との交流、関係によって生まれる幸福」というオキシトシン的幸福の定義にマッチしますので、「笑顔」＝「オキシトシン的幸福」という分類になります。

本書では、このように複数の幸福物質が出ている場合は、その「役割」に最もマッチするものに分類して、わかりやすくシンプルに考えていきます。

多くの幸福物質が出るものには、例えば「運動」があります。運動によって、オキシトシン、ドーパミン、ノルアドレナリン、エンドルフィン、アドレナリンなどの幸福物質が出ます。さらに、幸福物質ではありませんが、運動によってテストステロン、成長ホルモン、BDNF（脳由来神経栄養因子）などの健康にいいホルモンや脳内物質がたくさん分泌されます。

「運動」という1つの行動で、これだけたくさんの脳内物質が分泌されますが、「健康」「つながり」「成功」という分類の中では、「運動すると健康になる」というイメージが強いので、「運動の幸せ」（セロトニン的幸福）に分類しています。

ちなみに、脳科学的にみると、運動するとドーパミンがしっかり分泌されます。また、中脳黒質のドーパミンが減少すると顕著な運動障害を呈するパーキンソン病という病気を発病します。ですから、神経内科医や脳科学者は、「運動はドーパミンだ」と主張するかもしれません。

本書では「運動」＝「健康」というわかりやすいイメージを重視して、「運動」はセロトニン的幸福に分類しています。実際、散歩などのリズム運動によって、セロトニンは分泌されます。

「3つの幸福」のうち何が大切?を問う映画

あらゆる映画は「幸せ」がテーマ

「ハッピーエンド」という言葉があるように、昔からよく映画では「幸せ」がテーマになっています。ラブストーリーやヒューマンドラマ、感動ものは「つながり」(オキシトシン的幸福)をテーマにしているし、サクセスストーリーはドーパミン的幸福。病気を乗り越える話は、セロトニン的幸福。

そして、映画の最後で主人公は幸せになれるのか?——ほとんどの映画が「幸せ」をテーマにしていると言っても過言ではないでしょう。

そうした中でも、どストレートに「幸せになる方法とは?」をテーマにした作品——それがキャサリン・ゼタ=ジョーンズ主演の『幸せのレシピ』(2007年)です。「3つの幸せ」をキーワードに本作を見ていくと、さらに映画を楽しめます。

料理の腕が素晴らしい料理人のケイト(キャサリン・ゼタ=ジョーンズ)は、マンハッタンの人気レストランで料理長を務めるほど。しかし、この世界で女性がトップに立つのはたいへんなことです。

仕事を頑張りすぎるあまりに、心に余裕がなくなり、キレやすくなり、ステーキの焼き加減に文句を言う客にブチギレてしまいます。自分も気付かないうちに、メンタル的に追い込まれた状態になっていた彼女は、心理セラピーに通い始めます。

つまり、「ドーパミン的幸福を求めるあまりに、セロトニン的幸福を失ってしまった」という典型的なパターン。

そして、仕事に打ち込みすぎていたため、アラフォーでありながら彼氏もいない、とても「孤独」な状態になっていたと気付くのです（オキシトシン的幸福の喪失）。

そんなある日、実の姉が交通事故で急死し、残された娘、ケイトの姪《めい》にあたるゾーイ（アビゲイル・ブレスリン）を引きとることに。メンタル的にも疲れ、仕事もうまくいかなくなっていた矢先のこの事件。最初はイライラを強めますが、閉ざしていた心をゾーイが開き始めると同時に、ケイトの心も開き始めます。

独身のケイトにとっては、全く慣れない子育てにとまどいながらも、ゾーイとの交流を通して次第に癒やされていくのです（オキシトシンによる癒やし）。

さらに、彼女のレストランに、スーシェフ（2番手シェフ）として若手で有能なニック（アーロン・エッカート）が勤め始めます。ケイトは自分の地位が危うくなるのではと警戒します。几帳面《きちょうめん》で完璧主義のケイトにとっては、大雑把で自由なニックのやり方が、気に入りません。最初は激しく対立しながらも、ニックがたまたま厨房《ちゅうぼう》に来ていたゾーイに手作りのパスタを振る舞うことから、ニックとゾーイが接近し、やがてケイトはニックに恋心を抱くようになります。

ケイトの家に遊びに来るニック。ケイトが母、ニックが父、ゾーイが娘。彼女たちはまさに「家族のような幸せ」（オキシトシン的幸福）を味わうのです。

その後もいくつか事件は起きるものの、ゾーイとニックとの交流（つながり）によってケイトは癒やされ（セロトニン的幸福の回復）、メンタル疾患を克服し、シェフとしても自立する。

最後には、セロトニン的幸福（健康）、オキシトシン的幸福（パートナーと娘）、ドーパミン的幸福（シェフとしての自立、成功）という、「3つの幸福」を全て手にしてハッピーエンドで映画は終わります。

「幸せのレシピ」とは何か？　それは、「健康」「つながり」「成功」をバランスよく使うこと。まさに、映画のタイトルを「3つの幸福」にしてもいいくらい、幸福の本質が描かれます。

「幸せの三段重理論」をそのまま証明しているような作品。なおかつエンタテイメントとしてとても楽しめ、感動する作品。私が選ぶ「生涯映画ベスト10」にも入る、お気に入りの1本です。

第3章　まとめ

1 「BEの幸福」と「DOの幸福」

「BEの幸福」は、今、ここにある

2 幸福は「結果」ではない。「プロセス（過程）」である

3 幸せは「未来」ではなく「今」にある

4 ドーパミン的幸福は逓減しやすい

セロトニン的幸福、オキシトシン的幸福は、逓減しづらい

5 ドーパミン的幸福を目指しすぎると、「底なし沼」に落ちる

6 「幸福の掛け算」で全ての幸福が手に入る

7 「健康↓つながり↓成功・お金」の順に優先する

第4章
セロトニン的幸福を手に入れる7つの方法

幸せの第一の条件。それは、自然とのつながりが破壊されていないことだ

……トルストイ

セロトニン的幸福を手に入れる方法1
睡眠・運動・朝散歩

セロトニンを出すには3つの方法がある

セロトニン的幸福を手に入れる最もシンプルで確実な方法は、セロトニン神経を活性化させ、セロトニンを分泌させることです。

そのための方法は3つ。

「朝日を浴びる」「リズム運動」「咀嚼《そしゃく》」です。

朝日を浴びるのは、午前中。できれば、起きてから1時間以内だと「体内時計のリセット」にもなります。

リズム運動とは、「1、2、1、2」のかけ声にあわせてできるような、リズミックな運動を指します。ウォーキング、ランニング、自転車。室内で行う場合は、ラジオ体操、踏み台昇降などもいいでしょう。

最強の習慣は朝散歩

これらを組み合わせて、セロトニンを活性化させる最高の習慣として、「**朝散歩**」をお勧めしています。

「**朝散歩**」は、**起床後1時間以内に、15〜30分程度の散歩を行う、というもの**。ウォーキングのスピードは、やや早歩きで、リズムよく歩くのがコツです。「朝日を浴びる」「リズム運動」の両方をクリアできて、セロトニン神経が活性化し、「爽やかな気分」になり、最高の１日がスタートできます。

散歩の後、よく噛んで朝食を食べると「咀嚼」効果も加わり、さらにセロトニンは活性化し、「体内時計のリセット」にもより効果的です。

セロトニンがしっかり分泌されるためには、脳と身体が整っていることが必須です。そのためには、睡眠不足、運動不足は厳禁です。

睡眠、運動、朝散歩の3つの健康習慣を行うことで、セロトニンがしっかりと分泌され、セロトニン的幸福の基盤が作られます。

睡眠、運動、朝散歩の要点を次ページの表にまとめました。さらに具体的な方法を知りたい方は、拙著『ブレインメンタル強化大全』（サンクチュアリ出版）で詳しく説明しているので、そちらを参考にしてください。

睡眠、運動、朝散歩の基本

1 睡眠

最低、1日6時間以上の睡眠が必須。
できれば、7時間以上の睡眠を推奨。
時間のみならず、睡眠の「質」も大切。
睡眠改善のために、寝る前2時間以内の飲酒、食事、
ブルーライト（スマホ、ゲーム）、激しい運動は避け、
入浴などリラックスして過ごすことが重要。

2 運動

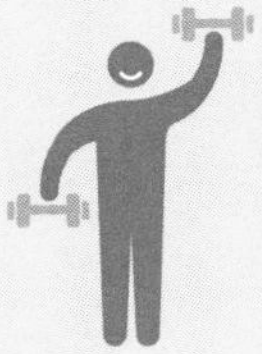

健康のために必要な最低運動量は、
1日20分の早歩き。
さらに、週2〜3回、45〜60分以上の中強度の
運動を加えるとよい。
有酸素運動と筋肉トレーニング、両方を行うとよい。
1時間以上座り続けるのは、ものすごく健康に悪い。
1時間おきに立ち上がることを意識する。

3 朝散歩

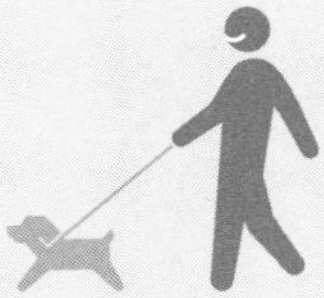

起床後、1時間以内に、15〜30分の散歩を行う。
やや早歩きで、リズムよく歩く。
日光を浴びることが大切。
無理して、運動強度を高める必要はない。
「朝散歩」の時間がとれない人は、
通勤時に「太陽の光を浴びる」と「リズムよく早歩き」を
意識すると、「朝散歩」の代用になる。

『ブレインメンタル強化大全』（樺沢紫苑著、サンクチュアリ出版）より抜粋

セロトニン的幸福を手に入れる方法2
気付く

超シンプルなことに「気付く」だけで幸福に満たされる

セロトニン的幸福とは、「ＢＥの幸福」、つまり「そこにある幸福」です。外に出たときに青空を見上げて「今日も青空で、実に気持ちいい！」と気付くことができれば、それでセロトニン的幸福に包まれるのです。なんと簡単なことでしょう。

しかし、多くの人はそれができません。

青空を見ても、「ああ、晴れてるな」くらいにしか思わない。そもそも、通勤に忙しく、青空を見ている余裕もない。あるいは、スマホしながら歩いている。あるいは家事や子育てに忙しく、外に出る余裕もない。それは、とてももったいないことです。

いわば、道を歩いていて１００円玉が落ちているのに気付かないようなもの。たかが１００円と思うでしょうが、毎日１００円ずつ拾っていくと、１年で3万6千円。10年で36万円にもなります。これは、あなたの「幸せの貯金」です。**「毎日プチ幸せな人」が、結果として10年後に大きな幸せを得て、「幸せな人生」を手に入れることができます。**

多くの人は「お金がない」「もっと給料が欲しい」と願望ばかり言いますが、実はいたるところに100円玉は落ちている。「気付く」能力がないために、または「気付こう」とか「探そう」という意識がないために、「そこにあるものに気付かない」。

「セロトニン的幸福」も「オキシトシン的幸福」も、実はいたるところに存在します。ほとんどの人は、気付けていないのでもったいないのです。

ですから「気付く」ことを意識する。**小さな幸せに「気付く」能力をトレーニングすることが大切**です。

「小さな幸福」に気付けない人は、「大きな幸福」に気付けない

「別にそんな小さな幸福なんてどうでもいい。自分が欲しいのは、もっと大きな幸福なんだから」と考える人も多いでしょう。しかし、それは無理な話というもの。**「小さな幸福」に気付けない人は、「大きな幸福」に気付けないからです。**

いつもスマホを見ながら歩いているあなた。今まで100円玉が落ちているのに一度も気付いたことのないあなた。たまたま1万円札が落ちていたら気付けるでしょうか? スマホしか見てないのですから、気付くことは不可能です。

あるいは自分のタイプでもある職場のAさんから告白された女性。「悪くはないけれども、自分にはもっと素敵な男性が現れるはず!」とその告白を断ります。ところが、いつまでたっても素敵な男性は現れない。何年かして、Aさんが職場の同僚と結婚してラブラブなのを見て、

「あのときＯＫしておけば……」と後悔します。「小さな幸福」に見えて、それは実は「大きな幸福」だったのです。

自分の健康／不健康に気付く力

別に「小さな幸福」に気付けなくてもどうということはない、と多くの人は思うでしょう。しかし、「小さな幸福」に気付けない人が、病気になるのです。

今、「大きな病気を患っていない人」「特に具合が悪いところはない人」は、おおむね「健康」と言っていいでしょう。しかし、この健康は「当たり前」のものではありません。

この「日々の小さな健康」を感じとることが、セロトニン的幸福を大きくし、そして維持していくのに不可欠なのです。

精神科の患者さんを診察して思います。８割くらいの患者さんは、病院を受診するのが遅いのです。初めて受診した患者さんを見るたびに、「あと３ヶ月早く来れば、こんなにひどくならないですんだのに」「半年前から具合が悪かったのに、どうして放置していたのだろう」と思います。

そこで実際に患者さんに聞いてみます。「どうしてこんなに悪くなるまで、放っておいたのですか？」。患者さんは答えます。「別にたいしたことがないと思ったので」。

たいしたことはあります。その患者さんは、どうみても軽症の患者さんではなく、今すぐに入院が必要なほど重症だからです。

少し話は変わりますが、睡眠についての興味深い研究があります。被験者に「睡眠がとれているか」「とれていないか」という、睡眠についての自覚症状を調査しました。次に、被験者が本当に眠れているのか、睡眠を測定する装置を使って正確に計測しました。

結果はなんと、「睡眠がとれていない人」ほど、「睡眠がとれている」と答えていたのです。睡眠不足の人は、わかりやすく言えば「頭がボーッとした状態」ですから、自分の健康状態について、詳細に感じとることができなくなるのです。

実はうつの患者さんも同様で、うつ病という「ものすごく具合が悪い状態」において、自分の健康状態について、詳細に感じとることは不可能となります。

常識で考えると、「病気が悪くなれば、自分でそれに気付くはず」と思うでしょうが、前述の研究においても、実際の患者さんの観察においても、そうではありません。**病気が重くなるほど、自分の症状や深刻さに、気付けなくなる人が多いのです。**

「小さな不調」のうちに気付けることが大切です。

「自分が健康である」「自分の調子が悪い」ということを認識するのは、簡単そうで簡単ではないのです。「自分が健康である」ことを普段から意識できない人が、結果として健康を失います。

セロトニン的幸福を手に入れる方法３
病気を予防する

病気を治すより病気にならないほうが簡単

セロトニン的幸福を増やす以前に、病気によってセロトニン的幸福を失わないことが絶対条件です。そのためには、「病気にならない」「病気を予防すること」が極めて重要になります。

それなのに、ほとんどの人は「病気」になるまで、「健康の重要性」に気付かず、睡眠不足、運動不足、夜更かし・徹夜などの不規則な生活、暴飲暴食をして、結果として肥満になる。健康に悪い習慣を好き放題している人のなんと多いことでしょう。

若い頃、健康な頃から、「病気にならない」つまり「予防」ということを意識し、睡眠、運動、朝散歩、バランスのよい食事、禁煙、節酒など、「健康にいい生活習慣」を行うのが大切です。50歳、60歳以後の「健康」＝「セロトニン的幸福」は、若い頃の生活習慣によって大きく影響を受けます。ですから高齢者は当然として、20代、30代の若い頃から、「健康にいい生活習慣」をしっかりと行ってほしいのです。

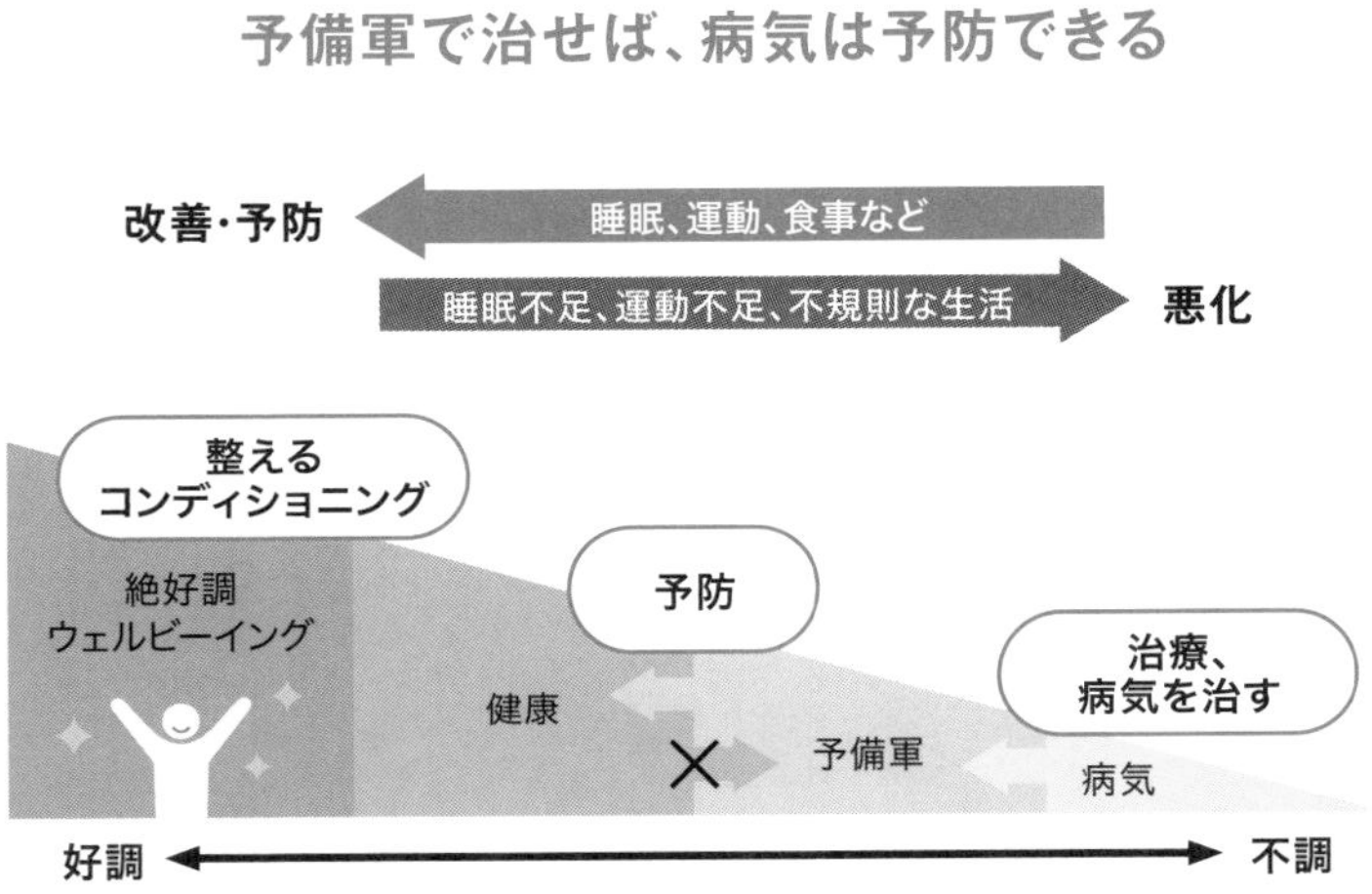

『ブレインメンタル強化大全』15ページより引用

予備軍で発見する

昨日まで100%健康そのものだった人が、ある日突然、「生活習慣病」や「メンタル疾患」を発病することは普通はありません。

メンタル疾患も、まずは「疲れやすい」「感情が不安定」「イライラする」「物忘れやミスが増えてきた」「仕事に行きたくない」「ストレスを感じる」などの、「脳疲労」（メンタル疾患の予備軍）の徴候があって、それを放置しメンタル疾患として発病する場合が多いのです。

「予備軍」と「病気」の大きな違いは、「予備軍」は「可逆的」（治りやすい）であり、「病気」は「不可逆的」（治りづらい、治らない）であること。

じゃあ、どうすればいいのか？　病気になる前の予備軍で発見し、対応、対処、治療すればいいのです。

そのために、「**病気を予防する」意識と、普段から「健康にいい生活習慣**」をすることが、とってもとっても大切です。

「健康にいい生活習慣」がわからないという方は、拙著『ブレインメンタル強化大全』で、「健康にいい生活習慣」について、まるごと1冊かけて解説してありますので、そちらをお読みください。

セロトニン的幸福を手に入れる方法4
「今」にフォーカスする

過去を考えると後悔し、落ち込む

過去を考えて後悔し、未来を考えて不安になる。これがメンタルの患者さんの傾向です。とにかくメンタルの患者さんは、「過去」と「未来」が大好きです。

「幼少期の母親との関係で、こんなひどい状態になってしまった」

「そんなトラウマさえなければ、自分も普通に生きられたのに」

「私を傷つけたあの人を絶対にゆるせない」

「どうしてもっと早く病院に来なかったのだろう。そうすればこんなにひどくならないですんだのに……」

患者さんの話を黙って聞いていると、すでに何度も話している昔の話が登場して、沈痛な表情を浮かべます。

「それはそれとして、今日の調子はいかがですか？」と聞くと、患者さんは答えます。「はい、調子いいです！」。それを聞くと、「調子いいんかい！」とお笑い芸人のように突っ込みを入れたくなります。

今日はとても調子いいにもかかわらず、5年前、10年前のネガティブな体験を思い出し、それを話すことで気分は落ち込み、沈痛な表情になっていく。せっかくの「調子のよさ」も台無しです。自分でネガティブな感情を掘り起こし、落ち込んでいく。結局、自分で自分の病気を作り出しているようなものです。

未来を考えると不安になる

また、過去だけではなく「未来」の心配をする患者さんも多くいます。

「これやって失敗したらどうしよう」

「病気がなかなか治らないんですけど、これからどうやって生きたらいいでしょう」

などの声です。

あるいは、「病気はいつ治りますか?」「いつ社会復帰できますか? 3ヶ月で職場に戻れますか?」のように、先を焦る人も多くいます。社会復帰の前に、今ある症状を改善することが大前提なのに、「今」ではなく「先」しか考えられない。

先を考えると、「ものすごく順調に進んでいる」という場合を除いて、ほとんどの場合は「不安」にしかならないのです。「3ヶ月も通院しているのに、ちっともよくならない。ああ、どうしよう、どうしよう」と余計な心配を1日中しているために、不安や抑うつをさらに強めてしまう。結局、自分で自分の病気を作り出し、さらに治りづらくしているのです。

わかりやすくメンタルの患者さんの例を挙げましたが、私の観察では、**世の中の8〜9割の人が、「過去」と「未来」にとらわれて、自ら「不幸せ」になっているように思えます。**

例えば、「明日は遠足。降雨確率は80％。雨で中止になったらどうしよう」などと考えます。どうしようもないのです。あなたが「晴れろ！」と念じたところで、超能力者でもない限りは、「雨」を「晴」にすることなどできません。ですから、なるようにしかならない。明日の遠足の準備をして、雨具をリュックに入れて、寝る以外にありません。

「後悔」や「不安」は、自分自身が作り出しているのです。「今」にフォーカスできれば、「後悔」や「不安」はなくなり、「今、この瞬間に生きている自分」と向き合うだけです。「過去」や「未来」にとらわれても何の意味もなく、**私たちは「今」という時制に生きています。「今できること」をやっていくしかないのです。**

「今、楽しい」を積み上げる

今、楽しい。今日楽しい。

これが7日続くと、「今週1週間楽しかった」になります。

今、楽しい。今日楽しい。

これが30日続くと、「1ヶ月間楽しかった」になります。

今、楽しい。今日楽しい。

これが365日続くと、「1年間楽しかった」になります。

今、楽しい。今日楽しい。

これが10年続くと、「10年間楽しかった」になります。

今、楽しい。今日楽しい。

これが50年続くと、「自分の人生はなんて楽しい、幸せな人生だろう」と思うはずです。


7日間連続でなくても、1週間のうち数日だけでも「とても楽しい日」があれば、「今週1週間は楽しかった」と思うはずです。

「幸福な人生」を細分化して考えると、「今、楽しい」「今日、楽しい」という感覚に微分されます。「今、楽しい」と思えない人は、「今日、楽しい」と思えないし、「今週1週間楽しかった」と思うはずもなく、「自分の人生はなんて楽しい、幸せな人生だろう」と思うはずもありません。

「今、楽しい」という感覚をほとんど持たずに、「今、苦しい」「今、つらい」「今。不安」「今、死にたい」と思っている人が、それを10年続けた結果として「幸せな人生」になることはありえないのです。

「幸せな人生」を送るためには、「今、楽しい」という感覚が、絶対に必要なのです。

「今、楽しい」と感じるためには、「今」にフォーカスして生きることです。今を意識し、今を感じとり、今できることを行動していく。

過去を考えると「後悔」し、未来を考えると「不安」になる。「今」にフォーカスすると「幸せ」になる。あなたは、どこにフォーカスして生きますか?

今すぐ「健康」の幸せを感じれば、人生が変わる

「今、楽しい」。今の小さな幸せを感じよう、と言っても、「楽しいことなんかない！」という反論が返ってきます。

あなたも、今、そう思っていたかもしれません。

でも、本当に「小さな楽しい」「小さな幸せ」は、あなたの周りにありませんか？

今、何か大きな病気をしているような人は別として、**青空の下を歩くだけで、ほとんどの人は「爽やか」な気持ちになるはずです。それは、とってもとっても小さいかもしれませんが、間違いなく「幸せ」なのです。**

病気であるとか、疲れやストレスが極端にたまっている人は別として、多くの「健康」である人は、「小さな幸せ」（セロトニン的幸福）をすでに持っている。

そこに気付いて、感じとれる人は、「今、楽しい」「今日、楽しい」を感じとれる人。つまり、「幸せ」になれる人であり、もうすでに「幸せ」な人でもあるのです。

「健康」は、今、最も感じやすい幸福。その幸福に気付き、その幸福を味わい、その幸福に感謝することが、幸せの第一歩です。

そのためにすべきことは、「今」にフォーカスする。

ただ、それだけです。

「今、楽しい」を連続すると最高の人生ができる

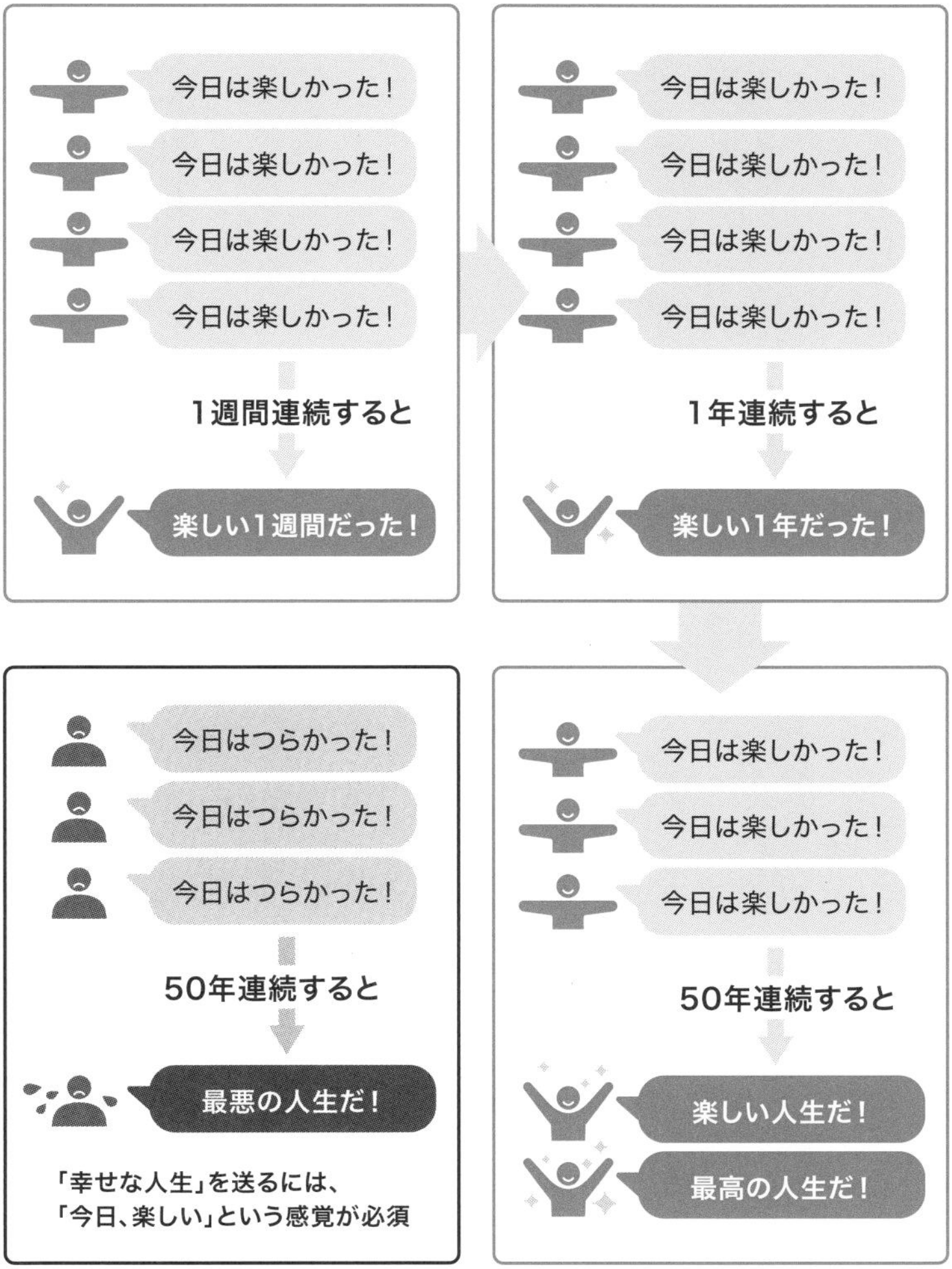

セロトニン的幸福を手に入れる方法5
自己洞察力を高める

体調に気付くのはスキルである

「今の健康」「今の爽やかさ」に気付くだけで幸せになれる。にもかかわらず、ほとんどの人は、すでに手に入れているセロトニン的幸福に気付けないのはなぜでしょう?

それは、注意して探さないから。自分自身の気分や体調と向き合うためには「自己観察」が不可欠です。ほとんどの人は、スマホなどの外部情報、他人の顔色など、「自分以外の情報」を処理するのに一杯一杯になっていて、「自分の気分や体調」を考える暇も余裕もありません。

また、普段から自分と向き合わない人は、どうやったら自分と向き合えるかもわからない。自己洞察を深めるには、「自己洞察力」が不可欠です。

そして、自己洞察力がなければ、自分の中にあるセロトニン的幸福にも、そしてオキシトシン的幸福もドーパミン的幸福にも気付けない。

自分の幸せ。自分の体調、自分の健康に「気付く」ために、そして幸せになるためには、「自己洞察力」を高めることが大前提となるのです。

その具体的な方法を、以下お伝えします。

セルフモニタリング能力が低い人が病気になる！

「病気になる人」と「ならない人」は何が違うのでしょうか？　それはズバリ、自己洞察力、セルフモニタリング能力です。

病気にならない人は、「なんだか最近疲れがたまっているな」と気付いたら、「なんとかしよう」と思います。例えば、「最近、仕事が立て込んでいて、忙しすぎる。少しセーブしないと」「仕事で帰りが遅い日が続いているので、睡眠だけはしっかりとろう」などと自己観察、自己分析し、行動へとフィードバックできるのです。

あるいは、「最近、本当に調子悪い。一度、病院行って検査してもらおう」ということで、病気を早期発見できる場合もあります。自己洞察力が高い人は、予防ができるので、そもそも病気になりづらいし、万が一病気になっても、軽症のうちに発見、治療ができるので大事にはなりません。

しかし、**自己洞察力が低い人は、「最近疲れている」ということに気付けないのです。**

精神科の患者さんのほとんどは、自己洞察、自己観察できません。病院を受診するのが遅すぎる。半年前から調子が悪いのに、それを完全に放置している。結果として、メンタル疾患が重症化し、入院が必要となったり、治療にも時間がかかり、社会復帰に何年もかかったりします。

自己洞察力とは、自分の健康状態がいいのか悪いのか、自分の心と身体の調子がいいのか悪いのかを、感じとる能力のこと。言い換えると、それはそのまま「セロトニン的幸福」を感じとる能力であり、**「幸せ発見能力」**とも言い換えられるのです。

この能力をアップする習慣を3つご紹介しておきましょう。

自己洞察力を高くする習慣1　起床瞑想

1日1回、「自分の健康と向き合う時間」を持つことが大切です。

その時間は、おそらく「朝起きたとき」か「寝る前」のどちらかしかないはずです。世の中、ほとんどの人は、忙しい。仕事、勉強、家事、育児に忙殺され、暇な時間があれば楽しく遊びたい。静かに自分の身体や調子と向き合う時間——たったの「1分」でいいのですが——その「1分」を作り出せる人は、非常に稀《まれ》です。

ものすごく忙しいあなたにもできる、毎日確実に「自分の健康と向き合う時間」を持つ方法。それは、目が覚めた直後の時間を利用する「起床瞑想」です。

朝、目が覚めた。あるいは目覚まし時計が鳴った。その10秒後に、「今日も1日頑張るぞ！」とスクッと布団から出て起きる人は少ないと思います。だいたい、数分は布団の中でグズグズして、少し頭がスッキリしてから「さあ起きよう！」と起き上がるはず。そのグズグズしている、数分の時間を有効利用します。

自分の健康と向き合う。つまり、自分の「身体」や「心」と向き合うのです。

具体的には、ＣＴスキャンのように、「意識」を使って、自分の身体をスキャンしていきます。**身体にだるさはないか？　疲れは残っていないか？　身体に痛みはないか？　身体の疲れは、睡眠で回復したか？　目覚めはスッキリとしているか？　睡眠は深くとれたか？「今日も１日頑張ろう」と意欲に満ちているか？**

そして、今の体調、気分、調子を１００点満点で自己評価します。今日の調子は「80点だ」のように、自分の主観でかまいません。

点数は、できれば「日記」や「手帳」などに記入するのがベストです。そうすると、「最近70点や60点と、低めの点数が続いているな」と、客観的に自分の体調を見られるようになるし、数ヶ月前の体調と比較することもできます（「Ｄｒ．カバップ」というスマホアプリを使うと、自分の健康状態を簡単に記録・管理できます。本書の折り込みチラシからダウンロードしてください）。

もし、「80点」の場合は、「なぜ20点減点したのか？」の理由を考えてみましょう。「昨日の運動の筋肉痛が残っている」とか「夜中に目が覚めて、睡眠が少し足りない気がする」などという具合に。あるいは、「40点」などの低い得点の場合、「昨日はお酒を飲みすぎた。二日酔いで具合悪い！」と意識できれば、「次からは、飲みすぎないように注意しよう」と生活習慣の改善にも役立ちます。

自分の体調を数値化する。最初は難しいかもしれませんが、毎日、体調を数値化していると、自分の体調を正しく評価できるようになります。自分の好調、不調に「気付く能力」がトレーニングされるのです。

朝のイメトレで最高のスタートを切る

私は「体調スキャン」が終わったら、「今日の1日」をイメージします。

今日は○○について執筆しよう。午後からは、打ち合わせの予定が入っていたな。それらの詳細をイメージして、「うまくいく」「楽しくできる」1日をイメージトレーニングします。また、今日は必ず「△△をしよう」と目標設定もします。そうこうしているうちに、数分がたち、頭がスッキリして目が覚めてくるので、起き上がります。

目が覚めてから、起き上がるまでの「健康チェック」と「1日のイメージトレーニング」をあわせて、私は「**起床瞑想**」と呼んでいます。体調のチェックと、1日のマインドセットの両方ができる。一石二鳥の健康習慣です。

ほとんどの人は、この時間帯をただボーッとしているだけなのでもったいない。余計な時間は1分もかからないのです。

朝起きた瞬間から、「今日も爽やかだ!」「今日も1日頑張るぞ!」と、活動のスイッチがオンに入る。この時点で、セロトニン的幸福がばっちり充填されています。

自己洞察力を高くする習慣2

マインドフルネス朝散歩

「今」にフォーカスする、そして「気付く」能力のトレーニングの両方が同時にできるお得な方法があります。「マインドフルネス」です。

私は、たくさんの人と会って、「健康習慣」の話をします。「朝散歩」をしている人は非常に多いのですが、「マインドフルネス」や「瞑想」をしているという人は非常に少ない。あるいは、「マインドフルネス」を始めてはみたものの、続かない、続けられないという人がほとんどです。

マインドフルネスというとハードルが高いように感じるかもしれませんが、静かな場所で座禅をして行わなければできないわけではありません。歩きながら行う「歩行瞑想」もマインドフルネスの１つです。

忙しいビジネスマンや主婦の方には、１日15分、マインドフルネスのために特別に時間を確保するのは困難です。そこで、「何かをしながらマインドフルネス」というのがお勧め。例えば、「電車に乗りながら」「会社の休憩時間」「お風呂に入りながら」でＯＫなのです。

その中でも特に取り組みやすいのが、**「朝散歩」をしながら行うマインドフルネス、すなわち「マインドフルネス朝散歩」です。**

様々なマインドフルネスの方法があるなか、私が実践してみて最も簡単にできて、最も続けやすいマインドフルネスとして、「マインドフルネス朝散歩」をお勧めします。

「今、ここ」に集中しながら、朝散歩をするだけ。

ですから、音楽や英会話のテープを聴きながらはＮＧ。「考えごとをしながら」というのもＮＧです。「今、ここ」に集中してください。

まず空を見上げて、清々しさを実感します。

「今日は青空だな！　清々しいなあ！　気持ちがいいな！」

「空気がおいしいな、爽やかな空気が鼻から入ってきて、肺に充満している。すごく健康的な感じがするなあ」

あるいは、歩行瞑想のように、一歩一歩を意識して歩いてみる。

「右足を前に出した。左足を前に出した。右手を振り上げている。アスファルトの感覚が、足の裏から伝わってくる」

「土の上を歩くと、土の感覚が伝わってくるな。気持ちいいなあ」

あるいは、自然を感じながら歩く。「爽やかな風が吹いている。太陽の日差しがポカポカと暖かい。木々の緑が美しいなあ。鳥のさえずりが聞こえるなあ。そういえば、虫の音も聞こえるなあ。桜が少し咲きはじめたな。草木の緑が映えるようになってきたなあ」などなど。

部屋の中で座禅して行うマインドフルネスは、自分自身と向き合うので、「雑念」が湧きやすい。その「雑念」に気付いて、元に戻すのがトレーニングになります。

一方、マインドフルネス朝散歩は、「青空」「空気」「日差し」「自然」など、普段からそこにありながら、なかなか気付きづらいものに気付いていく練習です。

ポイントは「清々しい」「爽やか」「美しい」「癒やされる」という感覚に気付き、それを味わうこと。その瞬間、瞬間に、セロトニンが分泌されているはずです。

青空を見ている自分がいる。そして、それを美しいと思っている自分がいる。そして、青空の清々しさを感じている自分がいる。普段意識できない「感覚」や「気分」などが意識できるようになると、徐々に「今」にフォーカスできるようになります。

それは、「気付く」力がアップした、自己洞察力がアップした、ということです。

「プチ幸福の100円玉」を毎朝集めるすごい効果

「青空がきれいだな、白い雲が流れてきたな、風が吹いてきて気持ちいいな」

こうして周りの景色や動きを1個1個感じとっていく。頭の中で、「今を実況中継する」つもりでやると、わかりやすいでしょう。

このように、「今、ここ」に集中すると、さらに感覚が研ぎ澄まされていきます。さっきまで聞こえなかった、遠くのほうの、ほんの小さな鳥の声が聞こえるようになったりする。その鳥の声に集中すると、また別の鳥の声が聞こえてきたりする。「こんなに鳥がいたんだ。うちの周りに。ああ鳥の声に癒やされるなあ」というように。

マインドフルネス朝散歩は、「気付く」力のトレーニングでありながら、それ自体がセロトニン的幸福に満たされる行為です。「清々しい」「爽やか」「美しい」「癒やされる」その1つ1つが、セロトニン的幸福なのです。

例えると「幸福の100円玉」1つ1つは、「ほんの小さな幸福」「プチ幸福」にすぎませんが、たくさん集めると「大きな幸福」になる。セロトニン的幸福を集めながら行う朝散歩が、マインドフルネス朝散歩です。

朝散歩は15〜30分を推奨していますが、1回の散歩で、数十回もの「爽やかさ」に気付くことができる。つまり、たったの30分で「幸福の１００円玉」を１００個集めて、結果として「1万円分の幸福」を得られるのです。

歩きながら自分を取り囲む「気持ちのいい要素」「楽しい要素」「清々しい要素」「美しい要素」「癒やされる要素」を「気付き」という虫取り網を使って、次々と集めていく。すると、たったの30分で、「セロトニン的幸福の素敵なコレクション」が完成するのです。

朝散歩で健康チェック！

毎日、あるいは定期的にマインドフルネス朝散歩をすると、健康のモニタリング能力もアップします。

「いつも30分歩いて平気なのに、今日は20分で疲れてきた」「朝散歩が終わった後はいつも爽やかなのに、ずいぶんと疲労感が残るなあ」「(歩きながら) あれ。ちょっと腰に違和感があるなあ」とわかるようになります。

「(歩きながら) 今日の会議は憂うつだな」と思ってしまうようなら、「今、ここ」にいられていない。集中力が散漫になっている証拠であり、ストレスにとらわれている証拠でもあります。

そもそも、「今日は調子が悪いので、朝散歩に行きたくない」となれば、明らかにいつもより「調子が悪い」ということ。

自分の調子の悪さを実感できれば、対処法も見えてきます。「最近、睡眠時間が少ないので、しっかり眠らないと」「仕事の疲れがたまっているなあ。しっかり休息をとらないと」「腰痛がぶりかえさないうちに、マッサージに行っておこう」などというように。

さらに慣れてくると、マインドフルネスはいつでも、どこでもできることに気付くでしょう。通勤で歩いている最中や、電車で立っているとき。休憩でコーヒーを飲んでいるとき、ご飯を食べているとき。ジムでトレーニングしているとき。それはすなわち、「セロトニン的幸福を感じる」ことは、いつでもどこでもできることを意味します。

自己洞察力を高くする習慣3 プチ幸福アウトプット

せっかく素晴らしい「気付き」を得たのですから、それを「アウトプット」によって、脳に刻み込んでください。マインドフルネス朝散歩は、最初はうまくできないかもしれないけれども、アウトプットと組み合わせることによって「気付き」の能力は飛躍的に向上します。

朝散歩の最中に、どんな清々しさを感じとったのかを、後からアウトプットする（書く）だけでいいのです。

「緑の木々がきれいだな、白い雲が流れてきたな、風が吹いてきて気持ちいいな。鳥の声も聞こえていた」

最初はこんな感じで、1～2行でもOKです。最初のうちは忘れないように、朝散歩から帰ってきた直後に記録するのがいいでしょう。慣れてきたら、「3行ポジティブ日記」の一環として、

1日の最後に、思い出しながらまとめてみることをお勧めします（「3行ポジティブ日記」の具体的な方法については、後述）。

「3行ポジティブ日記」を書くときに、「今日は朝散歩をしてスッキリとした気分になった」など、「朝散歩」に関する1行を必ず加えてみてください。「毎日同じことを書いてもしょうがない」と思うかもしれませんが、逆です。

繰り返しますが、「セロトニン的幸福は、幸福感が逓減しない」という特徴があります。「1週間連続青空だったから、7日目の青空は気持ちよくない」ということはないのです。「青空が気持ちいい」は、100回青空を見ても、1000回見ても変わることはありません。

しかし、「逓減しない幸福」であっても、自分から積極的に感じとり、積極的にアウトプットしないと、「忘れてしまう」ことはあるのです。

拙著、『アウトプット大全』に詳しく書きましたが、アウトプットとは「記憶の強化」です。アウトプットするほどに、記憶は強化される。だから、「ポジティブな体験」は積極的に、何度もアウトプットすべきです。

「今、楽しい。今日楽しい」が、毎日積み上がると「幸せな人生」になります。しかし、日々の「今、楽しい。今日楽しい」という感覚は、アウトプットしないと忘れてしまうのです。私たちの脳は、膨大な外部情報でもみくちゃにされているからです。

3秒でできる！「独り言」アウトプット

「仕事が忙しくて日記なんか書く暇がない」という人も多いはず。アウトプットは、「書く」「話す」「行動する」です。「書く」暇がなければ、「話す」だけでもOKです。

私は毎日外に出るたびに、「今日は青空で気持ちいい」「なんて清々しいんだ」と言葉に出して言います。まあ、「独り言」ですね（笑）。あなたがどれほど忙しくても、「独り言」くらい言う暇はあるはずです。

「今日は青空で気持ちいい」

たった3秒あれば言えます。それも、歩きながら言えばいいのです。

だまされたと思って、明日の朝、言ってみてください。言葉に出すことで「気持ちよさ」「爽やかさ」「清々しさ」が、強化されるのです。これがアウトプットの効果です。人間の脳は、「注意」を向けないと、その情報を集めてくれません。

「気持ちいい」と言葉に出すだけで、「もっと気持ちいい感覚はないのか」「もっと気持ちいいことはないのか」と、脳は「セロトニン的幸福」を必死に集めはじめるのです。

あるいは、家族や友人に「朝散歩の様子」を語るのも効果テキメン。「今朝、朝散歩してたら、桜が少しだけ咲いていたんだよ！」という、たったこれだけのアウトプットでも、あなたも、相手もホッコリとした気持ちになるはずです。

会話、交流でオキシトシンがアップします。家族や友人と「セロトニン的幸福」をシェアするだけで、家族や友人、そしてあなた自身が、セロトニン的幸福とオキシトシン的幸福に包まれるのです。

健康への感謝を「書く」メリット

「プチ幸福アウトプット」を「書く」場合、「感謝」の気持ちを併記すると、その効果は数倍に高まります。「公園の花がきれいで、気分も爽やか。今日の健康に感謝」といったように。独り言を言う場合も、同様に「感謝の言葉」を一言付け加えてください。

詳しくは次章で説明しますが、「感謝」するとオキシトシンが分泌されます。

つまり、「健康の感謝」をアウトプットすると、セロトニン的幸福に加えてオキシトシン的幸福も手に入る。オキシトシンは、健康にもいい物質ですから、「健康に感謝」することで、より健康になっていくのです。

セロトニン的幸福をしっかりと味わい、それをアウトプットするだけで、セロトニン的幸福とオキシトシン的幸福が満ち足りていく。あなたの「幸福の基盤」が盤石になるのです。

「幸せ発見能力」を磨くと、「幸福スパイラル」が回り出す

気付きの能力、つまり「幸せ発見能力」が研ぎ澄まされてくると、1日24時間、「体調のよさ」「快適さ」「爽やかさ」を感じられるようになり、セロトニン的幸福に包まれて生きられるようになる。これは、非常に素晴らしいことです。

すると、この「爽やかさ」と「健康」を維持するためにも「睡眠」「運動」「朝散歩」もしっかりやっていかなければ、と「健康な生活習慣」に取り組むモチベーションがアップします。

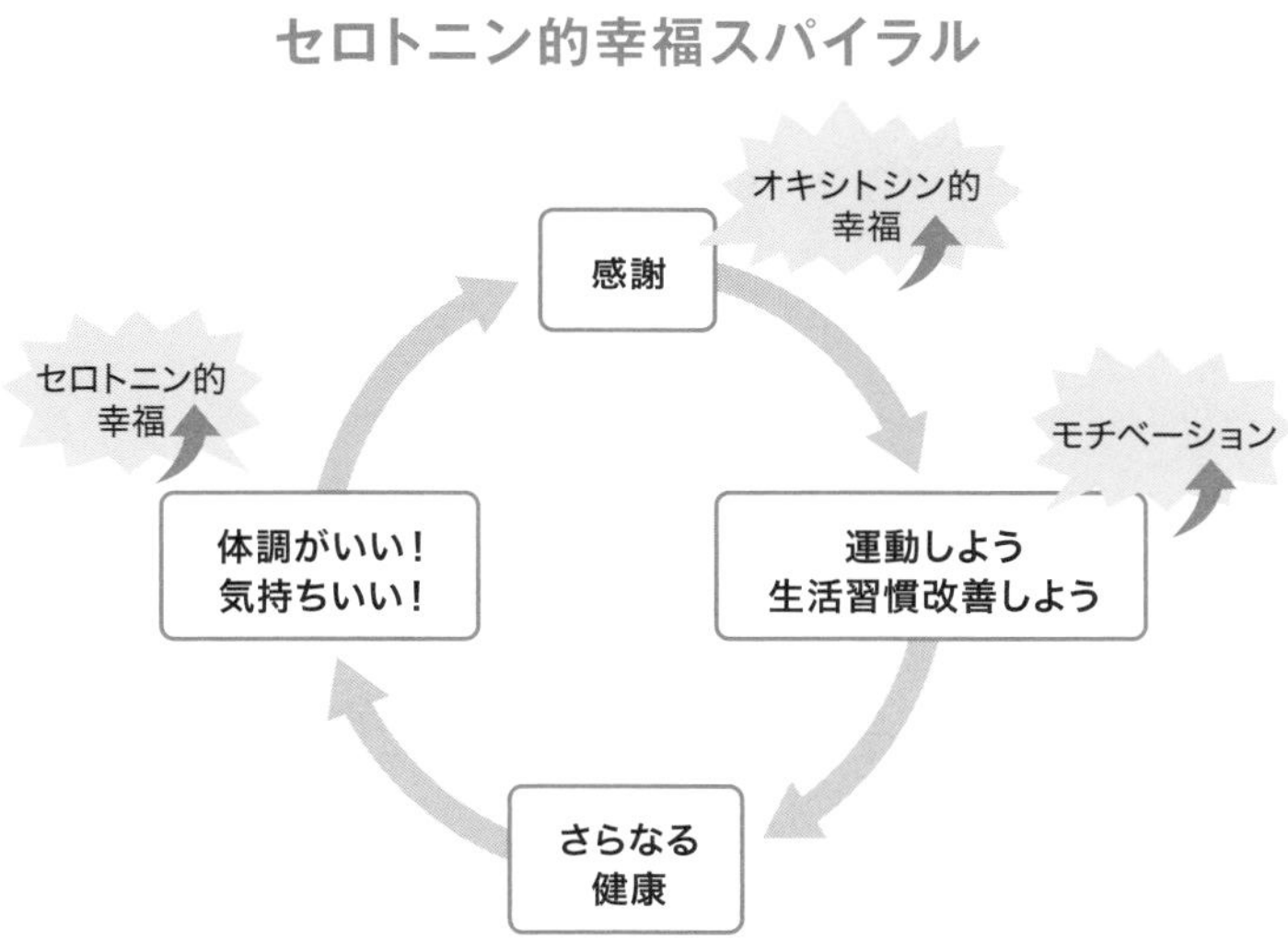

実際、「感謝日記」を書くと、運動する頻度が増え、生活習慣の改善に積極的に取り組むようになる、という研究報告があります。「プチ幸福アウトプット」と「健康に感謝」することで、「もっと健康になりたい」というモチベーションが自然にアップし、自分で意識しなくても、運動量が増えたり、生活習慣の改善に取り組めるようになるのです。

運動量が増え、生活習慣が改善されると、身体と心が整い、さらに健康になり、ますますセロトニン的幸福にあふれていく。「健康」と「感謝」、さらに「健康」というセロトニン的幸福スパイラルが回り始める。

そうなると、ただ生きているだけで、毎日が楽しくてしょうがなくなる。セロトニン的幸福とオキシトシン的幸福にあふれた状態になります。

セロトニン的幸福を手に入れる方法6

3行ポジティブ日記を書く

「楽しいことは1つもない」って本当？

「〝今、ここ〟に楽しいこと、小さな幸せは必ずある。そこに気付くだけで、幸せになる！」と言っても、ほとんどの人は「楽しいことなどない」と言います。

「つらい」「苦しい」とネガティブな話しかしない患者さんに、「最近、何か楽しいことはありませんか？」と質問すると「ありません」と0・1秒で瞬殺されます。

しかし、詳しく話を聞いていくと、友達とカラオケに行ったり、遊びに行ったりしている話が出てきたりするのです。

1日24時間の中で、「つらい」ことが大部分なのかもしれませんが、「楽しい」ことも必ず起きています。

もしあなたが、スパイとして捕らわれ、毎日厳しい拷問を受けているとするならば、「楽しいことは1つもありません」と言えるかもしれません。しかし、日本という国において健康で文化的な生活をしている人であれば、「楽しいことがゼロ」ということはありえないのです。

誰でも1日の出来事のうち「楽しい」と「苦しい」は半々

わかりやすい例で言いましょう。1日10個の出来事があるとします。5個は「楽しい」出来事。5個はつらかったり、大変だったり面倒くさかったりする、「苦しい」出来事。そして1日の最後に3つの出来事を思い出します。

「苦しい」出来事を3つ思い出す人にとって、その日は「苦しい」1日となります。「楽しい」出来事を3つ思い出す人にとって、その日は「楽しい」「幸せな」1日となります。これは、「幸せ収集能力」の違いによるものです。

「全く同じ24時間」を過ごしていたとしても、「幸せ収集能力」が低い人は「苦しい」ことばかりを収集してしまうので、「毎日、苦しい、つらいことばかり」という印象になります。「幸せ収集能力」が高い人は「楽しい」ことにフォーカスし、「苦しい」「つらい」出来事はスルーします。結果として、「今日は、楽しい1日だった」という印象が残ります。

お金持ちほど、お金のトラブルが増える、という話はよく聞きます。どれだけ仕事で成功し、お金、地位、名声を得たとしても、「苦しい」「つらい」出来事がゼロになることはないでしょう。

問題は、そこにフォーカスしてしまうかどうかです。

1日10個の出来事のうち5個が「楽しい」、5個が「苦しい」という比率は、おおむね全ての人に当てはまると思います。

幸せ収集能力で幸福度は決まる

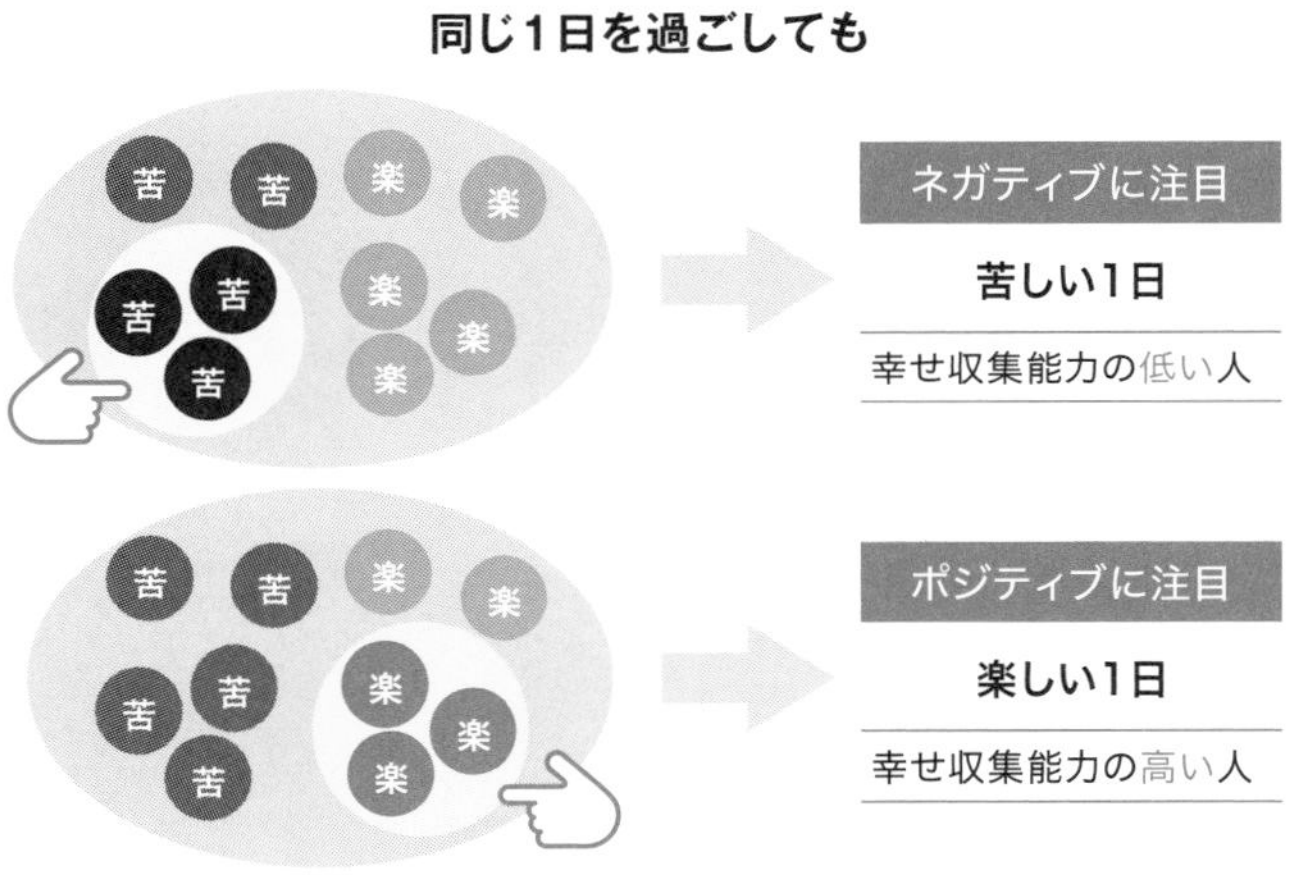

幸せになるのに、あなたの人生を変える必要などないのです。**「幸せ収集能力」を高めることさえできれば、今までと同じ毎日を過ごしても、「楽しい」出来事の収量が増えて、感じ方も鋭敏になってくる。「苦しい」出来事はスルーできるようになって、日々のストレスも減っていく。**

「行動や努力をして人生を変えることで幸せになれる」と多くの人は思っていますが、それは間違いです。

行動や努力をして、仮に1日10個の出来事のうち9個が「楽しい」「幸せ」、1個が「苦しい」という比率になったとしても、「苦しい」1個にしか注目できない人は、永久に「幸せ」を感じることなどできないのです。

幸せになる方法。それは幸せ収集能力を高めればいいのです。

もちろん行動や努力をして、お金や成功

（ドーパミン的幸福）を目指してもいいし、目指すべきだと思います。しかし仮に、「幸せ収集能力」が低い人が、お金や成功を手に入れても、「苦しい」「つらい」出来事に目を奪われてしまうわけですから、せっかく手に入れた「ドーパミン的幸福」にすら気付けないのです。

3行ポジティブ日記で「幸せになる力」を高める

今日あった「楽しい」を感じとることができると、幸せになれる。そのために「**ポジティブを集める能力**」**を高める**ことが必要です。ポジティブ思考をトレーニングする方法として、「3行ポジティブ日記」をお勧めします。

「3行ポジティブ日記」の書き方はごくシンプル。**寝る前15分以内、できれば寝る直前に、「今日あった楽しい出来事」を3つ書く、というものです。**

最初は長く書く必要はありません。「それぞれ1行ずつ、3行」でいいのです。それだと3分ほどで書き終わるので、時間的負担も少ないでしょう。

慣れてくれば3個以上書いてもいいし、1行にこだわらず、3行、5行と長く書くといいでしょう。「楽しい出来事」を細部まで思い出すことは、ポジティブ能力を鍛えることになります。

「3行ポジティブ日記」を書いたら、その中の「一番楽しかった出来事」を思い出しながら、ハッピーな気分で布団に入り、そのポジティブなイメージのまま眠りに入ってください。

3行ポジティブ日記はどうして効くのか。3つの根拠を挙げておきます。

「3つのよいこと」の効果

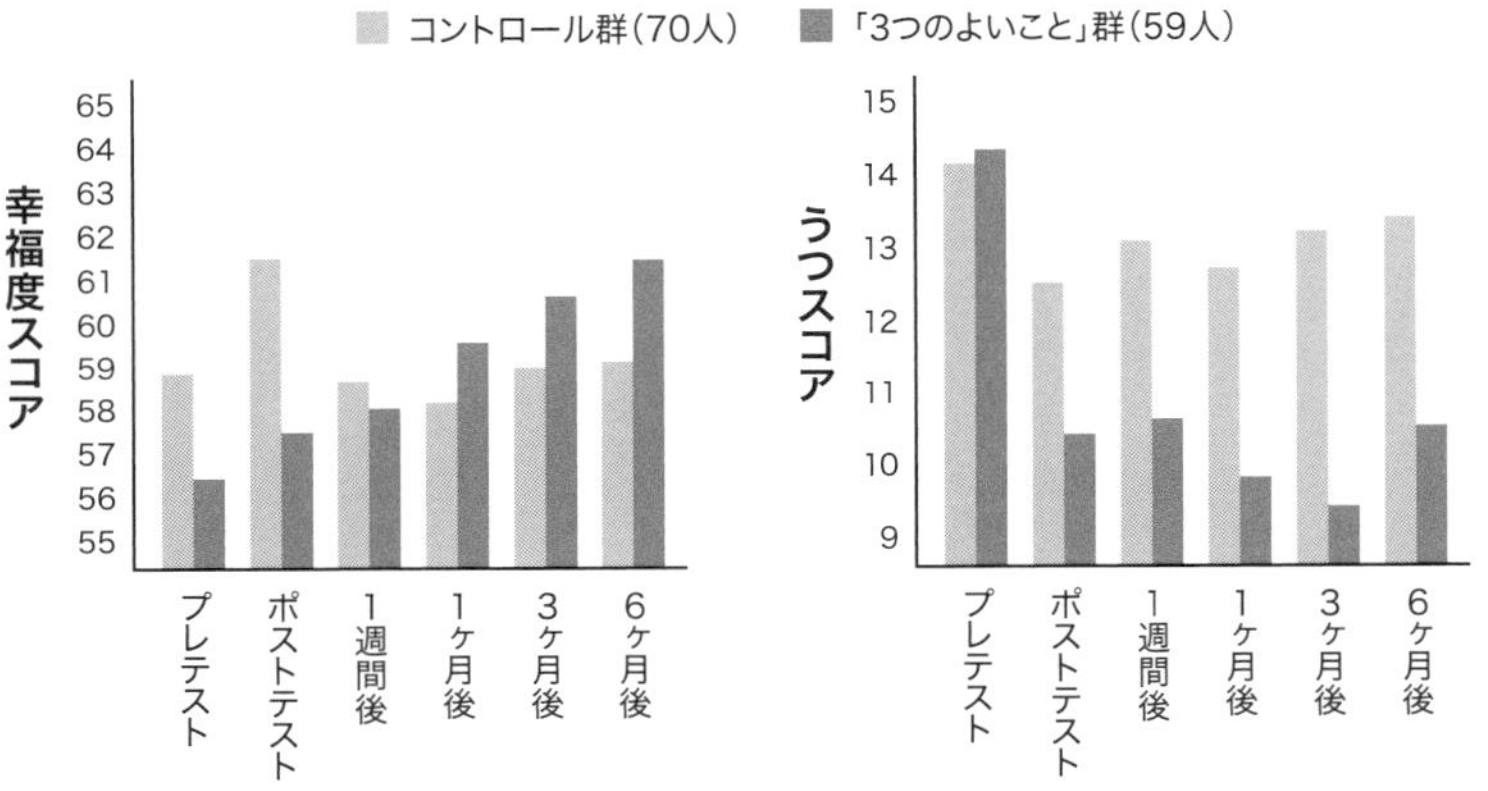

マーティン・セリグマン(2005)

効果の根拠1 幸福心理学の研究結果が出ている

「3行ポジティブ日記」は、「3つのよいこと」(three good things) というワークを樺沢流にアレンジしたものです。「3つのよいこと」は、アメリカ心理学会の会長も務めたポジティブ心理学の創設者、マーティン・セリグマン博士が提唱する幸福度を高めるワークであり、その効果は多くの研究結果によって示されています。

セリグマン博士の研究を紹介しましょう。

被験者に1週間毎日「3つのよいこと」を書いてもらいます。実験の前（プレテスト）と1週間後の実験の後（ポストテスト）で、「幸福感」テストと「うつ症候」テストを行い、その後も6ヶ月間の観察を行いました。

驚くことにたった1週間のワークで、幸福

度は56から58へアップし、6ヶ月後には61まで上がりました。うつスコアも実験前は約14だったのが、1ヶ月で10まで改善し、さらにその効果は6ヶ月後も持続していたのです。

たった1週間、「3つのよいこと」を書くだけで、幸福度はアップし、うつ傾向も改善し、その効果は書くのをやめた後も6ヶ月も持続するという驚きの効果が示されています。「3つのよいこと」は多くの研究から、自己肯定感、幸福度、レジリエンス（心の復元力）を高め、「うつ」を改善し、気分が明るくなることが示されています。

「3行ポジティブ日記」を毎日書こう、というとたいへんそうですが、「1週間だけ」でいいので、とりあえず毎日書いてください。セリグマンやその他の実験でも、「1週間、毎日書く」だけで、幸福度アップの効果が得られています。

ちなみに、日本人1000人を対象に週2回「3つのよいこと」を1ヶ月書いてもらう研究では、目立った効果は認められませんでした。「週2回」では効果が期待できません。最初だけでも、毎日、1週間、しっかりと行ってください。

効果の根拠2　寝る前15分は最も記憶に残る

「3行ポジティブ日記」は、「寝る前15分以内」に書くのですが、さらに詳しく言うと、洗顔、歯磨きも終わった「寝る直前」に書くのがベストです。

そして、**そのまま布団に入って、ポジティブな出来事をリアルにイメージしながら眠ること**

が重要です。ポジティブ日記を書いた後に、スマホでメッセージを読んだり、テレビを観たりしてはいけません。

寝る前15分は、記憶のゴールデンタイムと呼ばれます。寝る前に考えたことは、「記憶の衝突」が起らないため、圧倒的に脳に記憶されやすいのです。わかりやすく言うと、**寝る直前に考えたことが、そのまま記憶されるのです。**

そのため、「3行ポジティブ日記」を書いてから、スマホやテレビを観ると、効果は半減します。

多くの人は、寝る前に「今日あったつらかったこと」や「不安なこと」をつい思い出しながら寝ます。すると、「失敗した自分」「ダメな自分」が記憶に残る。自己肯定感がドンドン下がり、本当に「ダメな自分」ができあがります。

そうではなく、今日あった「楽しかった出来事」を紙に書いて、それをイメージしながら、そのまま眠るとどうでしょう。**人は同時に2つのことを考えることはできませんから、「楽しい出来事」を考え続ける限り、「つらいこと」「不安なこと」は、脳から追い出されるのです。**

仮に1日9個の「つらいこと」と1日に1個の「楽しいこと」があった場合でも、寝る前にそのたった1つの「楽しいこと」を考えて眠ると、脳には「今日は楽しい1日だった」という記憶が残る。

それを1ヶ月、1年、10年、50年続けるとどうなるのか？　「自分の人生は楽しい！」という記憶で埋め尽くされるのです。

「楽しい」をイメージしながら眠れば、誰でも幸せになれます。しかし、ほとんどの人は「つらい」「苦しい」をイメージして、「不幸な記憶」を毎日インストールしているのです。

あなたは、「不幸」になりたいですか？　「幸せ」になりたいですか？

それは、寝る前15分の習慣、そして、寝る直前の気分で決まると言っても過言ではありません。

効果の根拠3　終わりよければ全てよし——ピークエンドの法則

それでも「3行ポジティブ日記」に懐疑的な人のために、有名な法則を紹介しておきます。私の話は信用できなくとも、ノーベル賞受賞者の話なら、信用できるはずです。

ノーベル経済学賞を受賞したダニエル・カーネマン博士が提唱した「ピークエンドの法則」。どういう理論かというと、人間の印象は「ピーク」と「エンド」で決まる。つまり、その出来事の印象は、「ピークの印象」と「最後の印象」でほぼ決まるのです。

例えば、高級レストランに行って、「すごくおいしい！　こんなの食べたことない！」という素晴らしい体験をしても、勘定が間違っていたら、せっかくの至高の体験も台無しになります。「終わりよければ、全てよし」という言葉がありますが、それは心理学的にも正しいということです。

「ピークエンドの法則」で考えると、今日1日の印象はどこで決まるかというと、「一番楽

ピークエンドの法則

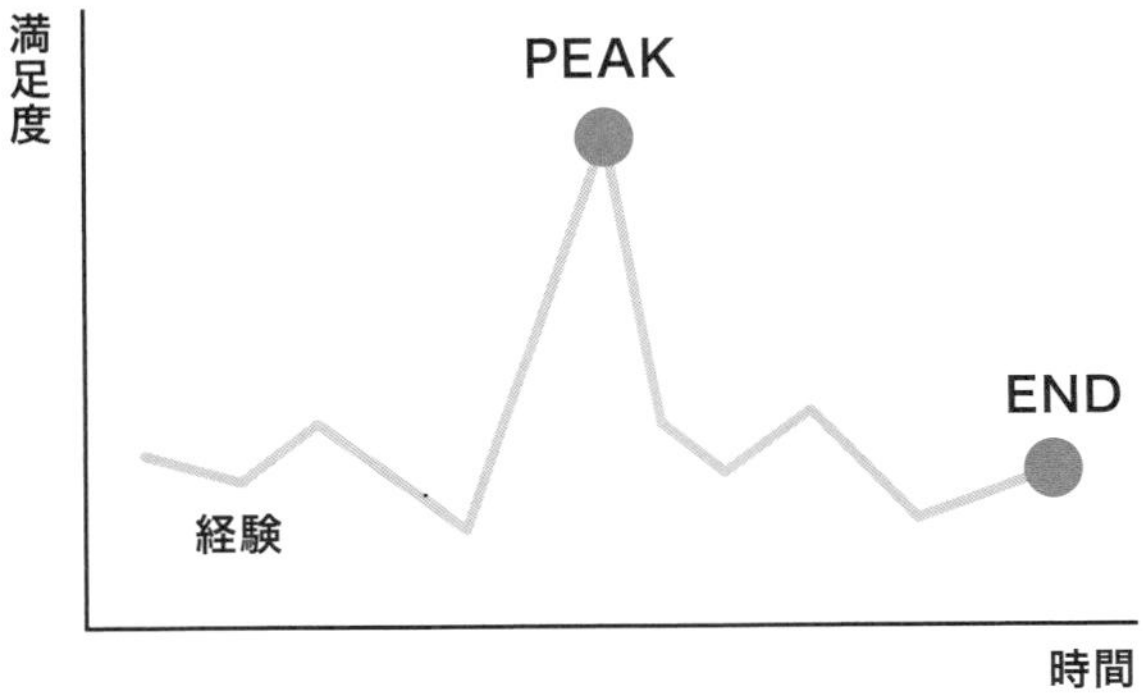

ピークエンドで印象が決まる

ダニエル・カーネマン博士の研究より

しかった出来事」と「寝る前の感情」で決まるのです。

　つまり、今日の「一番楽しい出来事」を思い出し、その「楽しい」感情に浸りながら眠れば、「つらいこと」「苦しいこと」の印象は、記憶に残りづらい。ネガティブ体験を、全てご破算にできるというわけです。

　残念ながら、世の中の多くの人はネガティブな「ピークエンドの法則」を使っています。「一番つらかった出来事」を思い出して、「つらい」感情のまま眠れば、どれほど楽しい出来事があっても、その幸福感は全てご破算になる。「最悪の1日」が記憶に残され、それを毎日繰り返すと……「最悪の人生」のできあがり。

　まさかあなたは、寝る前に「ネガティブな出来事」「不安や心配」を考えて、寝ていませんよね？

嘘だと思う方は、10日間だけでいいので「3行ポジティブ日記」を書き、「楽しい」出来事をイメージしたまま眠ってください。日々の生活が「ポジティブ」「楽しい」にあふれていることに気付き、幸福度が高まることに気付くはずです。

ポジティブ日記の具体例を知ろう

ポジティブ日記は具体的にどのように書けばいいのでしょうか？「こういうふうに書くといい」という具体例、お手本があったほうが書きやすいと思います。

私が主宰する学びのコミュニティ「樺沢塾」で、アウトプットチャレンジの一環で「3行ポジティブ日記チャレンジ」というのを行いました。3行ポジティブ日記を「10日間連続で書いてみよう！」というチャレンジです。

参加した塾生の投稿の中から、参考になるものをピックアップし、塾生が10日後にどう変化したのかの感想、そして具体的な書き方をお伝えします。

また、ポジティブ日記の効果について懐疑的な人がいるかもしれません。そこで、「ポジティブ日記チャレンジ」に参加した他の塾生の投稿から、ポジティブ日記を10日間行った変化、効果、感想もあわせて紹介します。

(2) 新しいプロジェクトメンバーに選ばれた。やりたかった分野で素直に嬉しい。
(3) 清掃員の方に「ありがとうございます」が言えた。

【ポジティブ日記10日間のまとめ】

横になってから睡眠に入る時間が早くなり、睡眠の質も上がった気がする。毎日目覚めもすっきりです。

ポジティブを探して行動するようになった。人に対しての親切をするようになったり、休日は家に籠もらず積極的に外に出掛けるようになった。

生活習慣改善の継続ができている。ポジティブ日記を書くために睡眠、運動、朝散歩などの生活習慣をよくするための行動が継続できており、定期的に通院していますが、血液検査の数値もかなり改善の方向に向かっています。


【ポジティブ日記のコツ】
#「進行を率先してやる」。清掃員さんに「ありがとう」を言うなど、自分から行動する。ポジティブな出来事を増やすように動いているのが素晴らしい。
#「筋トレ」「ダイエット」「禁煙」など、自分が取り組んでいること。「今日はできた」と書くだけで、モチベーションが高まり、継続しやすくなります。
#「健康」「つながり」「仕事、達成」の3つのジャンルの出来事が、バランスよく書けているのがいいですね。

3 ■ 中村大地さん

(1) 私の住んでいる街に新しくできたマンガカフェに行った。シェフが現役女子高生という変わった斬新なカフェ。刺激的だった。
(2) 久しぶりにお菓子を作った。やっぱりお菓子作りは集中できて心が穏やかになる。マインドフルネス!!
(3) 宅建の勉強が継続して行えている。よくあんな訳のわからないものを勉強し続けられていると思った。さすがだ！私!!

(1) 樺沢先生の「幸せになる方法」セミナー動画を視聴。健康でなければ真の幸福は手に入らない！と理解した。
(2) カフェで宅建の勉強をものすごく濃密に集中して行えた。いいぞ！　私。
(3) 朝散歩を行えた。畑の真ん中から煙が出ていたが水蒸気だった。珍しい光景が拝めた。

(1) 演劇サークルのオンライン会議に参加する。とんでもなく刺激的な会話ができて楽しかった。
(2) 手芸でくるみボタンを作った。前よりスムーズにできたので腕が向上したようだ。嬉しいなー。
(3)「ゴールデンカムイ」の最新話見ながらエアロバイクこぐ。健康と娯楽の一石二鳥。楽しかったなー。

【ポジティブ日記10日間のまとめ】

以前より幸福感を多く感じられるようになった。意外と自分は人生を楽しんでると気付けたのが大きいと思う。また、寝る前にネガティブな気分にならないので明日に対して不安を感じず熟睡

ポジティブ日記の具体例

1 ■金子和俊さん

(1) 行き帰りの電車の中で心理学の勉強。時間を有効に使えた。
(2) 帰宅してから娘と話す時間を多く持てた。
(3) 夕食は久しぶりのおでん。おいしかった。

(1) 休み明けであったが、しっかりと睡眠を取れたためか体調がよかった。
(2) 仕事が予定どおり進み早く帰宅できた。
(3) 夕食のすき焼きがおいしかった。

(1) 朝散歩の途中、遠くに見える富士山が綺麗だった。
(2) 今日も健康でいられることに感謝！
(3) 早く帰れたので家族揃って手巻き寿司を食べた。おいしかった！

【ポジティブ日記10日間のまとめ】

「よかったこと」：寝るときに不安な気持ちにならずに眠れた。

「変わったこと」：些細なことでもよかったことにフォーカスするので、気持ちが前向きに。

「感想」：当然、毎日がいいことばかりではないのですが、ちょっと嫌なことがあった日でもランチがおいしかったとか、健康に過ごせたとか、帰宅して家族と笑いながら話ができたことなど、些細なことでも夜寝る前に3つ絞り出すというのは精神衛生上本当にいいなと感じました。本当にどこに着目するかで気持ちが大きく変わります。朝散歩とセットで効果は絶大であると感じています。


【ポジティブ日記のコツ】

＃3行ポジティブ。最初は、このように「1項目1行」で書くことから始めるのがお勧めです。思いついたことをシンプルに書いていく。これなら、3分かからずに書けるはずです。

＃「健康」「つながり」「仕事、学び、達成」の3つのジャンルの出来事が、バランスよく書けているのがいいですね。「3つの幸福」を意識してポジティブ日記を書くことで、自分は「3つの幸福」を全て手に入れている。自分は幸せであることを、より強く意識できるはずです。

2 ■鶴田正志さん

(1) 会社で苦手だと思ってた人と一緒に仕事をしてみたら、思ってたより苦手じゃないことに気付いた。
(2) ミーティングで進行を率先してやった。スムーズにできて、偏りのない意見を集めることができた。
(3) 筋トレ楽しい。今日は腹筋ローラー計80回とスクワット計200回達成できた。

(1) 朝、起きたときに次女の満面の笑顔を見ることができた。めっちゃかわいい。
(2) 血液検査での数値がとてもよかった。日頃の生活習慣の改善が実を結んだことを実感。
(3) 親孝行することができた。これからも継続してやっていこう。

(1) 早朝出勤。10分くらい朝散歩。少し寒かったけど、このくらいの感じが好き。

5 ■築紫悠さん

(1) 激務だったけど、休憩はきちんととった。前回休憩とらずに働いて体調崩したのでいい教訓になった。
(2) 休憩時間に読書、ノートにアウトプットしリフレッシュ。
(3) 三色丼、おいしくできた。家族に喜んでもらえてうれしかった。

(1) 子供のおだんごヘアに挑戦！　似合ってた♪
(2) ブログの感想をいただけてうれしかった。みなさんいつもありがとうございます。
(3) 夫にお疲れ様と言えた。

(1)「私も一緒に映画に行きたいです」ともう一人の後輩が声をかけてくれた。
(2) 患者さんに心を込めて関わると「ありがとう」をたくさん言ってもらえた。いつもそうでありたい！
(3) 飲み物をこぼしそうになったとき娘が「あぶないよ､ママ」と言ってくれた。優しい子だー。

【ポジティブ日記 10 日間のまとめ】

今までもポジティブ日記は書いていましたが、振り返って読むことはありませんでした。しかし今 10 日分の日記を読みなおすと、楽しく充実した時間を過ごせたと振り返ることができました。

ネガティブ思考で、過去や未来を考えなければならないと思い込んでいた私ですが、ネガティブ感情を手放しても生きていけるのだと気付きました。ネガティブなことを書かなくなると、記憶の定着もなく、嫌なことがこびりついて離れない、ということがなくなった気がします。
1 日たった 3 行ポジティブなことを書くだけで、誰でも幸せになれるのですね。

【ポジティブ日記のコツ】

♯ 3 行ポジティブ日記は、長く書いてもよいのですが、最初から長く書く必要はありません。1 項目、1 ～ 2 行でいいです。長く書くよりも、長く続けることが大切です。

♯「あぶないよ、ママ」、子供の一言に幸せを感じる。きちんと観察していれば、「些細な一言」に癒やされることが必ずあるはず。そこをうまくキャッチすることが、「幸せ発見能力」を高めるということです。

♯夫に「お疲れ様」を言う。きちんと「休憩」をとる。そんな些細な行動でも、「プチ幸福」につながります。このくらいの「小さなチャレンジ」であれば、誰でも抵抗なく始められますね。

できている。


【ポジティブ日記のコツ】

＃「いいぞ！私」「さすがだ！私‼」など、自分をほめるのはとてもいいこと。自己肯定感アップにつながります。

＃「楽しかったなー」「嬉しいなー」など、自分の感情を素直に表現する言葉を入れると楽しい感情がわき上がります。「ワクワクした」「ドキドキした」のような、擬音語（オノマトペ）を使うのもいいです。

＃同じことを繰り返し書くと脳が強化されます。「宅建の勉強」について何度も書くことで、「勉強を続けよう」という気持ちが強化され、モチベーションの維持につながります。

4 ■ 木下孝彦さん

(1) 通勤朝散歩で、風が吹いて葉っぱがゆらゆらと揺れている様子に心が和んだ。
(2) 数週間ぶりに、仕事を定時に終えることができた。
(3) 仕事が早く終わったので、喫茶店に行き、大好きな、きな粉豆乳ラテを飲んだ。たまには仕事帰りに、このようなゆっくりとした時間を過ごすのもいいと思った。また、仕事を定時に終わらそうと、気合が入った。

(1) 新型コロナ患者が急増しているが過度に不安にならず、これまで通り、睡眠、運動、朝散歩を継続して体を整えていこうと思った。
(2) 職場でマウンティングしてくる人がいたが、笑顔でスルーすることができた。
(3) 夕飯の西京焼きが美味かった！

(1) 仕事で失敗をしたが、そんなこともある、しょうがないと思い、自分を責めないようにした。
(2) 会議の取りまとめをしたが、しっかり準備をしたので、時間内に終えることができた。
(3) 仕事から帰ってからのビールが最高だった。

【ポジティブ日記 10 日間のまとめ】
1 日 3 つのポジティブを探すことは意外と難しかったです。しかし、ポジティブなことを考えているうちに、その日に職場で起こった嫌なことが頭から離れていることに気がつきました。寝る前にポジティブなことを考えるというのは、本当にいいと感じました。

【ポジティブ日記のコツ】

＃「また、仕事を定時に終わらそう」、あるいは「これからも続けていこう」「明日も頑張ろう」のように、明日に続く「表明」「決意」を書くのはとてもいいことです。ほとんどの人は、こうした「決意」を毎日しているのですが、全て忘れてしまうのです。

＃職場でマウンティングしてくる人をスルー。ネガティブな出来事をやり過ごすだけで、「ポジティブな出来事」に置き換えることができるのです！

＃「夕飯の西京焼き」「仕事から帰ってからのビール」など、非常に些細な日常的な出来事に幸福感を持てるのは素晴らしいことです。ポジティブ日記に書くのは、大きな幸福ではなく、このように「小さな幸福」でいいのです。

まう現実に正直驚いた。

● **「楽しいことは自分でつくろう」と思った**　小山ともえさん

今日は何かあったかなと、書く項目に困った日もありましたが、なんとか書ききることができました。楽しいことがなければ自分で作ろう、という意識で、出かけたり散歩できたり、前向きに過ごすことができました。

● **感情が安定した**　奥原マサヒロさん

3行ポジティブ日記を書いて、落ち込んだり、腹がたったりすることが少なくなった。

● **1日が充実した**　新井絵美さん

育休中で1日家にいることが多いのですが、意外といいことがあって、充実した1日だったと思えるようになった。

● **仲間から評価された**　古澤通代さん

Twitterで毎日書いているので、特段緊張もしないだろうと思っていましたが、リアルで会ったり、リモートで会話したことのある人が見るとなると、ちょっと格好つけたくなる自分がいました（笑)。私のフォロワーさんでも私に感化されてポジ日記つけ始めた人がいるんですよ。うれしいです。やはりいいことを綴っていけば、自ずと同じような仲間が集まるものです。

● **普段から幸せを探すようになった**　岩田及こさん

怪我をした事件もあったのに、いろんなワクワクを探していた毎日だったので、楽しく毎日を過ごせました。変わったことは、ふといいことがあったら、手帳にメモをしたりと、いいこと探しをしたりするようになったこと。

また、何かアクシデントがあっても、気持ちを整理して、プラスに考えるようになりました。以前書いていたポジティブ日記より、自分がバージョンアップしました。自分の日記帳に継続して書いていきたいと思います。

● **明るく生活できるようになった**　まなかゆうきさん

まず毎日明るく生活できるようになりました。1日の終わりにポジティブな出来事を探すことで、1日の幸せを実感できるようになれたからだと思います。また、ポジティブなことを思い出すことを継続したことで、自分の人生はなんて幸せなんだと実感できるようにもなれました。ちょっとした生活習慣を変えるだけで、こんなに人生が変わってしまうことに驚きを隠せません。これからも幸せな習慣を継続していきたいと思います。

ポジティブ日記の効果

●ポジティブにフォーカスできるようになった　関沢翼さん

ポジティブ日記を始める前と後ではかなり物事に対する考え方が変わりました。基本的にポジティブなことにフォーカスするようになりました。それまではネガティブなことにフォーカスするのが多かった傾向が、ポジティブ日記をやることで、こんなにも変われるんだと驚きです！

ポジティブ日記はとても素晴らしいですね！　特にメンタル疾患に罹患している方にはオススメだと思いました。何がいいかってやっぱり、ポジティブなことにフォーカスしながらアウトプットもしていけるという一石二鳥なところです！　僕はポジティブ日記によりかなりいい方向に変わることができたので、妻や友人にこれを勧めます！　そして、これからも続けていきます！

●不安感やストレスが減った　静修平さん

ポジティブ日記を書くために楽しいことについて意識するようになった結果、ちょっとしたことでも楽しい、幸せだと感じるようになった気がします。

１日の終わりにポジティブなことを思い出すことが心の安定や幸福感、モチベーションアップにつながっているように感じます。寝る前にマイナスのことを考えなくなったので不安感やストレスが減ったように感じます。日記を書くことが思ったよりも負担にはならず、いい効果がたくさん感じられましたので、これからも続けていきます。

●ポジティブ発見能力が上がった　中島稔さん

３行ポジティブ日記を書いて自己洞察力とポジティブ発見能力が上がったと感じます。今後も毎日寝る前に手帳に書いていきます！

●常にポジティブを意識できるようになった　後藤ノブユキさん

朝散歩と同様に、アウトプットすることで、毎日何かポジティブなことはないかなどを意識して見つけるようになりました。また、書くだけでなく、書いたポジティブなことを思い浮かべるのは、寝る前だけでなく、夜中に起きたときや、昼間も効果があると感じました。

●ネガティブ発言が直った　高橋伸吾さん

ネガティブ発言が直った。日常の出来事の中でポジティブを探すようになった。幸福を感じられやすくなった。

●朝の目覚めがよくなった　佐藤優子さん

朝、気持ちよく目覚められて、いい気分のままスムーズに次の行動に移れるようになった。また、１日を過ごす中でポジティブなことを積極的に探すようになった。

●幸福度が上がった　渋谷正仁さん

１日の締めくくりでポジティブワードを発することにより、幸福度が、上がりました。一日を振り返る習慣ができ、楽しいことを思いながら睡眠に入ることができたので、寝起きが快適。

●意識だけでなく行動もポジティブに変わった　小野徹さん

書くネタがポジティブな事柄だけに、意識が自然とポジティブ思考になった。無理矢理にでもネタを見つける必要性から、小さな事柄にも関心を持つようになった。書かねばという強制力→意識がポジティブ思考に変わる→行動までもがポジティブになる!!　意識が行動までも変えてし

「ポジティブ日記チャレンジ」に参加した人数は、46人。参加者が自覚した効果をまとめると表のようになります。

ポジティブ日記の効果

(1) ポジティブ能力が高まる

- 毎日、楽しいことが起きていると気付ける
- 思考だけではなく、行動もポジティブになる
- ネガティブが減る

(2) 睡眠が改善する

- 寝付きがいい。グッスリ眠れる
- 朝の目覚め、朝の気分がいい

(3) 感情が安定する

- 怒りのコントロールができる
- 不安やイライラが減少する

(4) 幸福度がアップする

- 幸せを感じられるようになる
- 毎日が明るく、楽しくなる

樺沢紫苑調べ、対象46人

1日3～5分。たったの10日間でこれだけの効果が得られるのが「3行ポジティブ日記」です。ポジティブ思考が強まり、毎日の生活の中に小さな幸せを発見できるようになる。結果として、毎日の「幸福」が感じられ、毎日が楽しく、明るいものに変わっていく。時間も労力もかけずに、短時間で幸福になる方法。これ以上の方法はないと思います。

「悪口」は不幸になるトレーニング

「3行ポジティブ日記」は、「ポジティブな観察力」「ポジティブな気付き」を強化するトレーニング法です。

自分や他人のネガティブな側面に注目してしまう人、すなわち「ネガティブな観察力」が強い人は、楽しいことがどれだけあろうと、「たった1つのネガティブ」（つらい、苦しい）に集中してしまいます。ですから、どれだけ仕事や生活が改善しても、十分な「幸福感」を味わうことは難しいでしょう。

そして、**実際多くの人は、「ネガティブな観察力」を鍛えるトレーニングを毎日しています。**それは、**「悪口を言う」**ことです。

カフェに行くとママ友たちが集まって、旦那や先生への「悪口大会」をやっています。居酒屋に行くとサラリーマンが集まって、上司や会社への「悪口大会」をやっています。私は、「悪口」は百害あって一利なし、と考えます。

といいますか、悪口を言い続ける限り、「幸せ」になることは無理だと思います。あなたの周りから「幸せ」を遠ざける最強の呪文が「悪口」です。

悪口を言うことは、相手の「悪い点」「欠点」「短所」「気に入らない言葉」「しゃくにさわる行動」を、必死になって探し出すこと。つまり、「ネガティブな観察力」を鍛える、最凶のトレーニング法なのです。

他人に対する「ネガティブな観察力」が鍛えられると、その「ネガティブな観察力」は自分に対しても、無意識に発動されます。自分の「外見」「性格」「行動」「言葉」にネガティブな部分を発見し、「なんて自分はダメな人間なのだろう」と自己肯定感を下げるのです。

悪口やゴシップが好きな人は、寿命が5年短い、という研究結果もあります。ストレス発散効果があるのなら、寿命は延びるはず。**多くの人は、「悪口大会」は、「ストレス発散になる」と信じていますが、全く逆効果なのです。**

他人を攻撃しているようで、結果として自分の自己肯定感を下げて、自分のストレスを増やし、自分の健康を悪化させる。さらに、悪口ばかり言う人が、人から信頼されたり、尊敬されることはありませんから、結果として「つながり」を失っていく。そうすると、職場でも信頼されず、仕事でも成功できない。

悪口を言うと、セロトニン的幸福、オキシトシン的幸福、ドーパミン的幸福の全てを失うのです。

悪口やめますか？　幸せ、やめますか？

あなたが、悪口を言うほど、「幸せ」はあなたから遠のいていくのです。

セロトニン的幸福を手に入れる方法７
緩急をつける

必死に頑張る人は、なぜ不幸になるのか

あなたが幸せになるために「緩急をつける」ことは、とても大切です。

多くの人は、「必死に頑張れば成功できる」と思い込んでいますが、完全に間違いです。睡眠を削り、休息もとらず、必死に働く。その先にあなたを待っているのは、「病気」です。具体的には、メンタル疾患、がん、脳卒中、心筋梗塞などの生活習慣病になります。

精神科というのは、ある意味「頑張り続けた人」の行き着く先です。メンタル疾患の患者さんというのは、本当に真面目で、一生懸命な人が多い。会社のために、自分を犠牲にして、よくそこまで働けるなと驚かされるほど。私ならそんなブラック企業はさっさと辞めるでしょうが、真面目で、一生懸命な人は、そう簡単にギブアップしないので、完全に燃え尽きて「うつ病」になるまで頑張り続けます。

メンタル疾患になる人は、とにかく「緩急をつける」のが下手です。アクセルを踏めばなんとかなると思っているので、ちっともブレーキを踏まない。結局、カーブで曲がりきれずに、

事故るのです。

仕事でも、スポーツでも、「大きな結果」を出すためには、「継続する」ことが大切です。**人生は、マラソンのような長距離勝負**。全力疾走で走り続けていては、完走するどころか、10キロメートル地点でリタイアするだけです。

手を抜かずに、オーバーペースにならない。緩急をつけて、マイペースで走り続ける人が、最後には勝つのです。

緩急をつけるとは、「オン」と「オフ」の収支を合わせること

緩急をつけて働くとは、どういうことでしょう?

昼はバリバリ働き、夕方からリラックスし、夜はぐっすり眠る、これが、緩急をつけた1日の過ごし方です。あるいは、1日で収支を合わせられない人は、月曜から金曜まで、必死に働き、土日(週末)ゆっくり休んで、収支を合わせるのもいいでしょう。

ここに弓があります。弓の弦《つる》を引く。そして、弦をはなすと、勢いよく元に戻ります。弦を引っ張って、引っ張って、さらに引っ張るとぷつっと切れます。あるいは、元に戻さずに引っ張り続けると、弦は張力を失いビロビロの状態になります。

当たり前の話ですが、人間の神経も同じです。緊張したら弛緩《しかん》させる。きちんと「弛緩」(リラックス)させる限り、「激しい緊張」「重度のストレス」にも対応できるのです。

しかし、緊張して、緊張して、弛緩させない——となると、どこかのタイミングで、プツッ

リラックスする方法はたくさんある

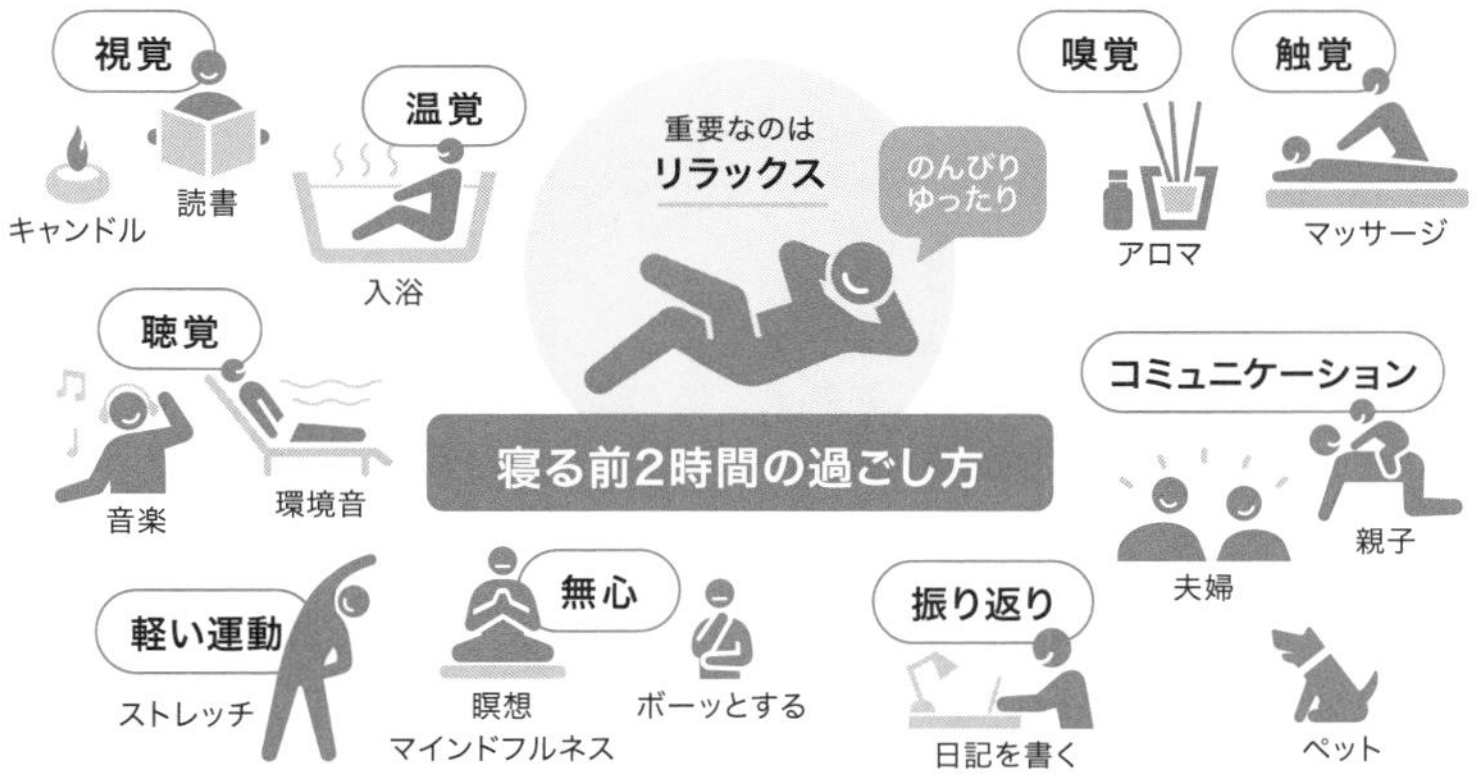
視覚
キャンドル
読書
温覚
入浴
重要なのは
リラックス
のんびり
ゆったり
嗅覚
アロマ
触覚
マッサージ
聴覚
音楽
環境音
寝る前2時間の過ごし方
コミュニケーション
夫婦
親子
軽い運動
ストレッチ
無心
瞑想
マインドフルネス
ボーッとする
振り返り
日記を書く
ペット

『ブレインメンタル強化大全』59ページより引用

とメンタルの糸が切れます。

「忙しいのでリラックスする暇などありません」という人も多いでしょうが、寝る前の2時間だけでもリラックスして過ごせると、睡眠も深まり、疲労回復効果も全く違ってきます。

緩急をつける習慣1　休息ではなく「充電」と考える

日本人は、「忙しい」のが好きです。忙しくないと、安心できない人も多い。

「昨日は、1日何もしないでダラダラと過ごしてしまいました。ダラダラしない方法はありませんか？」という質問もよく届きます。

「ダラダラして1日を過ごす」って、素晴らしい時間の使い方だと思います。究極のリラックスです。どこが悪いのでしょうか？

たまには、そういう過ごし方もいいと思います。

しかし、多くの人は「ダラダラ過ごす」ことに罪悪感を持ちます。コマネズミのように動き続けていないと安心できない。

そこで**「休息」ではなく「充電」**と考えてみてはどうでしょう。スマホの電池が半分を切ったら、「充電しないと」と焦ります。エネルギーが少なくなったら、充電するのが当然です。

スマホに限らず、人間も同じ。

充電せずにスマホを使い続けると、すぐにバッテリー切れします。人間もそうです。長期間にわたって、パフォーマンス高く働きたいのなら、「充電」が必要なのです。

のんびりする。ボーッとする。何もしない。ダラダラ過ごす。とても素晴らしい「充電」時間です。

緩急をつける習慣2

動的幸福と静的幸福のバランスをとる

セロトニン的幸福、オキシトシン的幸福は、「安心」「やすらぎ」「のんびりとした癒やし」、つまり「静的幸福」「リラックス系幸福」と言ってもいいでしょう。

ドーパミン的幸福は、「やったー！」という高揚感のともなう幸福、つまり、**「動的幸福」「興奮系幸福」**と言えます。ジェットコースターなどのスリリングなアドレナリン的幸福も「興奮系幸福」です。

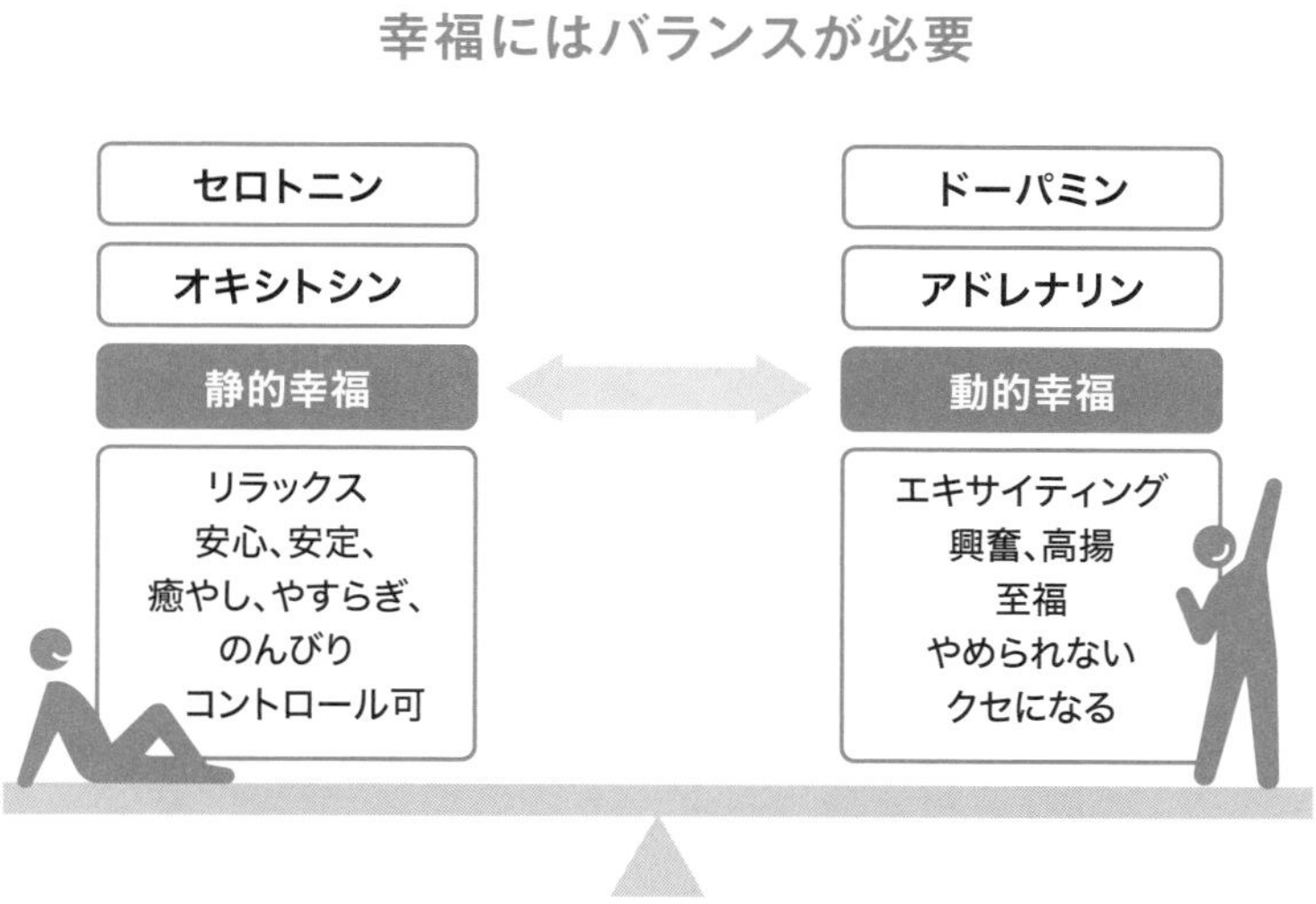

この「静的幸福」と「動的幸福」のバランスが重要。緩急をつけるとは、「静的幸福」と「動的幸福」のバランスをとると言い換えてもいいでしょう。

日中は仕事をバリバリ頑張る（ドーパミン的幸福）。家に帰ったら、家族とだんらんし、お風呂に入ってリラックスして、グッスリ眠る（セロトニン的幸福＋オキシトシン的幸福）。緩急をつけた生活によって、「３つの幸福」のバランスが自然と整うのです。

「健康と愛する家族がいれば、貧乏でも幸せか？」という質問がよくされます。

答えは、「イエス」ですが、「できれば、お金があったほうがもっと幸せ」であることは間違いありません。

多くの人は「愛する家族」と「お金」の二者択一、どちらかを選ぶという発想ですが、実は両方を得ることができます。

「静的幸福」を得た状態は、ガソリンを満タンにした自動車と同じ。

走らないのは、もったいない。ドンドン前に進むことができるし、ガソリンが減ってきたら、補充すればいいのです。ガソリンを補充し続ける限りどこまでも進めます。

しかし、どういうわけか、現実社会においては、ガソリンの補充を忘れてガス欠になったり、早く目的地に着こうとスピードを出しすぎて事故る人が多い。

「静的幸福」と「動的幸福」のバランスを考えながら進んでいけば、両方を手に入れられる。

あなたは「健康」「つながり」「成功」と、全ての幸せを手に入れることができるのです。

緩急をつける習慣3 自然の中で過ごす

とはいえ、「なかなか仕事が忙しくて、緩急をつけられない」という人もいるでしょう。そういう人に強制的にリラックスモードに入ってもらう方法があります。それは、**月に1日でいいので、自然の中で過ごす時間を持つこと**です。

フィンランドの研究では、**「1ヶ月に5時間以上自然の中で過ごすだけで、ストレスが大幅に軽減され、脳を活性化し、記憶力、創造力、集中力、計画性が向上する。さらに、うつ病の予防効果もある**」と報告されています。

このように自然の力を借りることで、記憶力、集中力、創造性がアップする——すなわち仕事や勉強での成功という「ドーパミン的幸福」を後押ししてくれます。さらに、自然の中でのリラックスにより、病気を予防する健康効果（セロトニン的幸福）が得られるのです。
家族や友人と一緒にキャンプやハイキングに出かければ、関係性も強化（オキシトシン的幸福）される。つまり、月に1日か2日、自然の中で過ごすだけで、「3つの幸福」の全てが得られるというわけです。

この自然による幸福効果は、特に何かする必要がないのがいいところ。**最も簡単に幸福になる方法**と言ってもいいくらいです。

私もキャンプは大好きですが、緑が見える場所にチェアを置いて、そこに座っているだけで、日頃の雑事から全て解放され、生き生きとした気分になってきます。圧倒的な気分転換効果を実感するのです。自然の中で座っているだけで幸せになれる、そんな簡単なことはありません。

なぜ自然で癒やされるかというと、最近の研究では、森林には「マイナスイオン」が多いうえに、植物から「フィトンチッド」という化学物質が出ていることがわかっています。「フィトンチッド」は、動物や人間を癒やすリラックス物質です。

自然豊かな国は幸福度が高い

5ページの世界の幸福度ランキングで紹介した上位10ヶ国には共通点があります。フィンランド、デンマーク、スイス、アイスランド、ノルウェー、スウェーデン、ニュージーランド、オーストラリア……**どこも本当に自然豊かです**。オランダは、都会っぽいイメージもありますが、街の中のいたるところに「花畑」のように花が植えられているし、街から車で15

分も行けば自然豊かな風景が広がっています。

自然豊かな国は幸福度が高いと言っても過言ではありません。実際、北欧の人たちは、週末になると、山の中を散歩したり、ハイキング、トレッキングしたりと自然の中で遊ぶのが最大の娯楽といいます。

あるいは夏休みの休暇といえば、山小屋やキャビンに家族で1ヶ月こもったりするのが、彼らの夏休みの定番の過ごし方だったりします。

最近、コロナ禍ということで「キャンプ」が盛り上がっています。家族で協力してテントを張ったり、分担して料理を作ったり、お子さんにも手伝ってもらったりと、家族コミュニケーションとしても最高のイベントと言えます。

日本の国土の90％は山地です。海も川も山も、豊かな自然が車で1時間も行かずともすぐ近くに広がっています。車でも、電車でも、ちょっと出かければ、美しい自然の中に入っていくことができる。「行こう！」と思うかどうかだけなのです。そして、自然の中で遊ぶのに、それほどお金はかかりません。

月1回でも自然の中で過ごすだけで、私たちの幸福度はアップするのです。

セロトニンはあなたの家族も守る

あなたは親の健康状態をわかっていますか？

「健康は重要である！　健康は、幸せのための必須である」

そう言うと、ほとんどの人から「何を当たり前のことを。そんなことは、とっくに知っている」という反応が返ってきます。

では、１つ質問します。あなたの親の健康診断の結果を見たことがありますか？

あなたの親が、持病があって病院に通っています。一緒に行って、主治医の話を聞いたことがありますか？

「がん」のような命にかかわるような重病で、主治医から「来てください」と言われた場合は別として、親が病院に通っていてもほったらかしにしている人が多いのです。

実際、私の精神科医の経験から、自分の母親が「うつ病」や「認知症」になった場合に、息子が平日の日中、仕事を休んでまで病院に来て「病状を詳しく説明してください」と言われるケースは、ごくたまにしかありません。

みなさん、「健康は重要」と言いながら、家族の健康を本気で考えている人は、意外と少ないのです。

介護地獄に陥らないために――「寝たきり」は防げる

あなた自身がどれほど幸福でも、自分の家族が「大病」を患うと、その幸福は一瞬で消失します。親が「寝たきり」になれば、介護地獄に突入します。あなたの奥さんがあなたの親を介護するとしても、一気に夫婦仲が悪化し、家族内の雰囲気も険悪になったりします。

健康だった高齢者が、いきなり「寝たきり」になることは滅多にありません。「フレイル」（虚弱）という段階を経て、次第に体力が衰え、時間をかけて「寝たきり」になるのです。つまり、**多くの「寝たきり」は「予防」できるのです**。

にもかかわらず、そのことを知っている人は少ないし、自分の親が「フレイル」になっていても気付かないか、多くの場合、ほったらかしになっています。

いくら自分が健康であっても、家族全員が健康でないと、幸せは得られないのです。そして、多くの人はその事実に、家族が病気になって初めて気付きます。

セロトニン的幸福は、「幸せ」の基盤ですが、そこは「あなたの健康」だけではありません。「家族全員の健康」があって、「幸せ」の基盤が整うのです。

家族の健康のためにあなたができることを、紹介していきます。

家族の健康を守る方法１

親と一緒に病院に行く、主治医の説明を聞く

私の母親は81歳ですが、頭のほうはかなりしっかりしていて、毎週、民舞に通って新しい踊りを習っています。また、大正琴も習っています。スクエアダンスを40年以上やっていて、高齢になってからも大会に参加していました。

そんな母親が先日、左目が見えないということで目の手術を受けました。緊急手術には立ち会えなかったものの、１週間後に札幌に帰省し、母親の眼科受診に同行し、眼科医の説明を聞いてきました。

主治医は、20分もかけて、ＣＴ写真などを提示しながら、手術後の視力が回復しない理由なども含めて、非常にわかりやすく、丁寧に説明してくれました。私はたいへん親切な先生だと好感を持ちました。

病院から帰ってきて、母親が言いました。「手術しても、視力が戻らないなんておかしい」「なぜ視力が戻らないのだ？」と。さっき先生が、20分もかけてそのことを説明したにもかかわらず、全く理解していなかったのです。

高齢者は医者の説明を理解していない、と考えてほしいと思います。

私の母親は、記憶力も理解力もしっかりしていると思うのですが、それでも**80歳を超えると、「医学的な説明」を十分に理解することは難しい**ということを、強烈に気付かされたのです。

高齢者の健康管理は、誰の責任？

この事実は、世の中のほとんどの「高齢者」にそのまま当てはまります。例えば、高血圧で抗圧薬を処方されている方。主治医からは、「塩分は控えましょうね」「お醤油はかけすぎないよう注意しましょうね」と言われても、それを理解しないし、それを実行しない人が、おそらく大部分です。

家に帰ると、いつも通りお刺身や豆腐に、ドボドボと醤油をかけてしまう。塩分たっぷりの漬物を好きなだけ食べてしまう。それでは、高血圧はひどくなる一方です。

この場合、病気が悪くなるのは、誰の責任なのでしょう？「本人」でしょうか？「医者（主治医）」でしょうか？私は「家族」の責任だと思います。

ご本人は、高齢で理解力や記憶力が衰えるのはしょうがない。主治医も、できるだけ詳しくわかりやすく説明しているはずですが、診察時間には限界がある。とするならば、時々同伴して、主治医の説明や助言をもらさず聞いて、それを本人が実行するようにサポートする。それをするのは、「家族」以外にはありえません。

家族の健康を守る方法2
できるだけたくさんリアルに会う

できるだけ家族と会って、話をして、家族の「健康」を感じとることが重要です。

一人暮らしの高齢者であれば、「きちんと買い物に行っているのか」「自分で料理を作っているのか」「友人や他の人と会っているのか」といった「行動」を指標として観察することで、生活状況、健康状況がわかります。

例えば、冷蔵庫の中を見れば、買い物に行っているかもわかるし、台所を見れば毎日調理しているかもわかります。きちんとゴミ出しをしているのか、掃除をしているのかも、家の中をちょっと観察すればわかる話です。

単に親に顔を見せる。あるいは、孫の顔を見せるためだけに親に会うのではなく、「親の健康」を気遣う視点を持つことで、実際に病気やその予備軍になったときの異常を早期に発見できるのです。

家族の健康を守る方法3 健康診断の結果を見せてもらう

自分の親が病気で死亡した後、遺品を整理していたら、昔の健康診断の結果が出てきて、何年も前から「異常値」が出ていた――ということがあります。その当時、病院を受診した形跡はない。つまり検査や治療をせずに、ほったらかしていた、ということになります。

何年も前にきちんと精密検査していたら、その時点で早期発見できたかもしれないのです。

健康診断で異常値が出ていても、何の対応もしないでほったらかしている人は非常に多います。糖尿病や高血圧などは、初期に発見されて、きちんと生活習慣の改善に取り組んでいれば、改善することも、進行を遅らせることも可能です。

一方で、ほとんどの人は、「血糖値が少し高めなので注意してください」と指摘されても、あいかわらず「運動」はしないし、食事量も変わらず、暴飲暴食を続けている。それでは、糖尿病はどんどん進行していきます。

そもそもあなたの親は、定期的に健康診断を受けているのでしょうか？　それをあなたは、把握していますか？　健康診断の結果を見せてもらったことがありますか？

数値の異常があるならば、きちんと検査する。あるいは、高血圧や高血糖のような、生活習慣の改善が必要なものは、半ば強制的にでもそれを行っていかなくてはいけません。

高齢者にそういう話をすると、「別に歳だから、病気になっても構わない」とか「別に長生きしたいと思っていない」といった答えが返ってきます。多くの高齢者は、「予防」や「早期発見」について、全く積極的ではありません。

だからこそ家族が、検査結果をチェックしたり、病院に連れて行ったりということをサポートしなくてはいけないのです。あなたの親が「寝たきり」や「要介護」になったときに困るのは、「あなた」なのです。親にお金がなければ、医療費、入院費、施設入所の費用なども、子供であるあなたが負担することになります。

家族の健康を守る方法4

本人の「大丈夫！」は信用しない

あなたの周りに、こんな人がいるはずです。最近体重が減ってげっそりした人。目にクマができてボーッとした顔つきの人。どう見ても調子が悪そうな人。

そういう人に、「疲れてるみたいだけど大丈夫?」と気遣いの言葉をかけると、ほとんどの人は「大丈夫」と答えます。この「大丈夫」という言葉を信用してはいけません。

明らかに疲れが出ているのに、「大丈夫」というのは、どう見てもおかしい。「最近、仕事が忙しくて、疲れがたまっているんだよね。少し休まないといけないと思っていたところ」という返答であれば、自分の体調を把握できているし、「なんとかしないと」という問題意識も持っています。「自己洞察力は正常」で「病識あり」の状態なので、まだ危険な徴候とは言えません。

しかし、どう見ても調子が悪そうなのに「大丈夫」というのは、明らかに「無理」している証拠です。**つまり、自分の調子がいいのか悪いのかも、わからなくなっているのです。**また、人に悪いところを見せないようにという「取り繕い」の心理も入っていますので、実際はもっとひどい状態かもしれません。

私の経験から言うと、「大丈夫」を連発する人ほど、病状が進行していて、すぐにでも治療しなければいけない状態に陥っていることが多いのです。

また、「きちんと病院に通ってるの?」「大丈夫」

「きちんと薬、飲んでいるの?」「大丈夫」

も、全く当てになりません。

薬の袋を見せてもらいましょう。薬は４週間分しか処方されていないのに、処方日が２ヶ月前だとすると、毎月病院に行っていないし、薬も半分しか飲めていないことがわかります。

家族の健康を守る方法5

一緒に散歩に行く

睡眠、運動、朝散歩の重要性については、102ページでも書きました。高齢者の場合、この中でも最も注意すべきは「運動不足」です。

1日1回も外出しない（家から外に出ない）**人は、まちがいなく運動不足です。**近所のコンビニでもスーパーでも、買い物に行けば、片道10分として、20分、さらに買い物時間も合わせると、30分近く歩くことになります。1日1回、家から出るだけで、最低運動時間の20分はクリアできます。

高齢者は、「腰が痛い、膝が痛い」「疲れやすい」など、とにかく理由をつけて、外出や散歩を避けたがります。それは、たった20分の散歩が「つらい」状態だから。もはや「フレイル（虚弱）」、つまり「寝たきりの予備軍」に入っているのです。

「散歩しなさい」ではなく「一緒に散歩に行こう」

高齢者に、「毎日20分散歩しましょう！」とアドバイスしても、自分から運動する人はまずいません。100回言っても無理です。私も精神科医として今まで数え切れないほどの高齢者を診察して、「運動しましょう」「散歩しましょう」とアドバイスしていますが、「先生に言われてから、運動しています！」という患者さんは、高齢者では多分1人もいないと思います。

ではどうするのか？

家族で一緒に散歩してもらいます。お嫁さんや娘さんが、買い物に行くときに一緒に連れていってもらう。これだと非常にやりやすいはずです。あるいは、お孫さんと一緒に散歩するとか、公園で遊んだりすることもできるでしょう。

足下がおぼつかなくて、散歩すらできない、危なっかしい場合は、「デイケアサービス」への通所をお勧めします。「デイケアサービス」では、通所者の運動能力に合わせて、ウォーキングマシンや体操などの身体を動かすプログラムが組まれていますので、ある意味、強制的に運動してもらうことができます。

「1人で計画的に運動する」というのは、健康な成人においても極めて困難です。

ちなみに、**運動は認知症予防にも絶大な効果**があります。1日20分の散歩で、アルツハイマー病のリスクが半分以下に減るのです。

自分の親を「認知症」や「寝たきり」にしたくないのなら、親の運動量を増やすしかありません。

私が「健康」の重要性に気付いた瞬間

精神科医がストレスで病気に

私は、精神科医としてメンタル疾患を予防する、自殺を予防する情報発信をしていますが、医者になった当初から「健康」や「予防」の重要性に注目していたわけではありません。ある出来事を機会に、「健康」の重要性に気付いたのです。

遡ること28年前。精神科医になって3年目（28才）。私は精神科医として病院に勤める勤務医でした。

午前中は外来で数十人の患者さんを診察し、午後からは病棟の患者さんを診察し、さらに救急病棟や内科病棟からも呼び出される。患者さんと話している間にも、緊急の電話が鳴ります。夕方5時で診療が終わっても、その後、病院内の会議や委員会に出席し、診断書や退院病歴などの書類が山程ある。それが終わって、やっと一息ついたところで、本や学術論文を読み、さらに論文を書くなど、自分の「勉強」を始めるのです。

帰宅は10時、11時過ぎ。1日14時間労働の日もあります。

当時、北海道、旭川の病院に勤務していました。冬の旭川は寒い。2月にマイナス10度近い冷え込みが1週間近く続いていました。朝、目が覚めると「キーン」という耳鳴りがあることに気付きました。「まあ、寒さのせいだろう」と放置していたら、日に日に耳鳴りが強くなります。患者さんの話を聴いていても、声が「ウォーン、ウォーン」と耳の中で反響するのです。

さらに軽い「めまい」も現れ、「これはいかん。もうこれは明らかに病気だ」と思い、あわてて耳鼻科を受診しました。

検査の結果、「突発性難聴」と診断されました。耳鼻科の先生に、「原因は何ですか？」と尋ねると、「ストレス」です、と言われました。

なんと精神科医が、ストレスで病気になってしまったのです。

耳鼻科医は言いました。「このまま放置すると、耳が聞こえなくなることもありえます」。この言葉に私は、衝撃を受けました。人の話を聴くのが精神科医の重要な仕事。耳が聞こえないと仕事になりません。「やばい！　なんとかしないと」。

「突発性難聴」といえば、歌手の浜崎あゆみさんがかかった病気としても有名です。「突発性難聴」は早期に治療しないと、耳が全く聞こえなくなってしまう、怖い病気です。

今まで医者をしながら、多くの患者さんと接しながら、「仕事をしすぎると病気になる」という当たり前のことを忘れていたのです。

この日から、私は生き方を変えました。ストレスが多いせいか、飲酒量もかなり多かった。夜中の2時、3時まで飲んで、朝は8時半までに出勤する。明らかに睡眠不足です。そして、特に運動もしていませんでした。

睡眠不足、運動不足、不規則な生活、過量の飲酒。今でこそ私の本に書いてある「健康に悪い生活習慣」のオンパレードです。

その日から禁酒し、睡眠もとり、薬もきちんと服用。仕事もできるだけ早く切り上げて休養を心がけたところ、幸い聴力は1週間で回復しました。

しかしながら、毎年冬になると耳の調子が悪くなり、音が反響したり、耳の聞こえが悪くなるなどの症状が現れ、突発性難聴の薬を飲む生活が、5年以上続きました。生活習慣を整えた今は、耳の症状は全くありません。

またそのとき、仕事中心の生き方を改め、もっと自分らしく生きよう、と決意しました。そして、時間の配分、時間の使い方を根底から見直しました。ストレス発散のためにダラダラお酒を飲むのはやめて、「自己投資」「自己成長」のために時間を振り向けるようにしました。

セロトニン的幸福が整うと……

毎日、仕事に追われ、自分の時間を作るのが非常に難しかったなか、私は時間の使い方を徹底的に工夫して、毎月20〜30冊の本を読み続け、毎日、必ず文章を書き続け、自己投資、自分磨きを15年以上続けました。

その結果、アメリカへの留学のチャンスも手に入れ、本も出版できるようになり、継続的に出版を続けるなか、ベストセラーにも恵まれました。

セロトニン的な幸福をしっかりと整え、インプット、アウトプットをしっかり行うことで、飛躍的に自己成長をして、ドーパミン的幸福を獲得できた、というわけです。

私はYouTube動画や自著の中で、「予防が大切！」「一度病気になったら簡単には治らない」と何度も何度も強調していますが、それは自分が突発性難聴となり、聴力を失いかけた体験をしているから言うのです。

今考えると、30歳を前にして「セロトニン的幸福の真の重要性」に気付けたのは、ラッキーだったと思います。この体験がなければ、今のように「予防」の重要性を発信することもなかったでしょう。あるいは、当時と同じような飲酒量も多い不規則な生活を10年、20年も続けていたら、今頃は間違いなく大病を患っていたでしょう。

何よりも「健康」が重要。セロトニン的幸福が、全ての幸福の基盤になる。自分自身の経験からも間違いありません。

第4章　まとめ

1 心と身体を整える（睡眠、運動、朝散歩）

2 3行ポジティブ日記

3 マインドフルネス朝散歩

4 緩急をつける

5 起床瞑想（朝の健康チェック）

6 プチ幸福アウトプット

7 自然の中で過ごす

【重要度順】

第5章

オキシトシン的幸福を手に入れる7つの方法

人の長所がよく目につく人は幸せである
……松下幸之助

オキシトシン的幸福を手に入れる方法1

つながる

つながりの生まれる場面を知っておく

オキシトシン的幸福を手に入れる方法で最もわかりやすいのは、直接的にオキシトシンが分泌されることです。そのために必要なのは、「つながり」を感じること。

ほかの各項目とも関係してきますが、オキシトシンがどのような場面で分泌されるのかは、覚えておいて損はありません。

つながりを感じてオキシトシンを分泌する方法は、主に4つあります。

オキシトシンを分泌するやり方1

スキンシップ

パートナーとの交流(ハグ、キス、手をつなぐ、性交)、親子の交流、赤ちゃんを抱っこしたり、なでなでしたりする。あるいは、マッサージ。子供がおじいちゃんの肩をもんであげる、マッサージを受けるのもオキシトシンが出る癒やしの行為です。

日本人は、外国人と比べてスキンシップが苦手です。コロナを意識するとスキンシップも難しい時代になっていますが、オキシトシンを最も簡単に出す方法は、「スキンシップ」であることは、覚えておいてほしいと思います。

オキシトシンを分泌するやり方2

友情、仲間との交流

スキンシップがなかったとしても、アイコンタクトや会話など、心の通《かよ》った交流によってもオキシトシンは出ます。したがって、友人や仲間を持ち、豊かな人間関係を維持することが大切です。

あるいは、コミュニティやグループ、部活などに所属していると「安心感」があると思いますが、「帰属意識」でもオキシトシンが出ます。

つまり、人と人とのポジティブな「交流」によって、オキシトシンが出ると覚えてください。

「交流」「つながり」と真逆な状態は、「人との交流がない（乏しい）状態」、それが「孤独」です。「孤独」は言い換えるとオキシトシン不全であり、オキシトシン的幸福とは真逆の状態です。

オキシトシンを分泌するやり方3

親切、感謝

オキシトシンは、別名「親切のホルモン」と呼ばれます。人が他者に何か「親切」な行為をしたとき、「親切をした人」「親切にされた人」の両方に、オキシトシンが分泌されます。親切に限らず、感謝、他者貢献、ボランティア活動などでも、オキシトシンが出ます。人に何かをしてあげるということは、とてもいいことなのです。人に親切にすると、自分と相手にオキシトシンが分泌され、オキシトシン的幸福が得られる。なんと素晴らしいことでしょう。

オキシトシンを分泌するやり方4　ペットとの交流

スキンシップや交流によるオキシトシンの分泌は、「人間」に限ったものではなく、犬や猫などのペット、動物との交流でも得られます。

ペットをなでたり、抱っこしたりすると、とても癒やされます。フワフワしてとても気持ちいいですね。

そして、ペットのほうも、なでなでするととても気持ちよさそうな表情を浮かべます。こんなときは、「飼い主」と「ペット」、それぞれでオキシトシンが分泌されています。

また、ペットと目と目が合うアイコンタクトだけでもオキシトシンが出るという研究もあります。

オキシトシンを分泌するには

(1)スキンシップ

パートナーとの交流　親子の交流　ハグ　マッサージ

(2)友情、仲間

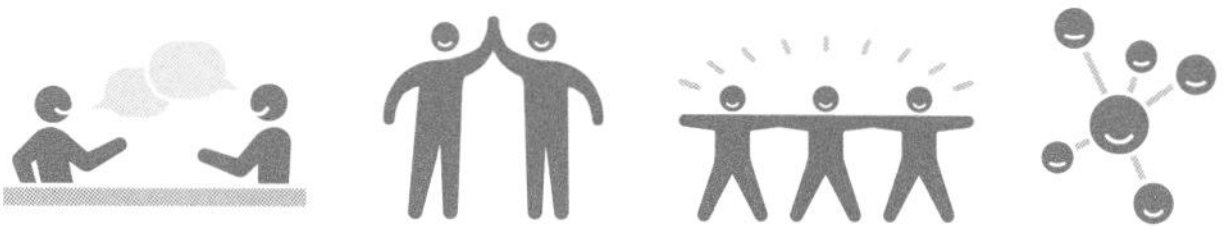

会話、コミュニケーション　友情　仲間　コミュニティ

(3)親切、他者貢献、ボランティア

親切　他者貢献　ボランティア

(4)ペットとの交流

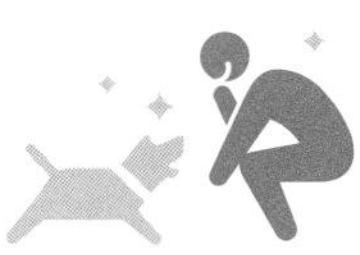

オキシトシン的幸福を手に入れる方法2

孤独を解消する

「孤独」の問題は、少子高齢化がすすむ日本において、非常に重要な社会問題になることは間違いありません。

若者の未婚率の増加や晩婚化、あるいは、結婚しても子供を作らないという考えの定着。また、高齢者の場合は、パートナーのどちらかが亡くなったら一人暮らしになってしまいます。2040年には、単身世帯の割合が40％に及ぶと推計されます。

そうしたなか、孤独は寿命を縮めるという研究がたくさんあります。例えば、社会的つながりを持つ人は持たない人に比べて、早期死亡リスクが50％低下する（ブリガムヤング大学の研究）とわかっています。

孤独は孤毒である

最も健康に悪い生活習慣として喫煙が知られますが、孤独による病気の死亡率などを調べると、**孤独は喫煙に匹敵するほど健康に悪い**という結果が出ています。孤独は、「孤毒」とでも言うべき、身体にとって「毒」であり、健康を害するということです。

「孤独」となりオキシトシン的幸福が失われると、「健康」というセロトニン的幸福も連鎖的に失われてしまうのです。

孤独を解消するやり方1 つながりを自ら構築する

では、孤独を避けるためにはどうしたらいいのでしょうか。孤独にならないために、どんなことをしていけばいいのでしょうか？

人と「つながる」には、労力が必要です。誰にも連絡せず、誰とも会わなければ、人間関係は疎遠になり、次第に「孤独」になっていく。つまり、「つながり」を意識して生活する、自分から積極的に人間関係を構築する、自分から人とつながり関係性を深めていく、といった努力が、絶対に必要です。

なんとなく毎日暮らしていて、偶然、誰か素晴らしい人と出会うことはありません。突然誰かから、「楽しいイベント」に誘われることもないのです。何もしないで家に籠もっていると、孤独になります。

ですから、人とつながるために、自分から行動、活動する。人とつながる、深める意識が重要です。

私のYouTubeチャンネルに「友達ができません」という質問が、時々送られてきます。これに対する答えは、「友達はできるものではなく、作るもの。何もしないで黙って待っていても、勝手に友達ができることはない」ということになります。

「友達ができる」のではなく「友達を作る」のです。自分が主体となって「友達を作る」努力によって、友達はできます。

とはいえ、「友達を作る」というのは、なかなか大変です。内向的な人の場合は、特にそうです。そんな人に私は、「友達を作るよりも、仲間を作ろう！」とアドバイスします。

孤独を解消するやり方2　友達より、まず仲間を作る

友達と仲間の違いはなんでしょう。友達は「友情」でつながった関係ですが、「仲間」は「共通の目的」でつながった関係です。

例えば、高校生のあなたがバスケットボール部に入ったら、あなたはその一員となり、他の部員は「仲間」となります。「バスケ部」への所属意識が生まれ、お互い助け合い、励まし合う。練習は厳しいかもしれませんが、一緒にやり抜くことで結果として「仲間意識」でつながり、連帯感が高まります。「バスケの技術を上達させ、地区大会や県大会で優勝目指して、頑張っていこう！」と、「バスケットボールの上達」という共通の目的に向かって苦楽をともにするなかで**「仲間意識」**が育っていきます。

「仲間」はコミュニティに所属することによって、自然発生的に生まれるのです。とはいえ、その仲間全員と仲がいいとは限りません。仲のいい人もいるし、気が合わない人、仲の悪い人

もいるでしょう。コミュニティの中に、何人か気の合わない人がいることは当然のことです。仲のいい人との間に、「友情」が発生し、さらに深い友人関係に育っていく。仲間→友達という流れであれば、友達が作りやすいのです。

仲間を作るために重要なのは、**なにがしかのコミュニティ（グループ、団体）に所属するということ**。趣味サークル、スポーツサークル、同好会的なもの。勉強会や「習い事」や「スクール」もコミュニティです。コミュニティに入り、まずは仲間を増やし、そこから「友達」を見つけていきましょう。

コミュニティを活用する。これが、友達を作る最短な道筋であり、孤独にならない方法でもあります。

孤独を解消するやり方3　自分を中心に円を描く

最初は、既存のコミュニティに参加する、所属するのが簡単です。しかし、**最終形としては、自分でコミュニティを作り、自分を中心に「人を集める」のが理想です。**

すなわち、「自分を中心に円を描く」という発想。自分の中心に円を描き、「自分に興味のある人」「自分がやりたいことに共感、賛同する人」を集めるのです。

他の人のコミュニティに参加する限り、「自分と合わない人」が必ずいて、そこで対立や喧嘩、仲たがいが生じることもありえます。

居心地のいいコミュニティをつくるには

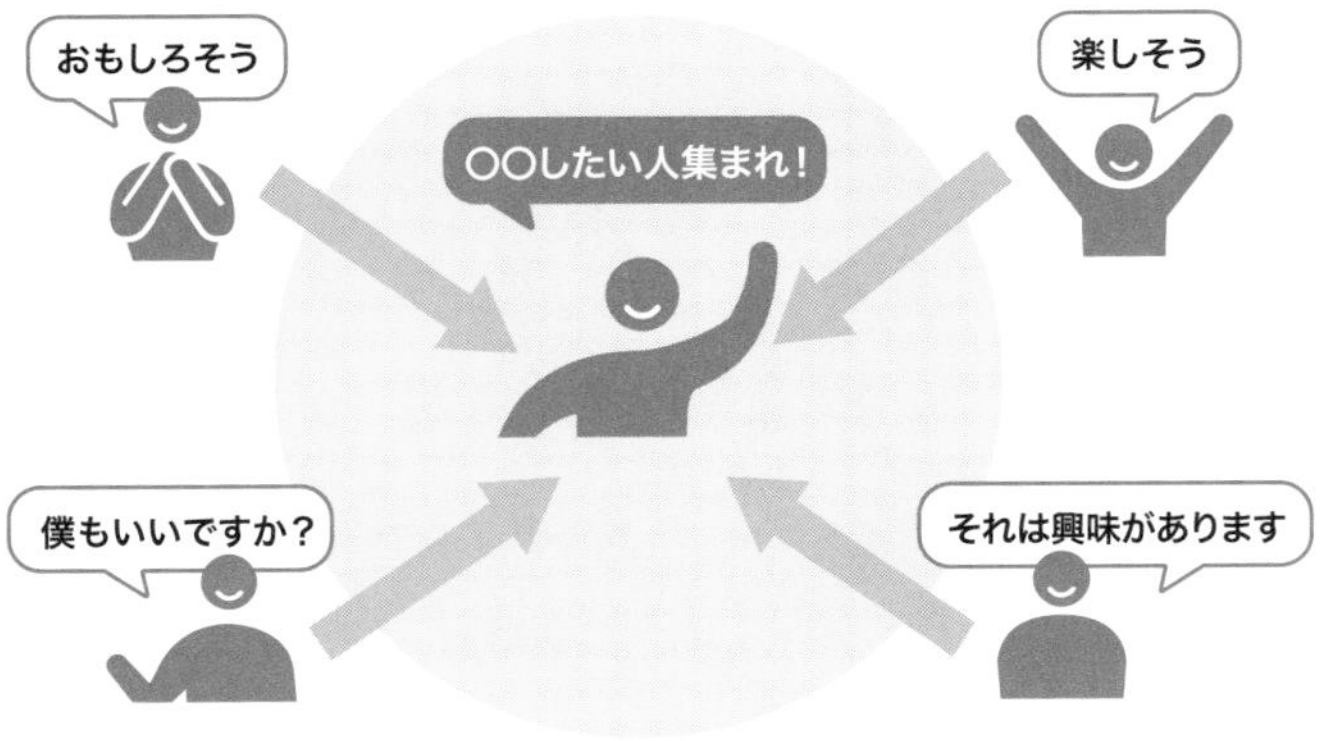
おもしろそう
楽しそう
〇〇したい人集まれ！
僕もいいですか？
それは興味があります

自分を中心に円を描く

　しかし、自分を中心にしたコミュニティでは、自分に対して好意を持つ人、そして、自分と同じ志を持つ人だけが集まるので、最高に居心地のいいコミュニティができ上がるのです。気の合わない人は、自然と去って行きます。

　例えば私の場合は、「樺沢塾」「ウェブ心理塾」「樺沢紫苑ファンクラブ・しおんファミリー」という3つのコミュニティを持っています。

「樺沢塾」は、私の本や動画の内容などを、さらに深く学ぼうという「学び」と「アウトプット」のコミュニティ。「学び」に対して真剣で一生懸命な人たちがたくさん集まっていて、主宰者の私も大きな刺激を受けています。

　そして、「ウェブ心理塾」は情報発信をして、講師、著者を目指す会です。設立から12年たちますので、おつきあいが10年になるメンバーもいるし、5年以上のメンバーはたくさんいます。

他者貢献のマインドをしっかりと学び、塾生同士が自発的に応援し合う。そこから、ベストセラー作家が何人も生まれていますし、日本でも屈指の素晴らしい「学び」と「成長」のコミュニティへと育っています。毎月開催される例会（セミナー）は、私にとって「1ヶ月で最も楽しみな1日」と言っていいでしょう。

「樺沢紫苑ファンクラブ・しおんファミリー」は、文字通り、私のファンクラブです。交流イベントを通して、実際に私と話せる、会える。そして、一緒に「遊ぶ」「楽しむ」コミュニティです。

自分を中心に円を描くことで、自分と同じベクトルを持った仲間だけが集まる。さらに人生を共に歩むパートナーといえるほど、信頼し、応援し合える関係性へと発展する。これを「幸せ」と言わずに、なんと言うのでしょう。

私の「ウェブ心理塾」は、400人と大規模ですが、そんなに大きなものを最初から作る必要はありません。3人か5人のランチ会から始めて、10人くらいの小さなコミュニティであれば、誰にでも作れると思います。

「嫌われる心配」からの脱却

中学や高校を思い出すと、「誰かのグループに入れてもらえるかどうか」で、戦々恐々としていませんでしたか？

グループのリーダーの顔色をうかがったり、グループの仲間に嫌われないようにと、ついつい自分の意見を殺して、過剰に同調したり迎合したりしてしまう。

それは、どう見ても「本物の仲間」ではないし、一緒にいて「心から楽しい」とは思えない歪《いびつ》な仲間関係です。学校生活を生き抜くための、自己防衛のための仲間にすぎず、ちょっと残念な関係です。

「他人の円」に入るか、入らないか。いや、入れてもらえるか、入れてもらえないかの関係性は、神経をすり減らし、ストレスになるのです。

「自分の円」を描けば、対立があっても去る者は追わず、ですみます。結果として、気の合う仲間だけが残っていき、非常に「居心地のいいコミュニティ」に育っていくのです。

最初は、ちょっとだけ勇気がいりますが、自分が発起人となったグループやイベントに、5人、10人の人が集まる。これは自分でやってみるとわかりますが、本当に「楽しい」「うれしい」ことです。あなたを信頼していないと、絶対に人は集まらないのですから。

「嫌われる心配」からも解放されたその場所は、自分にとっての「癒やし」の場であり、「自己表現」の場であり、「幸せな空間」なのです。

孤独を解消するやり方4
リアルで交流する

交流というと、ひと昔前では無条件に「リアルな交流」、つまり顔を合わせた、対面での交流をさしていたと思います。

しかし、ネットの普及によって、仕事などもメールやメッセージ、チャットなどを使うのが普通になり、コロナ禍によって、テレワークが広がってきた今、Ｚｏｏｍ会議などのオンラインの交流、そしてＳＮＳの普及によるＬＩＮＥ、Facebookなどの交流、ネットを通してのコミュニケーションが飛躍的なスピードで広がっています。

つまり、リアルコミュニケーションの時間が減って、ネットのコミュニケーションの時間が大幅に増えています。

では、ネットとリアルのコミュニケーションでは、どちらが重要なのでしょうか？

もちろん両方とも必要であり、両方ともなくてはならないものだと思いますが、**私はオンラインのコミュニケーションが増えている今の時代だからこそ、リアルコミュニケーションの重要性を強調したいのです。**

例えば、毎日会社に出勤していたのが、コロナ禍のテレワークになって週に1回だけ会社に行って会議をする、という人がいます。

今までは週5日、顔を合わせていたのが、週1日になってしまった。つまり、リアルコミュニケーションが5分の1に減りました。日々のオンライン・コミュニケーションでそれを埋めていくことは当然必要ですが、全てを埋められるはずがない。

となると、週1回の全員が会社で顔を合わせる、この1日の間に、どれだけしっかりコミュニケーションできるかが非常に重要になってきます。仕事のやりとり、細かい内容の打ち合わせ、進捗の報告もそうですし、さらには「最近、元気にしてる？」などと部下の健康を気遣ったり、人間関係の細かいケアをできるかという点もそう。

今までなら、普通に雑談しながら適当にやっていてもできたものが、週1回しか会えないとすると、意識的に集中してリアルコミュニケーションをとっていかないと、行き違いや、予想もしないトラブルに巻き込まれるかもしれません。

実際に、テレワークになじめずに「うつ」になる人もいるようですし、それに上司が気付けるかというと、なかなか難しかったりするのです。

テレワーク時代の今、Ｚｏｏｍで意見を言ったり、リモートでコミュニケーションをとることはもちろん重要ですが、**たまにしか会えないからこそ、その短い時間で「リアルコミュニケーション」を、しっかりと行うことが重要**なのです。

ＳＮＳの効果を過信しない

リアルコミュニケーションとネットのコミュニケーションについての研究があります。ある研究によると、高齢者に関して「ＳＮＳを使った群」と「リアルコミュニケーションの群」で調べたところ、リアルコミュニケーションが多かった高齢者はうつ病を予防できますが、ＳＮＳでのコミュニケーションが多い高齢者の場合、うつ病を予防できないという結果が出ています。

一方で別の研究では、ＳＮＳが「うつ病の予防」「孤独の軽減」に効果があったという結果もあります。

では、どちらが正しいのでしょう？

ＳＮＳは私たちのコミュニケーションを助ける便利なツールであり、「全く使わない」よりは「孤独の軽減」や「コミュニケーションを深める」効果がありますが、**オンラインのコミュニケーションは、リアルコミュニケーションには勝てません。実際に会って話す安心感、信頼感のほうが、絶大な「癒やしの効果」があるということ。**リアルな交流にオンラインの交流はかなわない、というのが現状なのです。

これからバーチャルリアリティの技術が進んでくると、離れているのに「実際に会っているような感覚」を味わうことができるかもしれません。

現状においては、オンラインのコミュニケーションが増えているからこそ、減少しつつあるリアルコミュニケーションを、しっかりと行っていくことが重要です。

孤独を解消するやり方５ リタイアしない

「退職後は、悠々自適で、のんびり暮らしたい」という人も多いでしょうが、全くお勧めできません。孤独を防ぎ、健康で長生きしたければ、リタイアするべきではありません。

仕事を辞めてリタイアすると、人と会う機会、人と話す機会が激減します。人との接触頻度、会話量、コミュニケーションの量が減ると、脳への刺激も減ります。

リタイアした人は、記憶力が25％低下し、認知症リスクも大きくアップします。60歳になった後も働く人は、認知症リスクが毎年3・2％ずつ低下するという研究もあり、**「生涯現役」で働くことは、極めて有効な認知症予防となります。**

また、引退した人は、働き続ける人よりも、約5歳寿命が短くなります。引退した人は、仕事をしている同年齢の人と比べて、心血管疾患のリスクが40％、うつ病が40％、認知症が15％、その他糖尿病、がん、脳卒中、関節炎などのリスクもアップし、全ての健康問題のリスクが21％アップ。死亡率が11％もアップするという調査データもあります。

リタイアすると外出する機会が減りますので、「運動不足」に陥りやすいのです。

会社を退職しても、「非常勤」でいいし「週1日」「月数回」でもいいので、何がしかの仕事を続けるべきです。「仕事をしている」＝「社会に参画している」「社会の役に立っている」「社会とつながっている」ということですから、仕事を続けることが、格好の「孤独」の予防になるのです。

仕事をする人は、「社会に貢献している」という実感を持ちますが、リタイアすると、「自分の役割は何もない」と無気力になりがち。実際、うつ病のリスクは40％もアップするのです。

また、老後に夢中になれる「趣味」を持つことも大切です。

「趣味」があれば、「趣味の仲間」というのが必ず生まれますし、「例会」「お茶会」的なものが定期的に発生しますから、仲間とおしゃべりしたり、情報交換したりできます。楽しみながら、「孤独」の予防ができるのです。

「仕事」でなくても、なんらかの「役割」を引き受けることで、同様のポジティブな効果が得られます。高齢者が、町内会や自治会などの役職を引き受けることはよくありますが、これも「コミュニティ」への所属と貢献になりますから、とてもいいことです。毎月、例会もありますし、「責任ある仕事」を受けることは、「社会への貢献」(オキシトシン分泌)であり、脳への刺激(老化防止)にもつながります。

多くの人は、仕事はストレスと考えますが、人間には「軽度のストレス」「ほどよい緊張」が必要なのです。

オキシトシン的幸福を手に入れる方法3
人間関係を整える

人間関係は勝手に育たない

オキシトシンは「共感」「信頼」「寄り添い」で分泌される。つまり、「共感」「信頼」「寄り添い」が得られる人間関係を構築すれば、オキシトシン的幸福は自然に得られるということです。

実際には、友人、仲間、恋人、パートナー、夫婦、親子、職場の人間関係、ご近所付き合い、ママ友、趣味サークルの仲間などなど。私たちは、多くの人間関係の中で生きています。

そうした自分を取り囲む人間関係が、豊かで楽しいものであるならば、私たちの人生は豊かで楽しいものになる。逆に、職場の人間関係がストレスだったり、喧嘩が耐えない夫婦関係だとすると、それは計り知れないストレスとして私たちにのしかかる。ときに「うつ」やメンタル疾患の原因になることもあるでしょう。

よく「職場の人間関係が悪いので、今の会社を辞めたいです」という悩み相談が来ますが、あなたはその職場の人間関係を少しでも改善するために、どれだけ努力をしたでしょうか？

多分、何もしていないのです。

本屋さんに行けば「職場の人間関係を改善する本」は何冊も売っていますが、それを買ってきて実践したでしょうか？　ほとんどの人は、しないのです。

あえて厳しいことを言いますが、なんの努力もなしに、最高の人間関係が生まれるはずがありません。「職場の人間関係が最悪」だとしたら、その責任の「半分」はあなたにもあります。

人間関係は、勝手に生まれて、勝手に育つものではない。自分から行動し、相手を気遣い、思いやる。人間関係を育てる努力をしていかないと、そう簡単に作れるものではないのです。

コミュニケーション術は学ばなければ知らないまま

だからこそ、「人間関係」や「コミュニケーション」を勉強してください。幸いにも「コミュニケーションが上達する方法」や「職場の人間関係を改善する方法」といった本は、本屋さんに行けば何冊も並んでいます。私の『ストレスフリー超大全』でも、基本的なコミュニケーションの取り方や、職場の人間関係の改善法は解説しています。

そういったものをしっかりと読んで、実践してみる。そうすれば、今よりは人間関係がよくなることは間違いないでしょう。

中学、高校でも、あなたの親も、人間関係やコミュニケーションについて教えてくれません。ほとんどの人は、人間関係やコミュニケーションのスキルに非常に疎《うと》い状態で就職し、会社に勤める。スキルゼロの状態ですから、人間関係がうまくいかないのは当然です。

もっと「人間関係」や「コミュニケーション」について勉強しましょう。恥ずかしいことでもなんでもありません。

人間関係が良好になれば、オキシトシン的幸福が増えます。そして、会社の人間関係が良好になれば、結果として職場であなたは自分の能力を十二分に発揮し、職場で評価され、ドーパミン的幸福も手に入れられるでしょう。

人間関係のスキルは、一度学べば、10年でも20年でも使えますから、一生ものです。**「人間関係のスキル」は、「幸せになるスキル」と言い換えても、過言ではありません。**

人間関係の三段重――付き合う相手にも優先順位がある！

オキシトシン的幸福を手に入れるためには、共感し、信頼し、寄り添える、安定した人間関係を育てればいい。戦略、方向性としては、実にシンプルで誰にでも理解できるでしょうが、現実問題として「安定した人間関係」を持つことは、かなりの難問と言えます。

夫婦円満がいいに決まっているけど、夫婦喧嘩が多い家庭は多い。

パートナー、恋人が欲しいけど、なかなか見つからない。

友人と仲よくやりたいのに、なぜかギクシャクしてしまう。

職場の人間関係が、うまくいかない。

ほとんどの人は、「安定した人間関係」を望みながら、「人間関係を育てる」「人間関係を改善する」難しさに直面しています。

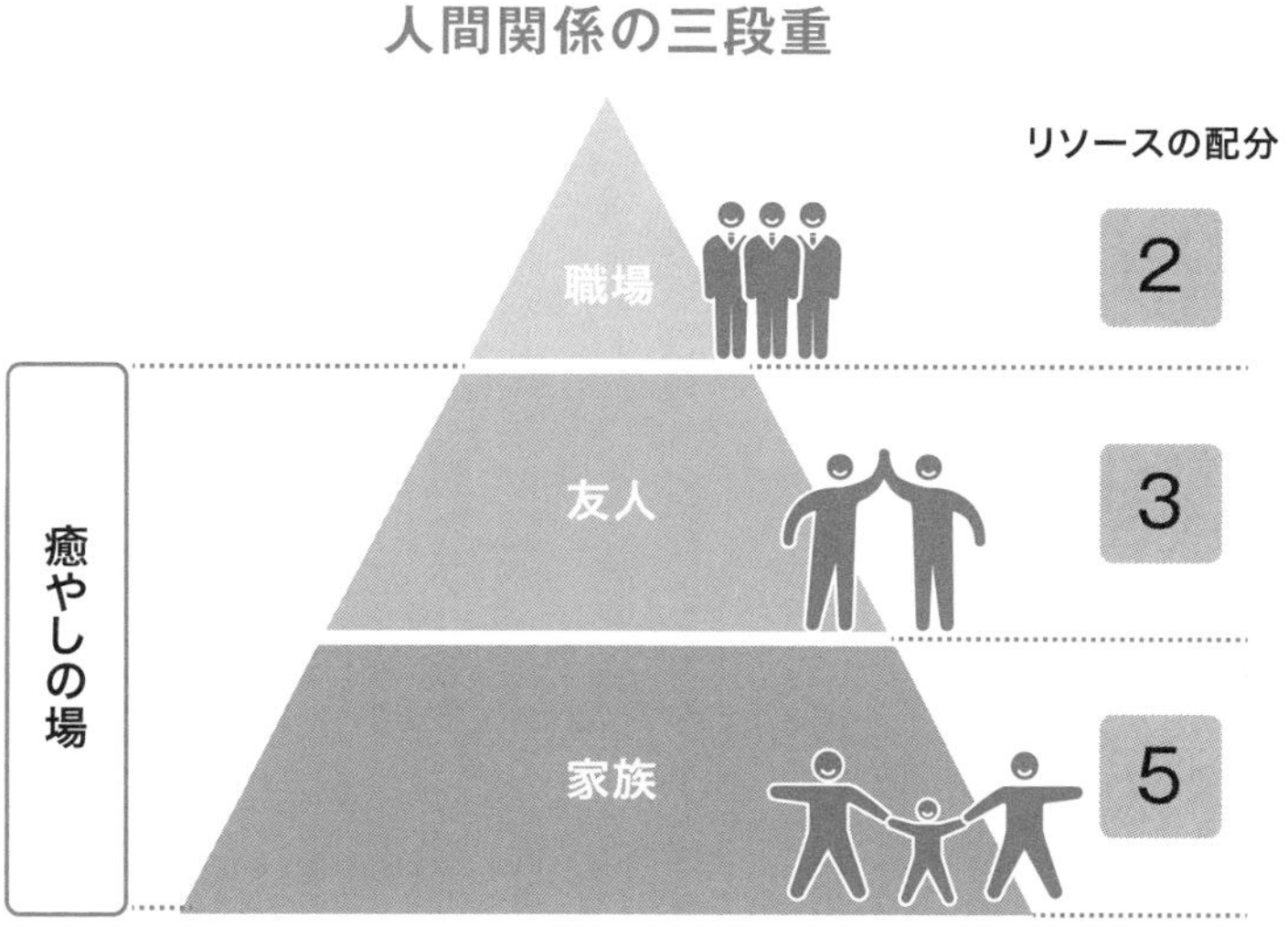

毎日、何十通もの相談メールを読みながら、私が思うのは「みんなと仲よくしよう」「誰からも嫌われないようにしよう」という人がとても多いということ。

しかし、私たちの時間は有限です。私たちを取り囲む友人、知人、職場の仲間を全て合わせると数十人になるでしょうが、その全員と仲よくすることは、時間的にも精神エネルギー的にも不可能です。

「仲よくなる」ためには「交流」が必要で、「交流」には「リソース（時間や精神エネルギー）」が必要となり、その「リソース」は「有限」です。つまり、「みんなと仲よくしよう」とすればするほど、泥沼に陥るのです。

では、どうすればいいのか？　誰と仲よくすればいいのか？　「幸福」と同様に「人間関係」にも順番、優先度があります。それをピラミッド型の三段重にしてみました。

一番重要な最下段は、家族、パートナー、恋人です。真ん中の段は、友人関係。最上段は、職場の人間関係です。

それぞれの段であなたが仲よくすべきは、2〜3人ずつ。つまり、全体で5〜6人くらいのイメージです。

社会学の研究で、人はたくさんの人間（例えば10名以上）と「非常に親しい関係」を作ることは困難であることがわかっています。「非常に親密で親しい関係」は数名しか作れない。**「親しい関係」は5〜6名が限界なのです。**

交流にはリソースが必要で、リソースは有限。10名以上の人たちと仲よくしようとすることは、膨大な「時間」と「精神的エネルギー」を消費するので、もしやろうとすればヘロヘロになってしまう。精神的に疲弊し、衰弱します。実際、人間関係で悩んでいる人の多くは、このパターンです。

大切なのは、**あなたにとって「重要な数人」とだけ、「親しい関係」を作ること。**家族（配偶者と子供）、パートナー、恋人で数人。友人で2人、職場では、「キーマン」（仕事を円滑にすすめるための鍵となる人物）と「相談者」（気軽に相談できる同僚や先輩）の2人。これで、**全部で5〜6人になります。まずは、これだけでいいのです。**

多くの人は、「たくさんの人」と仲よくなろうとするばかりに、リソースが足りず、どの人間関係も希薄になって、「全ての人間関係」がうまくいかなくなるのです。

また、仲よくなる順番も大切です。人間関係を盤石にする順番は、「家族」→「友人」→「職場」です。多くの人は、「職場」の人間関係を重視しすぎなのです。

重要なのは、家族と安定した関係があり、なんでも相談できる友人が1人いること。そこは、あなたにとっての「コンフォートゾーン」(快適領域)であり、圧倒的な「癒やしの場」です。職場は、ある意味「戦場」。職場の人間関係が多少悪くても、「家族」と「友人」に癒やされれば、たいしたストレスにはなりません。友人との会話は、格好の「ガス抜き」の機会となります。

多くの人は、職場の人間関係について、自分1人で悩むので、ストレスをためてしまいます。そして、それはいつか爆発する。人間関係が理由で会社を辞めたり、我慢して働き続けてメンタル疾患になったりするのです。

まずは、「家族」と「友人」との盤石な人間関係を育てる。セロトニン的幸福が盤石になれば、精神的にも安定してくるし、感情的にもコントロールしやすくなってくる。職場でのこじれた人間関係にも、余裕をもって対応できるようになります。結果として、「家族」「友人」との盤石な関係があれば、職場の人間関係も改善していきます。

「人間関係の三段重」、その重要度を数字で表すと「**家族5、友人3、職場2**」の割合です。つまり、「5対3対2」。職場の人間関係は、あなたの人間関係のリソースのうち「2割」を使えばいいのです。家族、友人で「8割」です。家族、友人の「8割」の人間関係が盤石であれば、職場の人間関係がギクシャクしても、全く気に病む必要などないのです。

家族、友人とのオキシトシン的幸福だけで、「つながり」の幸せは十分に満たされます。

オキシトシン的幸福を手に入れる方法4
親切にする

親切を心がけるだけで驚くべき効能がある

オキシトシンは3大幸福物質の1つですが、別名「**親切の物質**」とも呼ばれます。スコットランドの有機化学博士、デイビッド・ハミルトンによる『親切は脳に効く』（サンマーク出版）は、オキシトシンの5つの効果「幸せをもたらす」「心臓と血管を強くする」「老化を遅らせる」「人間関係をよくする」「（親切は）伝染する」について解説しています。

人に親切にするとオキシトシンが分泌され、「幸せ」を感じる（オキシトシン的幸福が増える）。「心臓血管に対する健康効果」「免疫力アップ効果」「老化防止効果」が得られ、寿命も延びてセロトニン的幸福が増える。

人間関係もよくなり、コミュニケーションが円滑になるので、仕事もうまくいく。ドーパミン的幸福も増える――というわけで、「親切にする」ことは3つの幸福をバランスよく増やす「幸せになる」強力な一手と言えます。

「親切ワーク＆親切日記」で幸せになる

「人に親切にする」とオキシトシン的幸福が増える。とはいえ、「人に親切にする」というのは、意外と難しいものです。なんとなく生きていると、結局自分のことで一杯一杯になってしまい、人に親切にする余裕がないのです。

そこで意識的に親切を行う「親切ワーク」をやってみましょう。

「親切ワーク」は、「１日３回、人に親切をする」。それだけなので、非常にシンプルです。もちろん、もっとたくさんできる人は「３回」と言わずに、何回でもやっていただきたいと思います。オキシトシン的幸福は逓減しないので、やればやっただけ効果があります。

電車でお年寄りに席を譲る。道に迷っている人がいたら教えてあげる。会社で同僚にエクセルの使い方を教えてあげる。家事を積極的に手伝ってみる……などなど、なんでもいいのです。

そして、１日の終わりに、自分が行った「親切」を全て書き出す。これが「親切日記」です。文章に書いてアウトプットすることで脳に強く「親切をした」ことが記録されますので、「親切ワーク」と「親切日記」は一緒に行ってください。

親切を数えるだけで幸福度が上がる

幸福心理学の有名な実験があります。被験者に、１週間に５つの親切をしてそれを記録してもらいました。たったそれだけのことで、６週間後には、被験者の幸福度は大きくアップしたのです。親切を記録するだけで、幸福度はアップする。なんと、簡単なことでしょう。

なぜ親切を数えるだけで幸福度がアップするのでしょう。それは、**「自尊感情」が高まるからです**。「自尊感情」とは何かというと、自分が尊い、「自分は価値ある存在である」という感情です。これも自己肯定感の要素の1つです。

自己肯定感が低い人は幸福度が低くなり、自己肯定感が高い人は幸福度が高くなります。親切を数えることで、「自分はこんなにも人に親切をしていた」ということを意識することができる。そして、「自分は相手の役に立っている」「自分は社会の役に立っている」という感覚が芽生え、「自尊感情」や「自己重要感」につながります。

そんなわけで、**「自分は親切なことをしていた」という事実を確認する、記録するだけで、自尊感情が高まり、幸福度がアップする**のです。

ただし、この「幸せを数える」実験では、「たまたま偶然に行った親切」ではなく、「自分から積極的に行った親切」でないと、幸福度アップの効果がないことが示されています。ですから、自分から、意図的、積極的に親切を増やしてください。

「親切ワーク」は、私もやったことがありますが、やってみるとよくわかりますが、非常に難しいです。他人を観察し、相手が困っているタイミングなどを見極める必要があります。

このワークは、結局のところ「思いやり」という感情につながります。何週間も継続していくと、意図的な「思いやり」が無意識にできるようになり、それは他者からみると「○○さんは、とても気が付く親切な人」という評価になって、さらに自己肯定感がアップしていくのです。

親切日記は具体的にどのように書けばいいのか？　ポジティブ日記同様、「こういうふうに書くといい」という具体例、お手本があったほうが書きやすいと思います。

私が主宰する学びのコミュニティ「樺沢塾」のアウトプットチャレンジの一環として、「親切日記チャレンジ」を行いました。親切日記を「10日間連続で書いてみよう！」というチャレンジです。

これに参加した塾生の投稿の中から、参考になるものをピックアップし、塾生が10日後にどう変化したのかの感想、そして具体的な書き方のコツも合わせてお伝えします。

あわせて、「親切日記チャレンジ」に参加した他の塾生の投稿から、ポジティブ日記を10日間行った変化、効果、感想も紹介します。

(1) 朝食のとき、フルーツを皿に乗せて家族分のフォークを準備した。
(2) 上司の仕事の手伝いを引き受けた。
(3) 他部署の人に誤りを教えてあげた。

【親切日記 10 日間のまとめ】
親切日記を書こうとしても自然体ではなかなかネタがなく難しく感じました。普段から人に親切にしてきていないのがよくわかりました。
一方でネタを作るためにも親切をしようと意識し、ささやかながら実行できたことはよかったと思います。親切を意識すると他人の行為や行動に対してイライラしたりすることがかなり減ったように感じています。

【親切日記のコツ】
#「家事の手伝い」は、すぐにできる親切です。ちょっとした気遣いで、夫婦関係がよくなったり、家の雰囲気がものすごくよくなったりするものです。
#職場においては、誰かの「仕事の手伝い」が、取り組みやすい親切です。特に見当たらない場合は、「何か困ってることない？」と気遣いの言葉をかけるのもいいでしょう。
#情報を教えてあげる。困っている人にとっては、とても助かります。相手が悩んでいること、興味、関心のあることは何かを考えてみる。これが「気遣い」というものです。

3 ■小野瀬竜也さん

(1) エレベーターで降りる際、「開」ボタンを押し、最後に出る。
(2) 商品の輸送を進んで、申し出た。
(3) 職場の悩みを、数名から聴けた。

(1) 同僚の労務管理に関して、貢献できた。
(2) 外国人アルバイトにわかりやすく、業務を教えることができた（と思う)。
(3) 外食の際、食べ終わった皿を店員さんが取りやすいよう端に置いた。

(1) アルバイトさんのお土産を食べ、感謝の言葉を伝えた。
(2) 職場に階段があり、親子のベビーカーを持つ提案をした。
(3) トイレ掃除、使う人の気持ちを込めて行えた。

【親切日記 10 日間のまとめ】
親切は意識すると、難しいし、照れがある。またサービス業なので、仕事中は、ある程度無意識でやっている部分もあったかなあと思いました。もっと意識することで、仕事にも磨きをかけ、プライベートでも、他者貢献の視点を増やしたいと思いました。

【親切日記のコツ】
#「小さな親切」を積極的にやろうという意気込みが伝わる親切日記です。エレベーターの「開」ボタンを押すだけでも親切なのです。
#親切は意識的に行わないと、幸福度をアップさせないという研究があります。「小さな親切」は、みなさん無意識にやっていると思いますが、「もっと何かできないのか？」と考えてみる。他人に対して、積極的に「親切」にすることが、さらにいい効果をもたらすのです。

親切日記の具体例

1 ■小野徹さん

(1) 夕食後の食器洗いを代行した。
(2) 歩道で対向者とぶつかりそうになり、こちらから道を譲った。
(3) いつも会う仏頂面の住人に「おはようございます」と挨拶した。返事はなかったが……。

(1) 病院待合室で足の悪い男性に席を譲った。
(2) 夕食後の食器洗いを代わってした。
(3) 道沿いの小さな花がきれいだと感じ、ニッコリ。(ポジティブ)

(1) 普段無愛想な近所人にこちらから「おはようございます!」と挨拶した。残念ながら今回も返事なし……。
(2) 狭道を来た対向車。当方は徒歩。避ける道幅もなかったので来た道を戻って車を通した。
(3) 食事後の食器洗いを代行した。

【親切日記10日間のまとめ】

「よかったこと」:「親切」を意識することによって、物事や人の行動に関心、興味を持てるようになった。普段ならば相手のイラッとする行為も、「親切」を意識すると「親切をする」という行動に変換でき、プラス意識に転換できた。

「変わったこと」:自分自身が「やさしく」なったように感じる。

「感想」:親切にしようと思う気持ちはあるが、そのチャンス、勇気など意外に少ないことに気付いた。親切行為は、その行動を投稿するというプレッシャーがあればこそできるのだと痛感した。人々の前にアウトプットすることの重要さを感じた。


【親切日記のコツ】
#親切を3つ書くのは、かなりたいへんです。なので3つ書けない場合は「ポジティブな出来事」で代用して、トータルで3行書けばいいと思います。まずは、「今日、誰かに親切できたかな」と振り返ることが大切です。
#夫の場合、「家事を手伝う」というのは、最も取り組みやすい親切です。自発的、積極的に家事を手伝うと、それだけで夫婦関係がよくなります。
#「小さな親切を何かできないかな」という気持ちで1日を過ごしていることが、非常によく伝わります。結局、親切ができなくとも、「親切できないかな?」という気持ちが重要。それが、人への「気遣い」や「思いやり」につながります。

2 ■静修平さん

(1) 洗面所をきれいにした。
(2) 食器を片付けて妻の負担を少し減らした。
(3) 同僚の仕事の相談に乗った。

(1) 家のトイレ掃除をして、廊下に掃除機をかけた。
(2) 2階の部屋の窓を開けて空気を入れ換えた。
(3) 英語ヒアリング学習によさそうなサイトを見つけたので妻に教えてあげた。

損ねて転倒しました。職場の先輩が引き起こしてくれて、一安心。で、親切。先輩と一緒にそんな自分を笑って先輩を笑顔にしました。
(2) 声をかける：帰りの電車から降りた際に前にいた外国人の女性のリュックが、開いたままでした。その女性は、カバンを閉めて、ありがとうとジェスチャーで示す。どういたしまして、と言えるようになりたいです。
(3) 夫に電話：夫がブラジルから一時帰国中。コロナにより、目下ホテルにいるため、電話で励ます。
(4) 次男にありがとう：鍵を忘れて帰宅。息子達は、外出中だったため、ご飯を食べつつ、時間を潰す。帰ってきた息子に鍵を開けてもらって感謝、ありがとうという。この親切日記により、自分の失敗も笑いをふりまくことになることに気付く。

(1) 今日は、別の場所に移動しての仕事のため、各自が雨の中自転車で大移動でした。先に到着した方が、自転車の鍵をさしたままだったので、外して本人に手渡す。親切日記のおかげで、周囲に対する関心がアップしていると思う。
(2) 自分も健診で疲れていたので、スタッフに持参した飴を配って感謝される。私は、大阪のおばちゃんか？　糖分は、必要です。また、他のスタッフもお菓子を配ってくれて感謝です。ありがとうと伝える。
(3) 今日は、実母の誕生日です。85歳、今年は、コロナで1年以上帰省できていないため、電話でのメッセージを伝えました。近々、プレゼントのシクラメンは、届くだろう。母が元気にひとり暮らしをしてくれていることに感謝です。ありがとうと伝えました。

【親切日記10日間のまとめ】

「よかったこと」：自分がもともと、ゴミを見つけたら拾おうとか行動するタイプではあった。しかしコロナの影響で、つい差し控えていたことを自分なりに工夫をして、できるようにまた再開できました。また、ミラクルも起こりやすいと思いました。親切をしたいと思う機会が増えました。

「変わったこと」：以前なら落とし物を拾った人に交番を聞かれたら、場所を教えて終わりでした。でも、この親切日記のおかげで、拾ったおばちゃんの代わりに交番に届けることを思いついたり、なんか視野が広がった気がします。

「感想」：親切日記をつける機会をいただき、感謝です。また投稿を読んでいただいた方々にも感謝します。職場等では、相手の意向を聞いて動くようになりました。


【親切日記のコツ】
#これは、親切日記の完成形ともいえるでしょう。非常に長文ですが、「親切」という切り口で、1日を詳しく振り返っているところがいいです。読んだ人がありありとイメージできるわけですから、本人の頭の中にも間違いなく「ありありとした親切イメージ」が思い出されている。同じ親切をしても、そこから得られる「ポジティブ感情」は、何倍にもなると思います。
#「感謝の出来事」もたくさん書かれています。本書では、「親切日記」と「感謝日記」を分けて説明していますが、実際にみなさんが書く場合は、親切して感謝されるのは当然で、親切と感謝というのは表裏一体なので、このように混ぜて書いていいと思います。
#親切をした理由、それによってどんな効果をもたらされるか。つまり、単なる行動ではなく、「原因」と「結果」まで書かれています。親切をした後に、何が起きるのか？　そこをイメージすることは、ポジティブな未来をイメージするトレーニングにもなります。

＃「親子のベビーカーを持つ提案をした」「職場の悩みを、数名から聴けた」など、困っていることはないのか？　悩んでいることはないのか？　にフォーカスできているのはすごいことです。人の悩みを解決してあげる、その手伝いをすることは、素晴らしい親切につながります。

4 ■ 大田あきこさん

(1) 仕事でお客様に丁寧に説明するように心がけたら、お礼を言われた。
(2) 同僚が忙しい中至急の案件を抱えていたので、こちらから声をかけて、すぐに対応できた。
(3) 仕事の帰りに、時間に余裕があったので、子供に買って帰るものがあるかLINEで聞いた。

(1) 長女のリクエストに応えて夕方コストコに連れて行って喜ばれた。
(2) 次女から塾の後バスに乗れず迎えに来てほしいと電話で頼まれて、塾まで車で迎えに行った。めっちゃ感謝された！
(3) いつも車の中のゴミ処理を夫にまかせているが、気付いたらゴミ箱がいっぱいだったので家に持ち帰った。

(1) 外出先でエレベーターに乗りこんだときに、ベビーカーを押した女性が向かってきたのが見えたので、ドアを開けて待った。「何階ですか？」と聞いたら同じ階だったので、降りるときにドアを開けて先に降りてもらった。
(2) 店で買い物してカゴからマイバッグに詰めた後、カゴが台に放置されていたのを見つけたので、一緒に片付けた。
(3) バスに乗るため列に並ぼうとしたら、年配の女性が来たので順番を譲った。

【親切日記10日間のまとめ】

「よかったこと」：家族に対して「母だから、妻だから、やって当たり前」と義務感からしていたことも、「親切でしている」と意識するだけで、前向きな気分ですることができました。

「変わったこと」：以前より寝付きがよくなり、眠りも深くなったような気がします。後半は疲れてあまり親切日記を書けなかったが、寝る前に思い出すだけでも効果がありました。

「感想」：親切日記は続けるのが難しかったです。自分に精神的・体力的余裕がないと、なかなか人には親切にできないと実感しました。しんどいときは無理せず、元気になったらまたやろう、くらいでいいのかな、と思いました。


【親切日記のコツ】

＃日を追うごとに、文章が長くなっています。とてもよいことです。アウトプット前提で取り組むことで、出来事の細かい部分まで記憶に残るようになります。そして、たった10日間でもアウトプットを続けることで、普段アウトプットしていない人は、アウトプット力が飛躍的に伸びるのです。慣れてきたら、できるだけ長くするといいです。「親切」の状況を詳しくアウトプットすることで、自分の「親切」を鮮明に思い出し、味わうことができるからです。

＃頼まれごとをされても、「めんどくさい」と嫌な表情をしては、せっかく同じことをしてあげているのに、効果は半減です。笑顔で、快く引き受ける姿勢が、素晴らしいと思います。

5 ■ 岩田及こさん

(1) 笑顔：今日は、職場から、健診会場まで自転車で移動しました。私は、帰りに自転車に乗り

●**夫婦仲がよくなった**　築紫悠さん

最初は全然親切が浮かばず書くのに苦労しました。何気なく生活している中で親切は見つけられない、「親切をしよう」と心掛けることが必要であると気付きました。

それまでの私は自己中心的でしたが、何か自分にできることはないか常に考えるようになりました。身近なところだと、夫をマッサージしてあげたり、1人になる時間をつくってあげるようにしました。

そして日記に書くことで「今日は3つも親切ができた」と思うと心が温かくなりました。

夫も私に毎週カフェの時間を作ってくれたり、先日はサプライズでエステの予約をしてくれて、親切は伝染することを実感した次第です。

親切をすることは自分の不利益になる気がして、最近はぱったりやめていました。しかしそれは、自分の時間を犠牲にしていたからです。自分のできる時間、できる範囲の力で親切にしてあげれば、確実に幸せになれるのではないかと確認しています。

今回のワークで、夫婦お互いにイライラすることが少なくなり、家庭内が明るくなりました。素晴らしい気付きをありがとうございます。これからも継続していきます。

●**家族との絆が深まった**　まなかゆうきさん

私は、今まで自分がよかれと思って、つい先回りして会話を進めるクセがありました。この10日間を通して相手の話をきちんと聞くことを意識したことで、家族が望むものは何かをきちんと理解して話を聞けるようになれました。そのおかげもあり家族との絆も深められた気がします。これからは家族だけでなく人間関係において相手の話をきちんと聞くことを意識していきます。そのうえで親切にできることはないかを判断し、人間関係を良好に保てるようにしていきたいと思います。

●**自尊感情が高まった**　金子和俊さん

ポジティブ日記とは違い意識するという点で難しかったです。ただ、些細なことでもいいので3つの親切を行うということを意識して積極的に皿洗いをしたり、娘の悩みを聞いたりということをしたお陰で自尊感情の高まりにつながったのではないかと感じています。

●**心が明るくなった**　Yoko Arai さん

積極的に親切をすることによって自分の心が明るくなった気がしました。ごみ捨てなどをやるようにすると、周りの人も気持ちいいだろうし自分の精神衛生上もいい！

●**他人の困っていることに敏感になった**　古澤通代さん

よかったことは、「他人の困っていることに敏感になった」ことです。なぜならその人の潜在的問題解決を提供しようと決めたからです。最初は自分なりの気遣いとして優しい言葉を掛けたりドアを手で押さえてあげたりしたのよ。でもね、それは本当に相手がほしいモノなのかなって思い始めたのね。どうせ親切にするなら、相手のストライクゾーンに入りたい、日に日にそんな気持ちになりました。

親切日記の効果

●他者のことを考えて行動するようになった　鶴田 正志さん

親切をしようという気持ちが常に頭にあり、「自分にできることはないかな」と考えるようになりました。1日を過ごしている中で、小さな親切を意識してできるようになり、小さな親切であれば、午前中に3つ以上できた日もありました。

親切は他者を気遣う気持ちがなければ、できないことなので、他者のことを考えて行動するように考え方が変わったと思います。難しい課題でしたが、得るものは大きかったと思います。特に家族への親切は継続していきたいと思います。

●他人を思いやる気持ちが芽生えた　高橋伸吾さん

親切日記を10日間行って、他人のことを思いやる気持ちが芽生えました。また他人とのつながり、関わる気持ちでオキシトシン的幸福も感じました。親切を探すようになり、日々の生活が豊かになりました。親切にすることを意識し、継続させたいです。

●親切を見つけると幸せな気持ちになれた　木下孝彦さん

親切日記、とても難しかったです。意識的に親切をすると幸福度が上がるとのことだったのですが、最初は意識的に親切をすることができず、今日の1日を振り返ってみて、「今日は、あんな親切できたな」というレベルでした。しかし、親切も徐々に慣れてくると、親切を探す癖がついてきて、親切を見つけたときには、とても幸せな気持ちになりました。そして実際に行動することにより自信がついて､今までよりも自分自身を好きになれた気がします｡今回の親切日記ワークを通して、意識的に親切にすることを継続し、習慣化していきたいと思いました。

●会社、家族、近所の人間関係がよくなった　関沢翼さん

人に親切にするということを、ここまでしっかりと考えたことがなかったので、かなりの学びになりました。そして自分自身も誰かに対して親切にすると気分がよくなることに改めて気付くと同時に、感謝もされるので人間関係がよりよいものになることですね。これはとても素晴らしいことですね！　お互いがWin-Winの関係になりますし。

変わったことはやはり人からの感謝が前以上に増えたことです。会社の同僚、妻、近所の人との付き合いが前以上によくなったと感じます。

●他者貢献を意識できた　新井絵美さん

親切日記を書いてみて、現在育休中であまり社会とのつながりを感じないのですが、少しでも他者（家族を含め）に貢献できてよかったなと思いました。また、自分の頑張りに対して、誰も気付いてなくても自分が気付いて認めてあげることができて、頑張りが報われたような気がしました。

●親切のありがたみがわかった　後藤ノブユキさん

人が困っているか、気にかけるようになりました。仕事でも相手のことを今までよりは考えるようになったかと思います。

「親切」な行動をすることは難しいと改めて感じました。また、親切しようとすると、まず相手に迷惑をかけまいと考えるようになると感じました。また、親切にするのが難しいため、誰かに親切にしてもらうと、以前より有り難みがました気がします ^^;)。

「親切日記チャレンジ」に参加した人数は、35人。参加者が自覚した効果をまとめると表のようになります。

親切日記の効果

(1)自尊感情、自己肯定感が高まる

- 自分は意外と親切な人間であることに気付く

(2)人間関係がよくなる

- 夫婦関係、親子関係がよくなった
- 職場の人間関係が改善した
- 他人のありがたみを感じられる
- 他人を認められるようになる
- 親切は伝染することを実感する

(3)親切になる

- 他者貢献を意識できるようになる
- 他者への貢献を意識し、行動に移せるようになる
- 相手の悩みを考えられるようになる(共感力のアップ)

(4)幸福度がアップする

- 幸せを感じられるようになる
- 毎日が明るく、楽しくなる

樺沢紫苑調べ

たった10日で人間関係が改善する特効薬

１日数分。

たったの10日間。

それだけで大きな効果が得られるのが「親切日記」です。

親切日記により、自尊感情、自己肯定感が高まる。つまり自分自身が変化することは、既存の研究でも報告されていますが、今回の私の実験では、多くの方が「人間関係がよくなった！」と述べています。特に「夫婦関係」や「職場の人間関係」の改善を自覚する人がたくさんいました。

「職場の人間関係」や「夫婦関係」というのは、一朝一夕に改善したり、修復したりするのが難しいと思われていますが、**親切を意識して行動し、「親切日記」を書くだけで、たったの10日間でも、人間関係を改善できる**のです。

「親切は伝染する」ということは、すでに心理学実験でも確かめられています。実際に自分で親切ワークと親切日記をやってみるとわかりますが、相手の態度が柔らかくなるのです。**相手もあなたの親切に触発されて、「親切」に変化していくからです。**

あなたの周りに、人間関係がギクシャクしている人、職場で険悪な人、対立する人、気に入らない人がいたなら——あなたがとるべき方法は、「悪口を言う」ではなく、「親切をする」なのです。

ところが、ほとんどの人は悪口を言うので、余計に関係性が悪化します。あなたは今まで、自分の行動で、人間関係を悪化させていたわけです。

「親切ワーク&親切日記」は、やってみるとわかりますが、かなりたいへんです。

しかし、だからこそ、その「たいへんさ」を乗り越えると、まるで特効薬のような効果が得られるのです。

「親切ワーク&親切日記」によって、自己肯定感が高まり、人間関係が改善し、オキシトシン的幸福を短期間で圧倒的に高めることができる。人間関係で悩んでいる人は、是非やってみてください。

必ず効果があります!

幸福度を最も高める効果的な親切術とは?

同じ親切をするのなら、より効果のある親切をしたいですよね。

「親切な行動を増やせば、幸福度が高まる」ことを、初めて心理学実験で証明したカリフォルニア大学のソニア・リュボミアスキー教授は、彼女の複数の親切に関する心理実験から、より幸福度が高まる親切の方法を提言しています。

（親切をする場合）お手本としておすすめするのは、私の最初の実験で最大の効果が現われた、「週に1日、曜日を決めて（たとえば毎週月曜日とか）、新しくて特別な大きな親切を

1つするか、小さな親切を3つ〜5つする」というものです。

親切に関する研究から私が気づいた2番目のステップは、「やるべきことをいろいろと取り混ぜ、変化をもたせるべき」だということです。親切な行動の種類をたえず変えるには、努力や創造性も必要です。(『幸せがずっと続く12の行動習慣』ソニア・リュボミアスキー著、金井真弓訳、日本実業出版社より)

つまり、「できるだけ親切にしましょう」という漠然とした目標では幸福感をアップする効果は薄いということ。「週1回」でもいいので、「タイミング」を決めて、意図的、積極的に行うことが重要です。そして、親切を続けていくためには、変化と工夫が必要であるということになります。

ソニアの親切術を「3つの幸福論」的に分析すると、「ドーパミン」×「オキシトシン」のコンボ技と言えます。

行動を続ける、習慣化するには、「ドーパミン」が必要です。ドーパミンは、「マンネリ」が嫌いで、「工夫」と「変化」を好みます。

「同じ親切」だけを、義務的に、マンネリ的に繰り返すだけでは、おそらく「オキシトシン」は分泌されなくなるはずです。

「意図的な親切」は幸福度を上げ、「偶然にする親切」では幸福度は上がらないことが、心理実験で明らかにされています。

「親切をしよう！」「人の役に立とう！」という意志、意図をしっかりもって、積極的に親切をすることで、オキシトシンが出る、幸福度が上がると考えられます。

オキシトシン的幸福を手に入れる方法5
感謝する

「感謝ワーク＆感謝日記」でもっと幸せになる

親切と一緒に意識することで、より大きな効果をもたらしてくれるものがあります。「感謝」です。

人に親切にすると感謝されます。感謝されると、オキシトシン以外にも、エンドルフィン、セロトニン、ドーパミンと、4つの幸福物質が全て分泌されるのです。**ある意味、究極の幸福状態を簡単に作り出す魔法の言葉が「ありがとう」であり、「感謝」なのです。**

『親切は脳に効く』には、親切と感謝について次のように書かれています。

「親切は感謝を生み、感謝は親切を生む。2つで1つの輪になっている」

「親切ワーク＆親切日記」と一緒に行うと、さらに効果的なのが「感謝ワーク＆感謝日記」です。「感謝ワーク」とは、**1日3回、誰かに感謝し、「ありがとう」を言う**ごくシンプルなワークです。心の中で「感謝する」。そして、その感謝の気持ちを「ありがとう」という言葉で、相手に伝える。言葉にして話す、相手に伝えることは「アウトプット」ですから、現実を大きく変えます。

「感謝の念を持つ」というだけでも、オキシトシンやエンドルフィン分泌につながるので幸福度はアップしますが、「ありがとう」を言葉にすることで、何倍も効果が強まるはずです。

それを書き出すのが「感謝日記」。寝る前15分、その日の感謝の出来事を思い出しながら、3つの感謝を書き出すアウトプット術です。最初は、1個1行で最低3行から始めて、慣れてきたら書く量と書き出す個数を増やしていきましょう。

「ありがとう」と実際に言ったのか、心の中で「感謝した」のかを、分けて書くといいでしょう。

(例)

夫がゴミを出してくれて感謝した。「ありがとう」を言った。

夫が残業で遅くなった。遅くまで働いてくれた夫に感謝。

「ありがとう」を言葉に出して伝えるのは、結構難しいことです。なので、最初は「『ありがとう』を言った」は、3個ないかもしれませんが、少しずつ増やしていきましょう。最初のうちは、「感謝の念」だけでもOKです。

また、「感謝した」ことだけではなく、「感謝された」出来事を書くのもいいでしょう。「A**さんのコピーを手伝ってあげたら、『ありがとう』と感謝された**」のように。

これも、「1日3回」から始めていきますが、「親切ワーク」よりは簡単なので、３回以上、できれば5回、7回と、１日に何度も「ありがとう」と言って、たくさん書き出せるようになるといいですね。

特に、自分が「ありがとう」と言いたくない人――つまり、**自分が毛嫌いしている人、対立している人、いい印象を持っていない人**に対して、積極的に「ありがとう」を言っていただきたいと思います。

「ありがとう」は、魔法の言葉です。「ありがとう」を言うだけで、オキシトシンが分泌するだけでなく、言った人にも言われる側にも、エンドルフィンが分泌するといいます。エンドルフィンというのは、モルヒネの6倍以上の鎮痛効果を持つ脳内麻薬、究極の幸福物質です。

「ありがとう」が普通にやりとりできれば、あなたが日々悩まされている「険悪な人間関係」を改善することができるのです。

ありがとうは、言えば言うほど自分が幸せになる言葉。そして、ありがとうは、言えば言うほど相手を幸せにする言葉なのです。

感謝日記のすごい効果を証明した研究

感謝すると幸せになる。自己啓発系の本には何十年も前から書かれていましたが、それが科学的にも正しいということが、最近の研究でわかってきました。

感謝日記で幸福度がアップすることを初めて明らかにしたロバート・エモンズとマイケル・

感謝日記の絶大な効果

身体的効果	● 免疫力アップ　● 痛みの軽減　● 血圧の低下 ● 運動時間が長くなり、より健康に注意を払うようになる ● 睡眠時間が長くなり、目覚めがよくなる
心理的効果	● ポジティブ感情が高まる ● より注意深くなり、覚醒する ● 楽しさ、よろこびを感じやすくなる ● 楽天的になり、幸福感も高まる
社会的効果	● 他者を助け、寛容で、慈悲深くなる ● 他者の過ちに寛大になる ● 外交的になる ● 孤立感、孤独感の低下

マクロフの研究では、あるグループには週に1日、10週間、ごく普通に日記を書いてもらいました。また、別のグループには、どんな小さなことでもいいので感謝の気持ちをつづる「感謝日記」を書いてもらいました。**10週間後、2つのグループを比較すると、感謝日記のグループは、ただ日記を書くだけのグループより、はるかに幸福感が増していたのです。**

感謝グループの被験者は、「人生は喜ばしいものである」「次の1週間も喜ばしいものになる」と回答する率が優位に高く、幸福度の著しい増加が認められ、また健康の不調も優位に少なかったのです。

エモンズ博士は、その後、1000人を超える人たちに感謝日記をつけてもらい、上の表のような効果を報告しています。

感謝日記を書くと次の3つの効果が得られ

ます。

１つめは免疫力が上がり、血圧が下がり、睡眠も改善し、自分から運動するようになるという「身体的効果」（健康効果）。

２つめは、他者をより助け、他者に対し寛容になり、孤立感、孤独感も減少するという「社会的効果」。

最後に、よりポジティブ、楽天的になり、幸福度も増加するという「心理的効果」です。

「３つの幸福」論的に言えば、感謝日記を書くことで、セロトニン的幸福とオキシトシン的幸福が得られ、幸福度を大きくアップできる、ということです。

先に紹介した「感謝ワーク＆感謝日記」は、「毎日」やるようになっていましたが、エモンズの心理学研究では「週１回の感謝日記」でも十分な幸福度のアップが認められますので、忙しくて毎日書けない人は、週１回でも大きな効果が期待できます。

「感謝ワーク＆感謝日記」にも積極的にチャレンジしてみてください。これも「感謝日記」を上手に書くことで、自己肯定感が高まり、感謝した相手への認識も変わります。

感謝日記の書き方の具体例を知ろう

感謝日記は、慣れるまでは書くのがとてもたいへんです。具体的にどんな内容を書けばいいのか、「実例」を見ないとイメージしづらいので、私の主宰する「樺沢塾」で行った「感謝日記チャレンジ」（31人参加）より、塾生のアウトプット例を紹介します。

(3) 娘を夢中にしてくれた教材に感謝。

(1) 子供たち２人と寝てくれた夫に感謝＆それを伝えた。
(2) 料理をたくさんしてくれた夫に感謝＆それを伝えた。
(3) 誕生日プレゼントにハンドミキサーをくれた母に感謝＆それを伝えた。

【感謝日記 10 日間のまとめ】

感謝日記を書いてみて、変化したことは大きく２つあります。

１つ目は、夫に感謝を伝えられるようになったことです。気恥ずかしくてなかなか実践できていませんでした。今回感謝日記チャレンジで、「夫の○○に感謝。そしてそれを伝えた」とちゃんと書きたいので、積極的に伝えることができました。感謝を伝えることでおおげさに喜ぶ夫ではないのですが、悪い気はしないようでした。

２つ目は、前向きな気持ちになれたこと。コロナの影響と赤ちゃんがいるので、家にひきこもりがち。自分だけが孤独でつらいという気持ちでした。でも感謝日記を書いていたら、日常に感謝がいっぱいある、人とのつながりがたくさんあると気付き、明るい気持ちになれました。

もともと日記を書く習慣はあるので、これからも感謝という視点で日記を書いていきたいと思います。


【感謝日記のコツ】

＃夫、母、娘など、家族に対する感謝がたくさんあって、とてもいいと思います。家族がしてくれていることというのは、当たり前になってしまい、感謝の気持ちを忘れていることが多い。家族が自分にしてくれていること、１つ１つを書き出していくだけでも、夫婦仲や家族関係がものすごくよくなるはずです。

＃「心で感謝する」のと、実際に「感謝を伝えた」のを明確に分けて書いているのがいいです。その成果、後半の日記では、出来事のほとんどが「それ（感謝）を伝えた」で締めくくられています。心の中で感謝することは簡単ですが、感謝を伝えることはかなり難しい。感謝を伝えられたときは、「感謝を伝えた」「ありがとうと言った」と書くと、また次の日も「感謝を伝えよう」とモチベーションがアップするはずです。

＃「物」に感謝するのも、とてもいいと思います。

3 ■ 中田潤子さん

(1) 忘れ物をしました。気が付いて、電話をして、ありました。なくならなかったことに感謝です。
(2) 活躍されている方々のお話がきけて感謝です。
(3) ご活躍を心の底からよかったなあと思える自分がいたことに感謝です。

(1) バスを降りたところで、満月が目に飛び込んできました。近頃は、夜空を見上げることなく暮らしていましたから、満月を見るとか諦めていました。西の空に沈んでいく、朝焼けに染まる大きな満月がみられて、感謝しかありません。
(2) メガネに合わせて髪の毛をカットしてもらいました。ただ買ったメガネを見てもらいたくて持っていっただけだったのですが。美容師さんに感謝です。１つ１つ軸が決まっていきます。
(3) イカ焼きを食べました。生まれ育った関西に住んでいたときはよく食べたものです。育ててくれた親に感謝です。

感謝日記の具体例

1 ■ 中島稔さん

(1) やったことない仕事のやり方を同僚が教えてくれて、ありがとうを言った。
(2) 残業してたらお菓子の差し入れをもらって、ありがとうを言った。
(3) パソコンとプリンターを接続するために、5人くらいで試行錯誤してやってくれた。

(1) 久しぶりに何回もヘビロテして歌いたくなる曲、「猫」が見つかってありがとう。
(2) 今日、休みの上司が月末業務が終わるか心配で、気遣いのLINEをくれてありがとう。
(3) 夕食の生姜焼きがおいしくて、作ってくれた妻にありがとう！

(1) 久々に一蘭のラーメンが食べられて、おいしかった。ありがとう。
(2) ジェッツ4点差で北海道に勝利。頑張ってくれた選手にありがとう。
(3) いつもより熱めのお風呂に入ったら、身体が楽になった！　ありがとう。

【感謝日記10日間のまとめ】

毎日、感謝日記をつけることで些細なことにも、ありがたみを感じられるようになりました。

例えば、息子が自分の携帯電話の充電をしといてくれたことなどです。以前ならその場でありがとうと言ってもう忘れてしまってましたが、感謝日記をつけて見返すことで記憶に残り、家族のありがたみを感じています。

職場で嫌なことがあっても、感謝日記を書こうとするだけで、「こんなにいいこともあったじゃん！」と発見があります。どんな1日でもいいことひとつもないという日はないことに気付くことができました。

現在は、ポジティブ、親切、感謝の中から毎日3つずつ日記に書いています！　親切より感謝のほうが書きやすいので、感謝の比率が多いです。感謝日記は誰でもできて、毎日楽しく前向きに生きることができるようになる素晴らしいワークだと思います。


【感謝日記のコツ】
#これを読むと、本当に些細なことでも、「ありがとう」と言えることがわかります。また、「ありがとう」を言おうと、常に意識していることも伝わってきますね。
#応援しているチームが勝った。いい曲と出会えた。自分にとって「楽しいこと」「うれしいこと」「ラッキーなこと」は、全て「ありがとう」「感謝」につながることがわかります。「3行ポジティブ日記」は、最後に「ありがとう」を書けば、そのまま感謝日記に移行できるのです。
#ポジティブ、親切、感謝日記を混ぜて書く。3つの日記ワークを個別に終了してある程度書けるようになった方は、3つを混ぜて書く方式に移行してもいいです。

2 ■ 新井絵美さん

(1) 講座を受講するか悩んでいてメールをしたら、丁寧に返信をくれた先生に感謝。
(2) 夫に悩みを相談したらちゃんと聞いてくれて、感謝。ありがとうと伝えた。
(3) ダンスの振付と動画編集をして、素晴らしい作品にしてくれた先生に感謝。

(1) 子供を2人見ながら料理をしてくれた夫に感謝&それを伝えた。
(2) 1日いい気分で過ごさせてくれた家族に感謝。

(3) 営業のA社員が自分に相談してきた。頼りにしてくれて感謝！

【感謝日記のコツ】
#「小さな幸せ」を発見する能力が非常に高いですね。「コンビニ弁当」や身近なカフェ店員さんの接客などにも感謝できるんだと、驚かされます。
#私たちの周りには、「小さな気遣い」「小さな親切」「小さな気配り」がたくさんある。しかし、このように注意を向けないと気付かないことが多い。このような「小さな幸福」に気付けるようになれば、毎日、幸せになることは間違いないでしょう。

5 ■ 高木啓史さん

(1) 運動は1人だと厳しいので、母を早歩き散歩に連れて行きました。息が少し上がっていましたが、終わった後充実した顔でありがとうと感謝されました。
(2) ゲームの生主（生放送主）さんと協力するため参加したらありがとうと感謝されました。
(3) 今日も新車の雑談で両親が嬉しそうでした。

(1) SNS で 誕生日の方がいて、お礼の言葉を述べたら ありがとうと返事が返ってきました。充実して過ごしてください。
(2) 最近 SNS で ランニング関係のブログを書いたら必ず誰かしら「いいね！」がつくようになった。 ありがとうございます！
(3) 仕事の工具で、私しか持ってない工具があり 何回か貸したら喜ばれました！

(1) 今日も職場の人とランニング。最近は練習自体の距離も増えました。職場の方がやる気に満ち溢れているので私も釣られると頑張れるようになってます！　感謝しています。
(2) 上司と意思疎通がうまくいかなかったのですが、最後にわからないことはしつこく聞くように言われました。私のことを気にかけてくれて感謝しています。
(3) 私が最近テンションが低いことを察した上司に声をかけられて励みになりました。ありがとうございます。

【感謝日記10日間のまとめ】

　私たちは人に対して感謝するという行為を無意識に恥ずかしがる傾向があると思います。私もその1人です。なので今回の課題は頭を悩ませられました。

　考えた中で、「人間ひきこもりでもない限り毎日人と会って生活しているわけですから何かしらいいことを与え、もしくは与えられている」と気付かされました。小さなことで言うと、「挨拶をされる」「母からご飯を作ってもらえる」「上司から仕事でわからないことを教えてもらえる」等、日常では当たり前のことですが、1つ1つのことはどれも感謝されるべきことです。

　人は孤独だとメンタル疾患になりますし、人と触れ合うことでしか心は明るく、前向きにならない。感謝日記はそのことを発見するためのトレーニングになりました。


【感謝日記のコツ】
#感謝されたことを書いているのが特徴的です。「感謝された」という意見は、他人の役に立っているということ。自己重要感、自己肯定感が高まります。
#上司との人間関係について書いてありますが、「感謝」というポジティブな視点で人物観察しているから、他の人のポジティブな部分が目に入るようになったのではないでしょうか。

(1) たまたま歩いていたところ、開店前のお店に行列ができていました。もう開店時間だったので、そのままお店に入れました。1度入ってみたかったお店だったので、行列で気が付かせてくださってありがとうございます。
(2) そのお店で席に案内されて、運ばれてきた食器、水の入ったコップ、砂糖の入った容器、フォーク、スプーン、紅茶のカップ、エビフライのサンドイッチを乗せた熱々のお皿、全てが凛とした緊張感を持って、私と対峙してくれました。感動しました。そのことに気付かせてくれて感謝しかありません。
(3) お会計で、お釣りのお札が全て新札でした。最後まで驚かせてくれました。おもてなしの真髄を見ました。そのとき、今までもずっと私の周りは私に優しかった、私が気が付いていなかっただけだった、と感じました。サンドイッチがおいしかったのは言うまでもありません。

【感謝日記 10 日間のまとめ】
3行感謝日記、10日間チャレンジ。1日目は、おいしくご飯を頂けたこと、身近な人から親切な言葉をかけられたこと、今日も1日安全に過ごせたこと、この3つに感謝したことを記載しました。すると2日目の朝、自宅を出たところ、驚いたことに、木が「ありがとう」とイキイキと話しかけてきた気がしたのです。それだけではありません。見るもの全てがイキイキとおしゃべりしている気がしたのです。思わずその木に「そこに生えていてくれてありがとう」と感謝しました。3日目からは、もっとすごかった。ほらほら、こっちこっちと、私が興味を持っていたこと、持ちそうなことが、向こうからやってきた。それは目に飛び込んでくるのです。そこには感謝しかありませんでした。優しい世界でした。感謝するだけで世界は一変しました。

【感謝日記のコツ】
#「気付き」に感謝する、というのは新しいパターンだと思います。何かに気付いた、新しいアイデアがひらめいた「自分」に感謝する。とてもいいことだと思います。
#「ご活躍を心の底からよかったなあと思える自分がいたことに感謝」のように、自分を褒めて、自分に感謝するというパターンもあります。自分の行動、性格、あり方などに感謝できると、間違いなく自己肯定感は高まるでしょう。
#忘れ物が見つかった話など、「失敗」の出来事も「大事に至らなかった」という見方ができると感謝になるのですね。ネガティブな出来事でも感謝できてしまうというのはすごいです。

4 ■ 奥原マサヒロさん

(1) 電車で私が立つスペースを空けてくれた青年に感謝！
(2) いつもより早くでかけたけど、朝食を用意してくれた妻に感謝！
(3) 電車の中のほとんどの人はスマホを見ているが、隣にいたのが、上品な女性で、読書をしていて非常に刺激になり、英語の勉強がはかどった！感謝！

(1) コンビニ弁当、そこそこの量でそこそこ腹にたまる！感謝！
(2) 今週やる予定の英語の勉強コンプリート！　俺に感謝！
(3) TOEICの試験官の手際がよかった！ストレスなく試験受けられて感謝！

(1) 喫茶店の店員さんの接客がよくて朝から癒やされた！　サイコーの1日の始まり！　感謝！
(2) K社のレスポンスはいつも早くて正確だから助かる！　感謝！

ポジティブ日記、感謝日記、親切日記を組み合わせる

ポジティブ日記、感謝日記、親切日記と、幸福度を高める3つのアウトプット術を紹介しました。盛りだくさんで、どこから手をつけていいかわからない……という人もいるはずです。

難易度からいうと、ポジティブ日記が一番簡単で、親切日記が一番難しいと言えます。

ですから、**まずはポジティブ日記から始めて、毎日3項目のポジティブを楽に書けるようになってください。**そうしたら、次に「感謝日記」に進む。それができるようになったら、最後に「親切日記」です。

プログラム的には、「ポジティブ日記」10日、「感謝日記」10日、「親切日記」10日と、合計1ヶ月でいいので集中してこのワークに取り組むと、絶大な効果が得られます。

ある程度書けるようになったら、「今日の感謝の出来事」「今日の親切」「今日楽しかったこと」を混ぜて、7項目ほど書き出す。これを習慣にして、続けていきましょう。

ちなみに、既存の心理学研究では、「感謝日記」は1週間に1回、まとめて記録してもらう方法をとっています。たった1週間に1回でも、明かな幸福度のアップが観察されています。

ですから、毎日できない人は1日おきでもいいし、1週間に1回でもいいのです。ポジティブ日記、感謝日記、親切日記を、寝る前の習慣に取り入れると、あなたの人生はガラッと変わります。

オキシトシン的幸福を手に入れる方法6
動物、植物を育てる

ペットの癒やしも幸福につながる

パートナーとの愛情、親子の愛情は、オキシトシン的幸福につながります。とはいえ、「結婚できません」「子供もいません」という人は多い。

友人や仲間との交流、コミュニティへの帰属からもオキシトシン的幸福が手に入ります。といっても、「人間関係が苦手で友達がいません」「特に趣味や興味のあることがありません」という人もいます。

そういう人は、オキシトシン的幸福は手に入らないのでしょうか？

大丈夫です。**「ペット」「動物」がいます。**

ペットを飼う。犬や猫を抱っこしたり、なでなでしたりすると、飼い主とペット双方にオキシトシンが分泌されます。実際にペットを飼っている方はわかると思いますが、自分の子供のように可愛いいし、ものすごく「癒やされ」る経験をすると思います。

ペットは自分の子供と同じくらい大切な人生のパートナーであり、何年も生活していると、自分の子供と同じくらいかけがえのない存在になっていきます。

ペットや動物は、あなたの孤独を癒やしてくれます。オキシトシン的幸福が手に入るのです。

「自己重要感」で元気になる

「ペットを飼う人」は「ペットを飼わない人」に比べて、

1 幸福度が高い
2 ストレス、不安、憂うつな気分が改善する
3 定期的に運動をしている
4 血圧、コレステロール値が低い
5 免疫力アップ、アレルギーが緩和する
6 社会交流の機会が増える

など、「身体的健康」と「メンタルの健康」の両方にプラスに働く研究が多数報告されています。

また、こうしたペットの健康効果を活用した「ペットセラピー」というのがあります。

「入院中の高齢者において孤独感が癒やされ、友情や安心感がもたらされた。ペットの世話をすることによって自己肯定感が高まった」

「ホスピス患者については、不安や失望を低減し幸福感が高まった」
「抑うつ傾向が強い者において、その傾向が低減した」
「情緒障害児や学習障害児において、自信や自尊心が向上した」

こうした多数の効果が報告されています。

ペットを飼うというのは、言い換えると「育てる」ということ。あなたが、犬や猫にご飯をあげないと死んでしまうかもしれない。あなたはペットを必要としていますが、ペットもあなたを必要としているのです。

動物を飼うと、自分がペットに「必要とされている」という感覚を持つはずです。誰かのために自分は必要とされている。これは、「自己重要感」といって、「自己肯定感」を構成する要素の1つです。

つまり、ペットを育て、ペットと交流することで、「自己重要感」や「自己肯定感」が高まるのです。

動物とのふれあいにより、オキシトシンの「癒やし」の効果が発揮され、元気になったり、病気を改善するきっかけにもなります。オキシトシン的なアプローチによって「健康」(セロトニン的幸福)が得られるのです。

ガーデニングで死亡率が下がった!

ペットはあなたのセロトニン的幸福を増やしてくれる——と言っても、「自分は一人暮らしで、出張で家を空けることも多いので、動物は育てられない」という人もいるでしょう。

そんな人には、ガーデニング。「植物」を育てるといいでしょう。

実は、植物を育ててもオキシトシンが出るのです。

最近の興味深い研究があります。老人ホームの入居者グループに、毎日観葉植物の世話などの簡単な仕事を任せたところ、幸福度が改善し、死亡率が半分に下がったというのです。その原因は、植物の世話によって、オキシトシンが出るためと推測されます。

「世話をする」＝「相手の役に立っている」ということ。リタイアした高齢者は、「自分はもう社会の役に立っていない」と「自己重要感」が低下し、孤独を強く感じるようになり、場合によっては「うつ」になるかもしれません。

高齢者にとって、「植物の世話」という役割を与えられることは、「生きがい」を与えられるということ。結果として、オキシトシンが分泌されて、期待以上の健康効果（死亡率の低下）が得られたのです。

高齢者でガーデニングをしたり、小さな畑を耕したりする方が多いですが、それは「孤独」の対処法として、そしてオキシトシン的幸福を増やすという意味においても、非常に意味があることなのです。

オキシトシン的幸福を手に入れる方法7
他人を信頼する

主治医を信頼するだけで病気は治りやすくなる

もしあなたが病気なら、オキシトシンを上手に活用すると、より早く治すことが可能です。
どういうことか、順を追ってご説明しましょう。

私のYouTubeの元に、毎日、20件以上の質問が送られてきます。そのうちの1割は「主治医に相談すべき」内容だったりします。そうした質問をYouTubeで取り上げ、**「主治医に相談しましょう」とアドバイスを送ると、「できません」というコメントがたくさん返ってくるのです。**

自分の病気に対して「疑問」や「悩み」「不安」がある場合、それを主治医に相談せずに自分の心の中で抱えていて、いいことは何ひとつないでしょう。結局のところ、病気に対する不安や心配が「ストレス」になり、ストレスホルモンが高まると免疫力は低下し、病気は治りづらくなるからです。

メンタル疾患であれば、不安が強い状態では、脳における危険の感受センター「扁桃体」が興奮状態となります。「扁桃体」の興奮は、うつ病の発病の原因の1つと考えられますので、扁桃体が興奮し続ける限り、メンタル疾患はなかなか治らないのです。

もっと、主治医を信頼してください。あなたが、病気について質問して、主治医が面倒くさそうな顔をしようが、嫌な顔をしようが関係ないのです。

「親切をする」だけで、相手だけではなく自分にもオキシトシンが分泌されることはすでに説明しました。**同様に、あなたが主治医を「信頼する」だけで、あなたの中でオキシトシンが分泌します。**オキシトシンは免疫力を高める、メンタル的にリラックス効果をもたらす物質。「緊張↓リラックス」へ切り替えてくれる物質ですから、あなたの病気が「治らない」から「治る」へのスイッチを入れてくれるのです。

「医者に心を開く」は治療の第一歩

私の精神科医としての経験から言うと、心に壁を作っている患者さんがとても多くいます。私も、質問しやすい雰囲気を作ろうと、診察の最後に「何か困っていることはありませんか?」「何か質問はありませんか?」と必ず聞くのですが、「ないです」と答える患者さんがほとんどです。もっと心を開いて、「相談」や「質問」をしてほしいのですが、それは簡単ではありません。

心理学で「自己開示の返報性の法則」というのがあります。**自分が自己開示をすると、相手も自己開示をしてくれる。そうした自己開示をキャッチボールのように繰り返していくことで、信頼関係が深まっていく、**という法則です。ただし、この法則には前提があって、どちらかが先に「心の扉」を開かないと、お互いの自己開示が進みません。自己開示は相手の心の扉の開き具合に応じて進んでいくからです。

あなたの「心の扉」が閉じている限りは、どれほど親身な主治医でも、強引に心の扉を開くことはできません。多くの患者さんは、「主治医が親身に接してくれない」と言いますが、警戒感バリバリで、心の扉を閉じて、さらに二重にロックしているような状態では、主治医が歩み寄ろうとしても医師患者関係（治療関係）を深めようがないのです。

ですから、主治医がどのような態度だろうが、患者さんの側でも、まず主治医を信頼して、悩みや疑問について相談しておくことが、治療の第一歩とも言えるのです。

プラシボ効果とオキシトシン

病院に行くと、多くの場合、薬が処方されますが、その薬が「効く」か「効かない」かは、主治医の信頼度に関わっています。

薬を飲む場合、必ずプラシボ効果が発生します。プラシボ効果とは、「偽薬（本当は薬ではない成分）を投与したにもかかわらず、症状が回復したり和《やわ》らいだりする現象」です。

効果のある薬を投与した場合も、プラシボ効果がさらに上乗せされます。**主治医を信頼し、主治医の出す薬を信頼し、「この薬は効く」と信じて薬を飲むことで、薬の効果がより出やすくなる。病気が治りやすくなるのです。**

例えば、精神科でうつ病の患者さんに抗うつ薬を使う場合、１種類目の抗うつ薬で寛解にいたる率は「60％」と言われます。では、プラシボの場合はどれだけ効くかというと、なんと「40％」の患者さんが部分寛解するのです。つまり、抗うつ薬の場合、純粋な薬理効果は、たったの「3分の1」で、残りの「3分の2」は、プラシボ効果なのです。

「本当に効くのだろうか？」「どうせ飲んでも効かないだろう？」と半信半疑だと、プラシボ効果は出づらくなります。

ザックリ言えば、主治医を信じるかどうかで、薬の効果は3倍も違ってくる、ということです。

ちなみにプラシボ効果は、「気のせい」ではありません。プラシボ効果が起きる場合、オキシトシン、内因性オピオイド、内因性カンナビノイド、ドーパミン、バソプレシンなどの分泌が観察されています。内因性オピオイド、内因性カンナビノイドは、高い鎮痛効果がありますから、「痛み」や「苦痛」を緩和するという効果が実際に現れます。

まだ科学的には十分には証明されていませんが、オキシトシンもプラシボ効果に深く関わっていると推測されます。

主治医を信頼すれば、病気が治りやすい。主治医を信頼することで、オキシトシンが分泌する。免疫力が高まり、リラックス効果が得られ、プラシボ効果も出やすくなる。

これも、オキシトシンを活用して、病気を治す（セロトニン的幸福を得る）という、幸福の掛け算の技です。

主治医を信じる。そんな簡単なことで、病気が治りやすくなるのですから、まずは主治医を

信頼し、主治医に相談し、主治医の出す薬を信じて飲んでほしいのです。あなたにとって、マイナスなことは、1つもないのですから。

アドラー心理学も「3つの幸福」で説明できる

「まずは、主治医を信頼しよう！」と言っても、多くの人は「できません」「無理です」と言います。それが、あなたが幸せになれない原因です。

『嫌われる勇気』（ダイヤモンド社）がベストセラーになって以来、アドラー心理学がブームとなっています。心理学者アルフレッド・アドラーは、「人を信頼できません」という問題に対して明確な答えを出しています。それは、**「無条件に人を信頼しろ」**ということ。嫌われるかもしれないが、「嫌われる勇気」を持って、見返りを求めずに、他者を信頼しなさいと言います。

なぜならば、相手があなたに好感を持つか、あなたを信頼するかは、相手次第。**あなたがコントロールすることはできない**。ですから、「相手がどう思うのか」ばかり考えても意味がないのです。自分は何ができるのか？　自分ができることは、「（自分から見返りを求めずに無条件に）相手を信頼する」ことなのです。

そして、次に**「他者貢献」**をしなさい、と言います。「他者を信頼」し「他者貢献」をする。これは、相手の信頼を勝ちとるための「見返りを求める他者貢献」ではなく、「見返りを求めない他者貢献」です。

「他者貢献」をすることで、自分の中に「貢献感」が得られる。「人に貢献している」「人を助

アドラー心理学の幸福の道筋

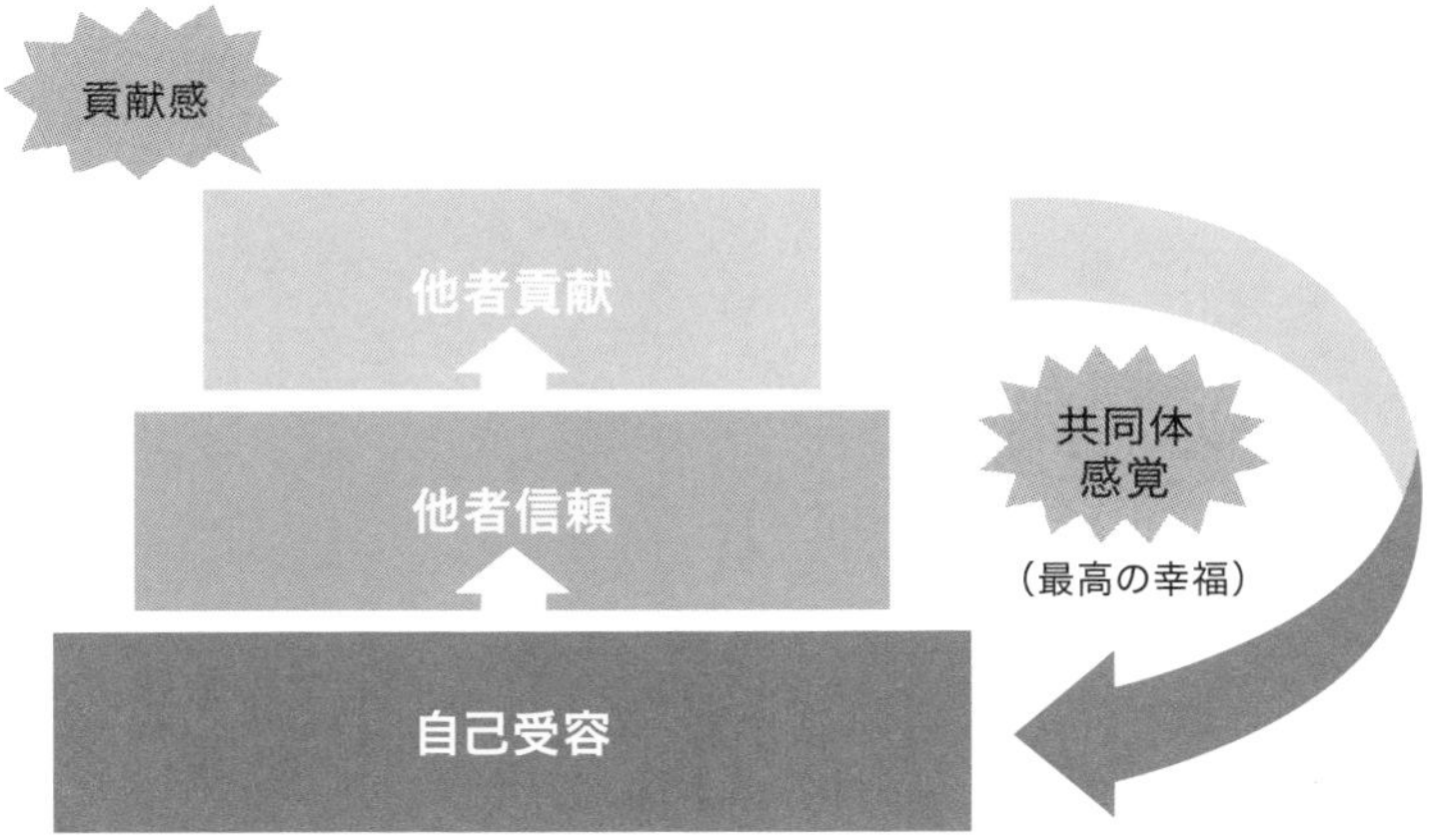

けている」という感覚です。これは、先に述べた「自己重要感」と似たものです。

アドラーは幸福になるための道筋を、「自己受容」→「他者信頼」→「他者貢献」の円環構造で説明しています。

まず自分自身をありのままに受容する。自分を受容できないと、他者との関係性がスタートできないからです。

そして、次に無条件の「他者信頼」。他者を信頼し、仲間だと思えれば、他者に貢献できる。

そこで、「他者貢献」へのステップに進みます。他者貢献により、「貢献感」（幸福感）が得られ、自分には価値があると思える。そこで、「自己受容」がさらに強化され、より強い、確かな「他者信頼」ができるようになり、他者貢献がさらに進んでいく。

このループを繰り返すことによって、「共

同体感覚」(最高の幸福感)が得られる。これがアドラーの示す、幸福への道筋です。

コミュニケーション下手な人は、「無条件に相手を信頼しろ」「見返りを求めずに他者貢献しろ」と言われても、かなりの抵抗感を持つはず。しかし、「3つの幸福」について学んだ今、あなたにはアドラーの「無条件に相手を信頼しよう」という主張が脳科学的にも正しいことがわかったはずです。


なぜならば、オキシトシンは「一方的な信頼」「一方的な親切」でも分泌されるからです。


相手が自分を好きなのか、嫌っているかは関係ありません。「無条件の信頼」でオキシトシンが分泌されるのですから、それは幸福へと歩み出すことに他なりません。

「共同体感覚」というのも、言い換えると「コミュニティへの帰属意識」であり「貢献感」であり「つながり感」です。

「自己受容」→「他者信頼」→「他者貢献」で、「共同体感覚」が強化されて幸せになれる。

アドラー心理学の幸福の道筋は、本書でお伝えしてきたオキシトシン的幸福を拡大し、幸せになる方法そのものとも言えるでしょう。

オキシトシン的「結婚」論

「結婚の幸せ」は２年で減じる

幸福を論じるとき、必ず出てくる質問。

結婚すると幸せになれますか？

この永遠のテーマについて、私の考えをまとめておきます。

結婚と幸福については非常にたくさんの研究がありますが、まずは結婚と人生の満足度について調べた有名なものを紹介します。

上のグラフを見るとわかるように、結婚によって一時的に「人生の満足度」はアップしますが、２年程度でその幸福に慣れてしまい、幸福度は下がっていくのです。

結婚と「人生の満足度」についての調査

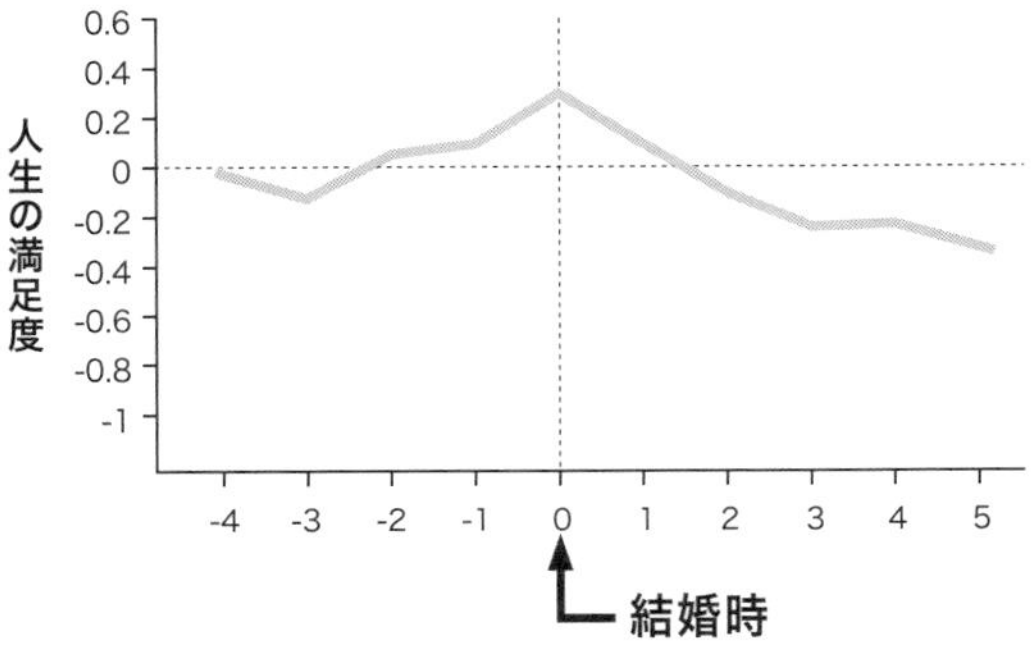

Clark, Diener, Georgellis & Lucas（2008）より引用

結婚による幸せは「2年」で減じるという研究データを知って、未婚の方はたいへんガッカリしたかもしれませんが、全くその必要はありません。

2～3年で減じるのは、ドーパミン的幸福の特徴です。高額宝くじの当選者のピークの幸福感は、2～3ヶ月で減じ、さらに2～3年もすると、宝くじ当選のお金による幸福感は全く感じられなくなると言います。

恋愛も、付き合い始めた2～3ヶ月は一気に盛り上がるものの、そのピークの盛り上がりは次第に減じ、2～3年もすると倦怠期《けんたいき》に陥る。俗に言う「3年目の浮気」というやつです。早い話が、「お金」も「恋愛」も同じパターンであることに気付くでしょう。

「結婚による幸せは2年で減じる」というデータだけでは、「結婚したい」という独身者が減ってしまう可能性があるので、別のデータを示しておきましょう（次ページの図）。

全国の成人男性、2万6　5　9人に対する調査があります。これを見ると、未婚・既婚別に、幸福度実感を0点から10点の10段階評価した回答の平均値がわかります。

「既婚者」は「未婚者」に比べて、男性で1・62点、女性で1・06点、幸福実感度が高い。つまり、既婚者のほうが幸福を実感している結果が出ました。

特に興味深いのは、未婚の男性は未婚の女性に比べて、0・63点も得点が低くなったのです。女性のほうがコミュニケーション力が高い場合が多いので、未婚女性でも友達などが多く、孤独に陥らなければ、幸福度は高くなるのでしょう。

先述したように、友人、仲間、恋人、パートナー、夫婦、親子、職場の人間関係、趣味サー

既婚・未婚と幸福度実感

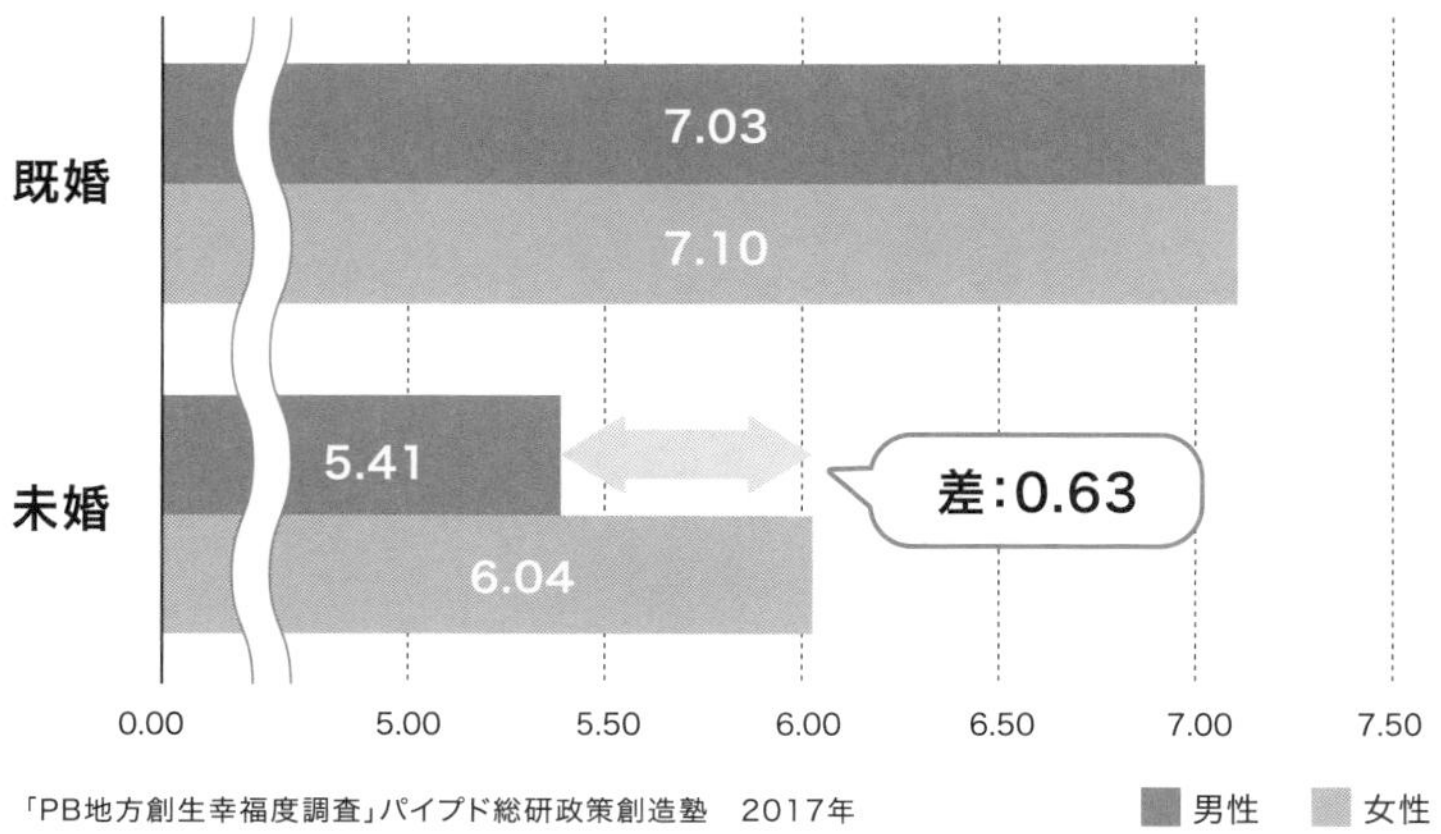

「PB地方創生幸福度調査」パイプド総研政策創造塾　2017年

クルの仲間など、私たちは多くの人間関係の中で生きていて、それらの人たちと安定した、楽しい人間関係を構築できれば、それはオキシトシン的幸福を増やすことになります。

結婚して、配偶者ができる。そして、子供ができる。**配偶者や子供としっかりとしたつながりが構築できれば、それは幸福度のアップにつながります。**

ただし、夫婦関係が劣悪だったり、夫婦喧嘩が絶えない場合は、それは「ストレス」になるし、オキシトシン的幸福を減らす可能性があります。

「結婚すれば、誰でも幸福になる」とは言えませんが、「結婚し、しっかりとしたつながりが構築できれば、幸せになれる」と言える。

結婚した後に、夫婦関係を密にする、つながりを強化する努力や歩み寄りがあって、初めて幸せな夫婦になれるのです。

愛情には2つある

「愛」や「愛情」には、2パターンあります。これを区別して考えると、恋愛関係をものすごく円滑に進めることができます。

愛、愛情に関する脳内物質は、ドーパミンとオキシトシンです。つまり、「ドーパミン的愛情」と「オキシトシン的愛情」の2つの愛情があるのです。

「ドーパミン的愛情」は、熱愛、情熱的な愛。高揚感、興奮、ドキドキ感がある。「もっと会いたい」「もっと愛してほしい」と、相手に「もっと」を求める。いわば、「求める愛」です。

一方、「オキシトシン的愛情」は、友愛、慈愛といった愛情で、リラックス、安らぎ、安心感、信頼感をもたらしてくれます。一緒にいるだけで十分という満足感、満たされる愛です。

「ドーパミン的愛情」の典型的な例は、付き合い始めたばかりのラブラブなカップルです。

「オキシトシン的愛情」は、30年、40年とつれ添っている仲のいい老夫婦のイメージです。

つまり、付き合い始めは「ドーパミン的愛情」がメインの「情熱的な愛」からスタートしますが、それが「オキシトシン的愛情」に置き換わっていくことで、「永続的な愛」になるのです。

「オキシトシン的愛情」は、恋愛に限らず、「家族愛」や「ペットとのつながり」の愛情でもありますから、末永く続いていくのは理解できますね。

結論として、「ドーパミン的愛情」を「オキシトシン的愛情」に置き換えていくことによって、末永く続く安定した夫婦関係が得られると言えます。

「ドーパミン的愛情」と「オキシトシン的愛情」

ドーパミン的愛情	オキシトシン的愛情
熱愛、情熱的な愛	友愛、慈愛
高揚感、興奮、ドキドキ感	リラックス、安らぎ、安心感、信頼感
心拍数⬆	心拍数⬇
もっと会いたい、もっと愛してほしい（欲求が満たされない）	一緒にいるだけで十分（満足感）
求める愛	満たされる愛
いてもたってもいられない（情熱的）	そこにいるのが当然、一緒にいて当たり前（安心感）
恋愛依存症になりやすい	恋愛依存症になりにくい
2〜3年でさめやすい	継続的、永続的

「ドーパミン的愛情」から学ぶ告白とプロポーズのタイミング

ドーパミンの特徴を知っていると、あなたの恋愛ノウハウは大きく向上します。
私の友人で、彼女と3年間同棲《どうせい》した結果、別れてしまった人がいます。別れてから相談されたのですが、別れる前に相談してほしかった。なぜなら、**ドーパミン的愛情のリミットは2～3年とわかっているからです。「燃え上がるような愛情は、2年しか続かない」と思っておいたほうがいい**のです。

多くの人は「長く付き合えば付き合うほど、結婚の可能性が高まる」と思うでしょうが、脳科学的に見ると「2～3年を超えると別れる可能性が高まる」と考えられます。

つまり、「この人が好き！」と思ったら、2年以内にプロポーズすべきなのです。

ドーパミンというのは、「モチベーション物質」でもありますから、「チャレンジする」「行動する」「決断する」を後押ししてくれる物質です。

「プロポーズする」「結婚する」には、かなりの精神的エネルギーが必要。そのエネルギー量が、2年を超えると一気に減ってくるわけですから、「プロポーズしたい」と思っていても、なんとなく時間だけが過ぎてしまって、私の「3年同棲したのに別れてしまった友人」のような結果になるのです。

なお、ドーパミン的愛情の短期間的なピークは、2～3ヶ月です。そこで何がしかの「報酬」が得られないと、ドーパミンは急速に減じていきます。例えば、あなたに好きな人ができた場合は、2～3ヶ月以内に告白すべきです。3ヶ月を超えて、関係性が全く進展しないとすると、ドーパミン的愛情は一気に減じます。

「告白する」のにも精神的なエネルギーが必要です。3ヶ月を超えると、「彼女が好きだ！」という盛り上がり感、高揚感は次第に減じて、「まあいいか」という感じになっていくのです。結果として、「いつまでたっても、恋人ができない」という状態ができ上がるのです。

オキシトシン的夫婦関係の作り方

オキシトシン的幸福は、「BEの幸福」ですから、「あなたがそこにいるだけで幸せ」という感覚です。そうした感覚があるのであれば、それはオキシトシン的幸福ですから、劣化しづらいと言えます。

結婚前は、この「あなたがそこにいるだけで幸せ」という感覚があっても、結婚するとそれが急に失われる場合も多くあります。

同じ家で一緒に生活することで、心理的距離が大きく縮みます。**心理的距離が縮むのはよさそうに思えますが、必ずしもそうとは言えません。**恋人同士のときには見えなかった、相手の悪い部分、悪いクセ、短所などが、急に目に付くようになり、腹立たしくなるのです。

心理学で「ヤマアラシのジレンマ」という概念があります。寒さのなか、2匹のヤマアラシがいます。離れていると寒いので、体を暖め合うために体を寄せ合いますが、近づきすぎるとお互いの「針」が相手に刺さって、痛みを感じます。2匹は近づいたり離れたりしながら、お互いに傷つかない、ちょうどいい距離を見つけます。

このたとえは、心理的な距離が近すぎると傷つけ合うことになり、適度な距離感が重要だということを教えてくれます。

「ヤマアラシのジレンマ」を知っていれば、心理的距離が近すぎると、夫婦喧嘩が起こりやすいこともよくわかるはずです。

お互いに、相手のプライベートの時間を尊重したり、相手の欠点や失敗をゆるしたり、お互いを認め合う。そういう愛情を持った余裕のある対応をすることで、**「あなたと一緒にいることは素晴らしい」「あなたがいてくれてありがとう」「あなたがいてくれて幸せ」**という、オキシトシン的夫婦関係ができ上がるのです。

なお、**結婚したからといって、必ず「オキシトシン的夫婦関係」**ができるわけではありま**せん。それは、夫と妻、それぞれの「努力」や「歩み寄り」が必須なのです。**それが、「あれやってほしい」「どうして○○してくれないの」と「自分が自分が」モードになって、相手への要求だけが増えていくと、夫婦関係は危ういものになっていきます。

結婚とは「試練」である

結婚とは何か？　これまた重要な命題についても、私の考え方をお伝えします。

独身の人たちは、「結婚はゴール」という認識の人が多いはずです。実際に、「結婚」のことを「ゴールイン」と言ったりもします。しかし、それは完全に間違いです。

結婚は「ゴール」ではありません。結婚は「**試練**」です。

あるいは、結婚とは**「振り出しに戻る」**ことなのです。

それまで「恋人関係」で積み上げた「関係性」「愛情」「経験値」などが、「結婚」というイベントによって——つまり「夫婦関係」になったときに——どういうわけか全てリセットされてしまいます。完全に振り出しに戻るような状態です。

結婚した人は、「そうだよね」とわかると思います。完全に振り出しに戻る状態で、もう一度夫婦という関係をゼロから構築していく——それが結婚生活、夫婦生活です。

その中で、いろいろと大変なことも起こるし、楽しいことも起こります。つまり、「試練」と言ったのは、「苦しい」「つらい」「たいへん」を夫婦で乗り越えることで、自己成長しながら、人生の階段を昇っていくということ。

RPG（ロールプレイングゲーム）を例に説明しましょう。「ドラクエ1」のゲームをクリアします。その続編の「ドラクエ2」を始めますが、「ドラクエ1」の経験値、レベル、装備などは、「ドラクエ2」には全く引き継がれない。それと同じです。

ただ、人生の「ドラクエ1」は、「1人プレイ」ですが、人生の「ドラクエ2　結婚生活編」では、パーティの仲間が1人増えて、「夫婦2人」でのプレイになるのです。

手強い敵を倒して経験値を手に入れる。「経験値」は愛情であり、オキシトシン的幸福です。たいへんな出来事を一緒に乗り越えることで、愛情が深まるというわけです。

多くの夫婦は、結婚した時点で「愛情」というパラメーターがピークになっていると、勘違いしています。人生の「ドラクエ2　結婚生活編」において、「経験値」が初期化されてしまったことに気付かないまま、パートナーに様々な欲求をぶつけあうので、途端に夫婦関係の雲行きがおかしくなるのです。

子育てもまた「試練」である

「子育て」においても全く同じことが言えます。子供が生まれることで、人生の「ドラクエ2　結婚生活編」は終了し、人生の「ドラクエ3　子育て編」に突入します。子育てを通して自己成長をしていくという新しい目標が設定され、ルールも変更されます。夫婦の関係も、子供が1人生まれることで、関係性がガラッと変わります。

そして、パーティの仲間が1人増えて、「夫婦2人＋子供」という形になります。たいへんなこともたくさんありますが、楽しいこともたくさん起きる。

たいへんなことを家族で協力して乗り越えていくことで、自己成長がおこり、経験値として親子間の愛や家族愛（オキシトシン的幸福）が、少しずつ積み上がっていくのです。

「5年以上不妊治療をしていますが、子供ができません。子供がいないと幸せになれませんか？」という悩みを持つ人もいるでしょう。

オキシトシンの素晴らしいところは、「オキシトシンは人を選ばない」ということです。子供がいるとオキシトシンに満たされた生活になりやすい、ということは言えます。しかし、子供以外からもオキシトシン的幸福、「つながり」の幸福を得ることができるのです。パートナーとの愛情を深める、友人とコミュニケーションをとる、コミュニティに参加する、などからも、オキシトシン的幸福は得られます。「子供」だけが全てではないのです。

オキシトシン的幸福とドーパミン的幸福を掛け算する

本書における「幸せになる方法」——それはセロトニン的幸福、オキシトシン的幸福、ドーパミン的幸福の「3つの幸福」を組み合わせ、そして掛け算によって増やしていこう、という戦略です。それを結婚生活にも当てはめ、図にまとめました。

何か目標を達成して、それをクリアするとドーパミンが出る。また何か試練や問題が起こって、それを乗り越えるとドーパミンが出ます。「やった、乗り越えられた！」と思ったら、また大変なことが起こって、それを乗り越えて、「やった、ドーパミンが出た！　また頑張ろう」という気持ちになる。このように、「小さな課題」という階段を一段ずつ昇っていく。それは、「ドーパミンの階段」であり、「自己成長の階段」となるのです。

夫婦生活とは、夫婦で一緒にドーパミンの階段を昇ること。オキシトシン的幸福は、「人生のクエスト」「人生の階段」を昇るための経験値であり、エネルギーであり、武器でもあるのです。

ＲＰＧでは、レベルアップするほど、体力や攻撃力がアップして強大な敵と戦えるようになりますが、「人生のクエスト」でも「オキシトシン的幸福」があればあるほど、階段を昇りやすくなっていくし、「大きな問題」も乗り越えられるようになっていく。

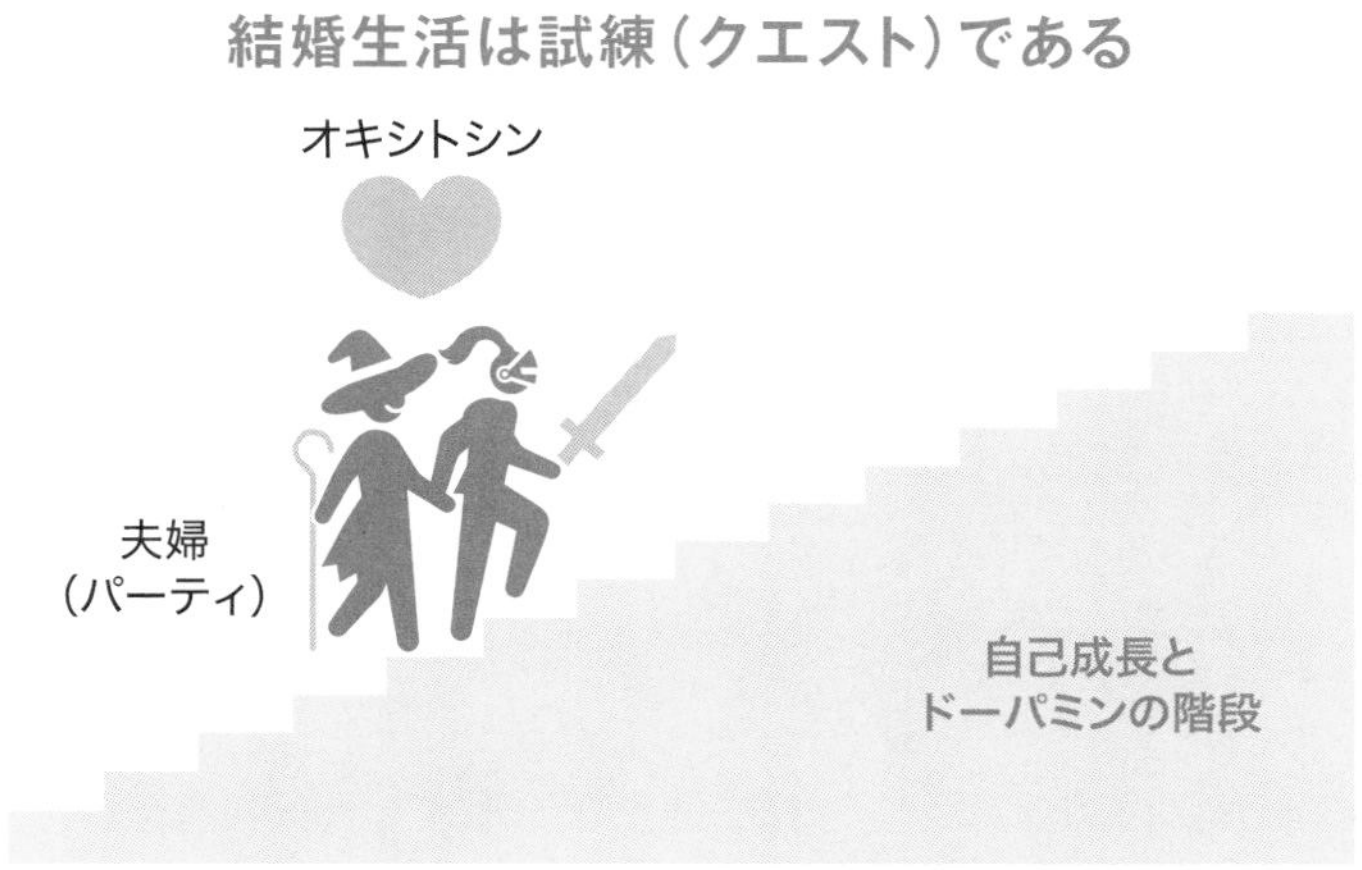
結婚生活は試練(クエスト)である
オキシトシン
夫婦
(パーティ)
自己成長と
ドーパミンの階段

**結婚とは、オキシトシンを武器にしながら
一緒にイバラの階段を昇ること**

10年、20年たって、夫婦2人は気付きます。ずいぶんと階段を昇ってきたな、と。そして、2人の協力によって、オキシトシン的幸福とドーパミン的幸福の両方が手に入っていることに気付くのです。

「愛」と「成功」は、二者択一で考えられることも多いですが、「愛」(オキシトシン的幸福)と「成功」(ドーパミン的幸福)は、両方手に入れることができるし、オキシトシン的幸福が盤石であれば、ドーパミン的幸福がどこかで跳ね上がる瞬間が来るものです。

結婚生活というのは、「夫が悪い」「妻が悪い」と責任のなすりあいをするようなものではないのです。2人とも「レベル」が低いと、つまらないことで喧嘩してしまう。互いにレベルアップして、階段を数段昇ってしまえば、「昔はくだらないことで喧嘩していたな」と笑い話になります。

互いに相手を尊重し、協力し、夫婦それぞれが自己成長することで、オキシトシン的愛情を強め、オキシトシン的幸福を手に入れていく。結果として、ドーパミン的幸福までも手に入れる。これが、私の考える幸せな結婚生活です。

夫婦で感謝のワークを行う

相手を尊重し、相手に「感謝」の気持ちを持つ。そして、2人で協力して、問題を解決していく。夫婦関係で重要なのは、「感謝」の気持ちです。感謝することで、オキシトシンが分泌されるからです。

夫婦関係のあり方について解説してきましたが、現在、すでに夫婦関係が険悪だという人もいるでしょう。そこで、簡単にできる夫婦関係の改善法を教えます。それは、すでに説明した「感謝のワーク&感謝日記」です。**自分の夫（妻）に、1日3回「ありがとう」を言う。そして、それを記録する。**「たったそんなことで？」と思うかもしれませんが、1週間続けるだけで絶大な効果が得られます。

「ゴミ出ししてくれてありがとう、助かる」「買い物してきてくれて、ありがとう」「いつも遅くまで、仕事ご苦労様。本当に感謝してるよ」「ご飯、食べないで待っていてくれてありがとう」「いつも部屋の中が片付いている気持ちがいいな。片付け、ありがとう！」

ごく当たり前のこと、小さな親切に対して、「ありがとう」を言ってみる。あるいは、直接「ありがとう」を言うのが照れくさい場合は、LINEやFacebookのメッセージも含めて

「話す」「書く」で、「ありがとう」を3回伝える、という方法でもいいでしょう。

やってみるとわかりますが、簡単そうでとても難しいことです。1回くらいは言えますが、3回となると、夫（妻）の行動を観察し、そこに「小さな親切」を発見しないといけないからです。夫（妻）が、自分のためにいろいろな「気遣い」や「努力」をしてくれていることを再発見できる。自分のパートナーに対する意識が変わります。

この「1日3回感謝のワーク」を、きちんと1週間続けると、とげとげしい反応しかしなかったパートナーの表情や言葉が、必ず変わってきます。「人は、たったこれだけで、こんなに変わるんだ」と驚くほどの変化を実感するでしょう。

私たちは、「感謝の気持ち」を持ちながらも、思ったほど「ありがとう」を言葉に出していないのです。これは、非常にもったいない。**「ありがとう」は、人間関係を改善する「魔法の言葉」。とにかく、機会を見つけて、あなたの「ありがとう」をパートナーに伝えるべきです。**

結論。結婚すると幸せになれるのか？　それは、人それぞれであり、あなたとパートナーの努力しだいです。

ただ間違いないのは、結婚すると多くの学びを得て、「自己成長できる」ということ。仮に失敗して離婚したとしても、その学びは、あなたの人生に大きく活かせる。

だから、「結婚したほうがいいですか？　しないほうがいいですか？」という質問に対して、私は「結婚したほうがいい」と明言します。

第5章　まとめ

1　感謝する&感謝日記

2　親切にする&親切日記

3　家族、友人を大切にする

4　人間関係について学ぶ

5　コミュニティに所属する（仲間を作る）

6　コミュニティを作る（自分を中心に円を描く）

7　ペット、植物を育てる

【重要度順】

第6章 ドーパミン的幸福を手に入れる7つの方法

幸せは、何かがうまくやれた喜びと新しいものを生み出す熱意から生み出される

……サン・テグジュペリ

ドーパミンの光と闇

ドーパミンは、本当に「幸福物質」か？

「あなたにとって、幸せとはなんですか？」という質問をした場合、どんな答えが返ってくるでしょう？

「仕事の成功」「社会的成功」「お金」「買いたい物を買える」「社会的地位や名声」——つまり、「成功、お金」といった、本書で言うところのドーパミン的幸福を挙げる人が多いのです。

実際に、私が行った調査（１００人）によると、「あなたにとって、幸せとは何ですか？」に対して、60％の人が「ドーパミン的幸福」を最初に挙げました。

「ドーパミン」＝「幸福」というイメージで捉える人が多いわけですが、では、「ドーパミンを出せば幸福になれる！」と結論していいのでしょうか？　答えは、ノーです。

5年前にドーパミンとネット検索したときには、「幸福物質」「幸福ホルモン」が検索結果にたくさん表示されていたのですが、今回、本書を執筆するにあたり、「ドーパミン」と検索すると「依存症」という言葉が多く表示されていて驚きました。特に英語サイトの「ドーパミンとは？」という解説を読むと、多くのサイトで「依存症の原因物質」と解説されているのです。ドーパミンは「幸福物質」という光の側面と、「依存症の原因物質」という闇の側面の「2つの顔」を持っています。海外のサイトは、ドーパミンの闇の側面について解説しているサイトが多く、ドーパミンは完全に「悪玉」扱いです。安易にドーパミン的な快楽に手を出すと依存症になりかねないと、「マイナスのイメージ」で捉えられているのです。

「光」の顔——自己成長の原動力

ドーパミンには、光と闇の部分があります。2章でも取り上げましたが、ここでおさらいしておきましょう。

まずは、ドーパミンの「光」の部分。ドーパミンは、簡単に言うと「自己成長物質」です。何かを頑張って成果を得たときに、「やったー！」という達成感が得られます。この達成感はドーパミンによるものです。「また、次も頑張ろう！」という気持ちになって、さらに難しい仕事や課題にチャレンジし、また結果を出していく。これを繰り返すことによって、人間は成長していきます。

生物の中で、人間だけが、科学や文化を進化、成長させてきたのは、間違いなく「ドーパミン」のおかげです。**ドーパミンは、「もっと頑張ろう」「もっとすごい結果を出そう」「もっと便利にしよう」など、「もっともっと」という感情とやる気、モチベーションを引き出してくれるのです。**

ドーパミンの光と闇

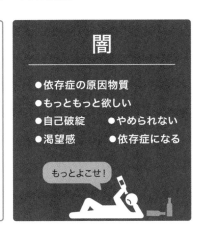

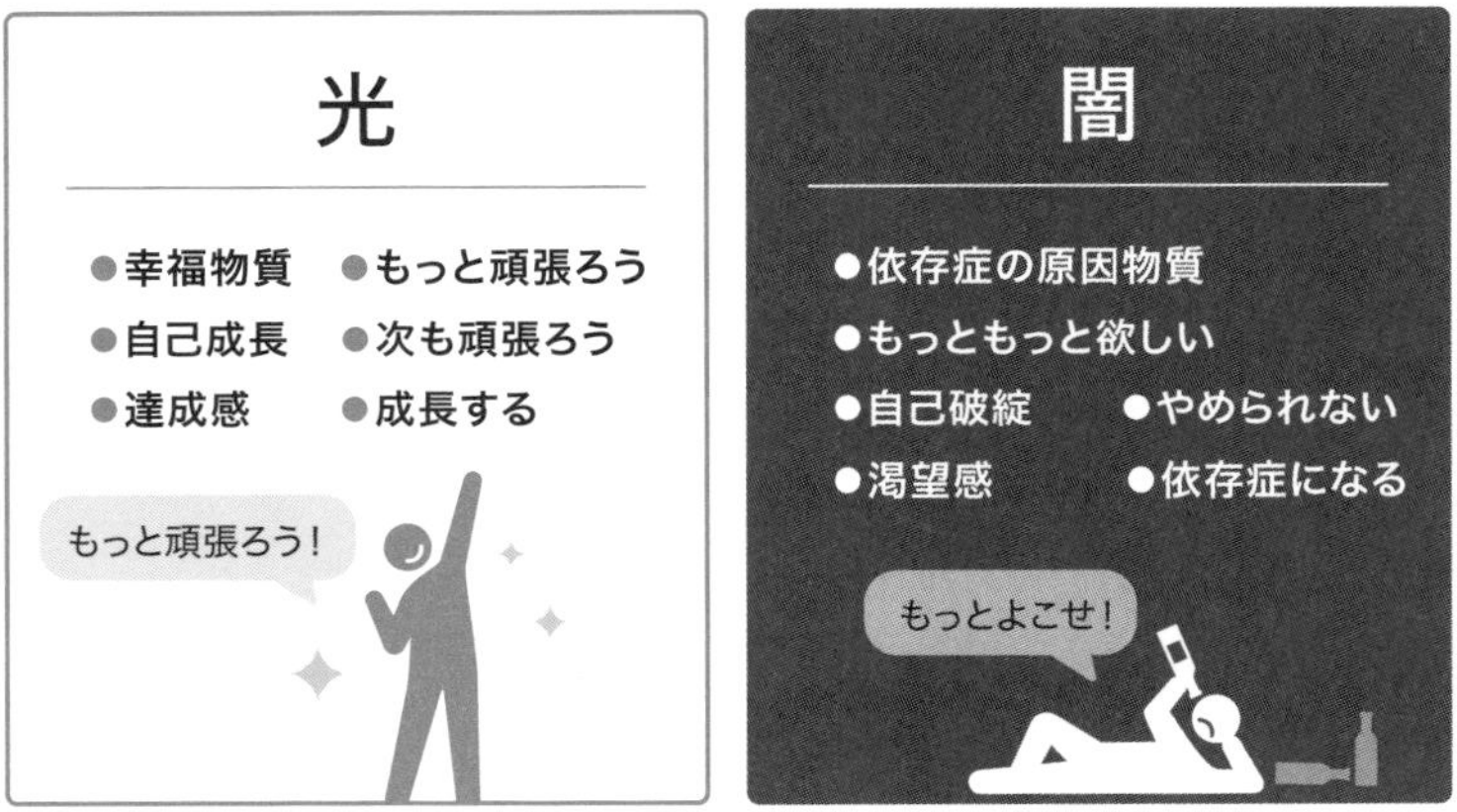

また、ドーパミンは「**学習物質**」とも言われます。わかりやすく言うと「**頭がよくなる物質**」です。ドーパミンが分泌されると、集中力、生産性、モチベーションが上がり、記憶力が高まります。私たちの「学びの効率」を大幅にアップして、自己成長を加速してくれる「学習物質」が、ドーパミンなのです。

「楽しい」「おもしろい」「やったー!」「幸せ」を感じながら、集中力、仕事の生産性、記憶力を高められる。圧倒的な効率で自己成長し、さらに上のレベルの自分へと進化できる——そんな夢のような「幸福物質」が、ドーパミンと言えます。

「闇」の顔——依存症の元凶

しかしながら、「ドーパミンは出せば出すほどよい」という単純なものではありません。

ドーパミンは、一言で言うと「**もっともっ**

との物質」です。

仕事や勉強などを「もっと」頑張るというのは、実に素晴らしいこと。仕事で成功する。スポーツの大会で優勝する。試験でクラス1位の成績をとる——どれも簡単なことではありません。かなりの「努力」と「時間」が必要となります。「自己成長物質」のドーパミンで、自己成長し結果を出して「幸せ」になるのは、簡単ではありません。

それと比べると、お酒を飲んで、幸せになるのは実に簡単。焼酎の2リットのボトルが1000円しないのです。人間は「楽」「簡単」「たやすい」ほうに流されやすいので、「努力して結果を出して得られる幸せ」よりも「今すぐ手に入る幸せ（快楽）」へと向かいやすいのです。

このようにして、「お酒をもっと飲みたい」という欲求が暴走するとアルコール依存症に。

「もっとパチンコをしたい」という欲求が暴走するとギャンブル依存症に。

「もっと物が欲しい、買い物したい」という欲求が暴走すると買い物依存症に。

「もっとゲームをしたい」という欲求が暴走するとゲーム依存症になるのです。

ドーパミンを上手に使えば、あなたの自己成長と成功を加速する。ドーパミンのダークサイドに呑み込まれると、「仕事に行けない」「学校に行けない」状態となり、人生を失うことになります。

非常に取り扱いの難しいドーパミン。**「ドーパミンとうまく付き合う」ことが、人生で成功するか失敗するかの分かれ目であり、幸せになれるかどうかの分かれ目でもあります。**

ドーパミン的幸福を手に入れる方法1
お金や物に「感謝する」

お金持ちになっても幸せにはなれない

「お金持ちになれば幸せになれる！」と多くの人は思っていますが、残念ながら経済学や幸福心理学の研究は、それに対して否定的な結果を出しています。

年収800万円でお金の幸福は逓減するという研究はすでに紹介しました。また、お金持ちと貧しい人とで幸福度の差を調べた研究では、お金持ちのほうが幸福度は高かったものの、その差は微々たるものでした。

93ページで示した日本の研究でも、「所得」よりも、「健康」「人間関係」「自己決定」のほうが幸福度に関連している、という結果が出ています。

高額宝くじ当選者についての研究では、高額宝くじ当選の「幸福感」は、数ヶ月から半年しか続かないと言います。何度も繰り返しますが、ドーパミン的幸福は逓減します。劣化します。10億円の高額宝くじでも、数ヶ月〜半年で幸福度は劣化するわけですから、どれだけお金を手に入れても、持続的な幸福を得ることはできないのです。

ただし抜け道があります。「お金」を手に入れ、その幸福感を持続させることは可能です。

あるいは、「大金」ではなくとも、「少額のお金」であっても、大きな幸福感を得るお金の使い方があるのです。それは、「幸福の掛け算」という方法です。

「お金の専門家」が教える「お金で幸せになる方法」

『一瞬で人生を変える お金の秘密 happy money』（フォレスト出版）という本があります。ベストセラー作家、本田健さんが、アメリカで初出版した渾身の1冊です。

日本でも有数の「お金の専門家」と言える健さんが語る、「お金」で幸せになる方法とはなんなのか？

『happy money』のポイントを一言で言うと、「**お金を使うときに感謝するとお金が戻ってくる。お金が増えていく。だから、お金に感謝しましょう**」ということです。

奇《く》しくも、同じことを世界ナンバー1コーチが言っています。

アンソニー・ロビンズ。世界中の億万長者をクライアントにもち、稼ぎ出す年商は１０００億円と言います。億万長者にお金の稼ぎ方、ビジネスの成功法則を教えるわけですから、世界でも有数のお金のプロと言っていいでしょう。

そのアンソニー・ロビンズが、「お金の稼ぎ方」についての決定版『揺るがない力』（ダイレクト出版）を出版しました。年商１０００億円稼ぐ人が語る「富を得るために最も重要なこと」が、本書には書かれています。それは、お金持ちになりたい人であれば、絶対に興味津々の内容です。

では、『揺るがない力』のポイントはなんなのか？　本の最後のほうに、本質が書かれていました。


これまでと劇的に異なる人生を、いついかなるときも感謝の気持ちを忘れてはいけない。感謝の気持ちがないとお金持ちになっても不幸になる人が多い。感謝の気持ちを持ってお金を使う人だけが幸せなお金持ちになれる。（アンソニー・ロビンズ『揺るがない力』夏井幸子訳、ダイレクト出版）

お金持ちになるためには、感謝の気持ちが不可欠である。つまり、本田健さんの『happy money』と同じ結論が書かれていたのです。

なぜ感謝すると、お金持ちになるのでしょうか？

なぜ感謝する人は、お金に好かれるのでしょうか？

マネー本、自己啓発本をよく読む方はご存じと思いますが、「お金に感謝する人がお金に好かれる」「感謝の気持ちを持つ人が成功する」という話は、10年、20年前の本にも書かれています。しかし、どの本にも科学的根拠は書かれていません。あくまでも「著者の経験」や「億万長者たちを観察した共通項」、場合によってはスピリチュアルの立場から語る人もいます。

感謝する人がお金持ちになる科学的理由

「お金に感謝するとお金持ちになる」――その理由を、世界で初めて脳科学的に明らかにしましょう。それは、**ドーパミン的幸福（金銭的幸福）が、オキシトシン的幸福（感謝）と結びつくからです。**

感謝や親切はオキシトシン分泌につながり、オキシトシン的幸福につながることは、第5章で詳しく説明しました。ただ普通にお金を使う人たちは、ドーパミン的幸福しか得られないので、「お金のありがたみ」「お金の大切さ」を忘れてしまいます。結果として、「もっともっと」とお金しか考えない金の亡者となる。お金を粗略に扱ってしまい、間違った用途に使ったり、投資で失敗したり、儲《もう》け話に騙《だま》されたりするのです。

ところが、感謝の気持ちを持ってお金を使うと、「お金を得てうれしい」という気持ちに、**「自分のためにお金を払ってくれたお客様に感謝」「社員の1人1人に感謝」「自社の商品を製作してくれている下請け会社の人に感謝」「自分の仕事を応援しているビジネスパートナーへの感謝」など、様々な「感謝」が上乗せされます。**

わかりやすく言うと、1万円の商品が売れた場合、感謝のない人の「1万円の商品が売れてうれしい！」という感情は、単に「100％がドーパミン的幸福」にすぎません。

1万円の商品が売れたとき、お客様、社員、取引先、ビジネスパートナーあっての売り上げと、様々な人に素直に感謝することで、同じ「うれしい！」が「70％がオキシトシン的幸福、

30％がドーパミン的幸福」のような状態になります。

感謝、感謝の気持ちで仕事をしている人は、「99％がオキシトシン的幸福、ドーパミン的幸福1％」かもしれません。

前述したように、ドーパミン的幸福はすぐに逓減しますが、オキシトシン的幸福は逓減しないのです。感謝のない人は、最初に「1万円」売れたときはうれしいものの、すぐに感覚が麻痺して、「5万円」「10万円」売れないと満足できなくなります。そしてやがて「100万円」売れないと満足できなくなる。

つまり、売り上げが伸びても、会社が成長しても、そこに「満足」や「持続的幸福」を感じられないので、いつまでたっても幸せにはなりません。

お金に対してしっかり感謝できる人は、「1万円」売れたことに感謝します。「10万円」売れたら、**「1万円の10回分の感謝と喜び」**であふれるわけです。売れれば売れるほど楽しくしてしょうがないし、幸せに満ちあふれていくのです。

「つながり」がお金を呼び寄せる

数字、売り上げ、業績しか考えない金亡者の社長の会社。お客様、従業員、取引先への感謝にあふれた人間的な温かさを持った社長の会社。どちらと取引したいですか？　どちらの会社から、商品を買いたいですか？

結果として、「1万円に感謝できる人」は、次の1万円を呼び寄せるのです。

お金とは人が支払うもの。つまり、人との「つながり」や「信頼」があって、商品が売れたり、ビジネスの取引関係が成立します。

感謝や親切、社会貢献を意識し、自分と相手（顧客、従業員、取引先）や社会全体の幸福に寄与したい――そういう人、そういう会社は、人間的にも好かれるし、信頼もされる。信頼の対価がお金ですから、お金を引き寄せるわけです。

感謝、親切にあふれたお金の使い方が、自らのオキシトシン的幸福だけではなく、相手のオキシトシン的幸福を満たしていく。満たされた相手は「信頼感」を持ち、その人の、その会社の商品を買いたくなる。

オキシトシン的幸福は逓減しない、劣化しないので、感謝、親切によって生まれた「信頼」も劣化しないで、積み上がっていきます。そうすると「信頼」と「お金」を呼び込み、さらに増え続けるスパイラルに入るのです。

これは「お金」についての感謝に限らず、「物」や「食」への感謝の気持ちを持っていれば、その欲望は暴走せずに、満足と幸福に満ちあふれていきます。

ドーパミン的幸福を手に入れる方法2
制限する

1週間チョコレートを我慢すると……

ドーパミン的幸福は逓減する。ドーパミン的幸福は劣化しやすい。では、ドーパミン的幸福を劣化させずに、細く、長く楽しむにはどうしたらいいのか？　その答えは「制限する」です。

カナダ、ブリティッシュ・コロンビア大学のエリザベス・ダン博士による興味深い研究があります。2つのグループに、1週間、チョコレートを食べてもらいます。それから次の1週間、グループAにはチョコを食べることを禁止し、グループBには好きなだけ食べるように指示しました。

1週間後、2つのグループに再びチョコを食べてもらい、「楽しい」という感情のレベルを調べました。すると、好きなだけ食べていたグループBでは、前の週よりも明らかにチョコを食べる楽しみが減っていました。一方、チョコが禁止されていたグループAは、前よりも「楽しい」と感じていました。**「制限する」ことで、「楽しい」を感じとる能力が復活し、幸福度、満足度がアップした**のです。

ドーパミンは、私たちに「もっともっと」というさらなる「報酬」「欲求」を求めてきます。

そして、次第に「もっともっと」の歯止めがきかなくなり、自分の意志でコントロールできなくなった状態が「依存症」です。

逆に言えば、**依存症になる前であれば「もっともっと」の欲求を、自分の意志で我慢することができます。**もしできないという人は、すでに依存症でしょう。

スマホ、ゲーム、お酒など、ドーパミン的な娯楽は、「制限」しながら楽しむことで、幸福度の逓減を防ぎ、依存症化することを防ぎながら、長く楽しむことができるのです。

以下、現代に生きる誰もが依存症と隣り合わせになっているケースを挙げ、それぞれどう制限すればいいのか、対策を考えていきます。

ケース1　飲酒量を制限する

家でお酒を飲む場合、「缶ビール、1日2缶まで」というルールを作ってみる。ルールを守る限り、アルコール依存症にはならないでしょう。「あと1缶飲みたい」という「もっともっと欲求」を自分でコントロールしていくのです。

毎日、酔っ払うまでお酒を飲むような人は、「お酒のありがたみ」も薄れ、お酒の「味」も関係なくなってしまう。ただ「酔う」ことを目的に飲むようになります。

「1日2缶まで」のルールを守ると、「2缶しか飲めない」ので、一口一口をしっかりと味わって、お酒をより楽しめるようになります。

「缶ビール1缶」から得られる「喜び」や「満足度」は、制限することで大きく増すのです。

健康診断でGOT、GPT、γ-GPTなど肝機能の数値が高い人は、すでに肝臓がダメージを受けている証拠です。身体が、「お酒を制限しなさい」というサインを出しているわけですから、健康（セロトニン的幸福）を失う前に、「飲酒量を制限する」必要があります。

週2日の休肝日（お酒を飲まない日）、できれば連続2日を作るだけで、肝機能の数値はかなり下がり、依存症を予防することもできます。

お酒のマイルールを作る

かく言う私もお酒が大好きです。ですから「家では、お酒を飲まない」「家で晩酌をしない」というルールを持っています。つまり、お酒は「会食」など、人と会う日しか飲まないのです。ただし、「会食」の日は、飲酒量は制限しません。

しかし、結果として、毎日「会食」が続くことは珍しいので、週に3、4日飲酒する日があり、お酒を一滴も飲まない日が週に3、4日くらいになります。仕事が立て込んで、会食が全くない週などは、結果として1週間「断酒」していた、ということもあります。

私はお酒好きではありますが、1週間のトータルな飲酒量でみると、それほど多くはないはずです。健康診断の肝機能、GOTやGPTは引っかかったことがありません。

飲酒量を制限して飲むことで、高齢になっても、健康でお酒を楽しむことができます。結果として、「長く」楽しめるというわけで、セロトニン的幸福とドーパミン的幸福、お酒を交えたコミュニケーション（交流）によってオキシトシン的幸福も得られる。**お酒をコントロールできる人は、「3つの幸福」の全てを手に入れられるのです。**

一方、お酒をコントロールできない人は、アルコール依存症やその予備軍に陥ります。肝臓や膵臓《すいぞう》などを悪くし、様々な病気リスクを増やし、結果として身体をこわす（セロトニン的幸福を失う）。酒癖の悪さによって人間関係を悪化させ、家族への暴力や暴言によって家族関係をボロボロにしてしまう。結果、家族から愛想を尽かされる（オキシトシン的幸福を失う）。ただダラダラと酔っ払うために、惰性で酒を飲むだけなので、お酒を飲んでも心から楽しいと思えない（ドーパミン的幸福を失う）——ということで、「3つの幸福」全てを失うことになるのです。

ケース2　ゲーム時間を制限する

テレビゲーム、あるいは、スマホのゲームというのは非常におもしろい。なかなかやめられないし、気がつくと4時間、5時間も連続でやってしまう、という人も多いでしょう。「ゲームは楽しいし、何万円もお金がかかるわけじゃないから、いいじゃないか」という人もいるでしょうが、度が過ぎれば時間の無駄であり、健康やメンタルにも悪影響を及ぼします。

「不登校」や「ひきこもり」になっている人は、たいてい「ゲーム」か「ネット」に夢中になって、朝方の3時、4時まで遊び続けています。睡眠時間が短くなり、メンタル的にも不調に陥る。やがて、昼夜逆転の生活になって、学校や仕事に行けなくなる。「不登校」や「ひきこもり」の始まりです。

「ゲームは好きだけど、会社や学校には行っている」という人も、午前2時、3時までゲームをしてしまうと、明らかに「睡眠不足」に陥ります。睡眠不足のまま仕事をしても、仕事のパフォーマンスは下がるだけで、それが日常化すれば会社での評価も大きく下がります。結果、社会的成功（ドーパミン的幸福）を失うのです。

睡眠不足は、がん、脳卒中、心筋梗塞、うつ病、認知症など、様々な疾患の病気リスクを数倍も高めますので、健康（セロトニン的幸福）を失うことになります。

ゲームは人と会わずに、部屋にこもってやる場合が多いので、ゲーム依存症のレベルになると「社会性」に障害が現れる。つまり、オキシトシン的幸福も失われます。

ゲームをコントロールできない人も、お酒をコントロールできない人と同様、「3つの幸福」全てを失うことになります。

ケース3　スマホ時間を制限する

あなたは、1日に何時間スマホを見ますか？　MMD研究所の2712人に対する調査では、スマホ利用時間が4時間以上の人は、全体の33％もいました。20代女性では、約50％。そして、10代女性においては、1日10時間以上のスマホ利用者が11・3％もいたのです。

スマホ依存傾向の人は、相当に多そうです。休憩時間になるたびにスマホをチェックする。電車に乗ると、間髪入れずにスマホを取り出す。ベッドでもスマホを開いてしまう――そういった人は、ほぼスマホ依存症予備軍です。

特にどうしても見たいコンテンツがあるわけではなく、ＳＮＳなどを漫然と何十分も見続けるようなスマホの利用スタイルは、スマホ依存症者の典型的なパターンです。

スマホを見るだけでドーパミンが出ます。１日１００回見れば、１００回ドーパミンを出すこともできますが、すぐに「慣れの効果」で最初ほどの「喜び」「楽しさ」は得られなくなる。

実際に、夜の電車ではほぼ全員がスマホを触っていますが、ほとんどの人は口角を下げて、つまらなそうにしています。笑顔で嬉々《きき》として、見るからに楽しそうにスマホを触っている人は滅多にいません。楽しくもないのについスマホを開いてしまうとするならば、これまたスマホ依存の徴候です。

スマホ依存を防ぐ頭のいい方法

スマホ依存症を予防する方法。あるいは、スマホ依存を脱する方法――それは、スマホの利用を「**物理的に制限する**」ことです。

私がお勧めする方法は、「スマホの充電器を持ち歩かない」ということ。「スマホの充電器を持たずに出かけて、途中でスマホの電池が切れたらどうするんだ」と思うでしょう。しかし、だからこそ「スマホの電池が切れるまでの時間」しかスマホを使えない。購入したてのスマホやバッテリー交換したばかりのスマホは別として、普通にスマホが使える時間というのは、2〜3時間でしょうか。

つまり、**「スマホの充電器を持たない」ことによって、どうしても必要な連絡**（SNS）や**「どうしても見たいコンテンツ」だけを視聴するようになる。**意味もなく、ダラダラとスマホ画面を見続けると、すぐにバッテリーがなくなるので、ダラダラ・スマホの時間は大幅に短縮されるのです。

「そんな不便な」と思うでしょうが、今のスマホはあまりにも便利すぎる。スマホ1つで全て可能になる「玉手箱」のような利便性が、私たちを「中毒症状」「依存症」へと駆り立てます。**大容量の携帯用バッテリーを持ち歩いている人は、すでにスマホ依存症の予備軍。**本格的な依存症に陥る前に、スマホの利用時間を制限するべきです。

仕事でも使用するスマホですから、「夜になってバッテリーが切れると困る」という人は、スマホ利用時間を制限するアプリを使うといいでしょう。

例えば、「スマホ利用時間」を「3時間」に設定しておくと、使用できる残りの時間をカウントダウンし、制限時間を超えると、一時的にスマホの利用をストップする機能が発動します。「アプリ」ごとに使用時間の制限をかけることも可能なので、仕事と無関係の遊び系のアプリにだけ制限をかけるのもいいでしょう。

本格的なスマホ依存症になってしまうと、治すのは非常に困難です。ひどくならないうちに、スマホの使用時間の制限を始めるべきです。

ドーパミン的幸福を手に入れる方法3
毎日の自己成長を味わう

自己成長は必要か

Twitterを見ていると、「自己成長なんかしたくない。今のままで十分」といった意見もよく聞かれます。はたして自己成長は、必要なのか？　不要なのか？

そんな議論を読むと、みなさんの「自己成長」の概念は、「何か一生懸命、膨大な努力を積み重ねて達成する」「何ヶ月、あるいは何年もかける、一大プロジェクト」のようなイメージなのかもしれません。**しかし、実際のところ自己成長は毎日起きています。**

私の「自己成長」の定義は、「昨日できなかったことができるようになる。昨日知らなかったことを知っている」です。**本を一冊読めば、「知らないこと」を学んだわけですから、それだけで「自己成長」です。**

人は毎日、新しいことを身につけている

私は、古武術を習っています。居合い、剣術、拳法、柔術など。毎回、2〜3個の「技」を

人は毎日自己成長している

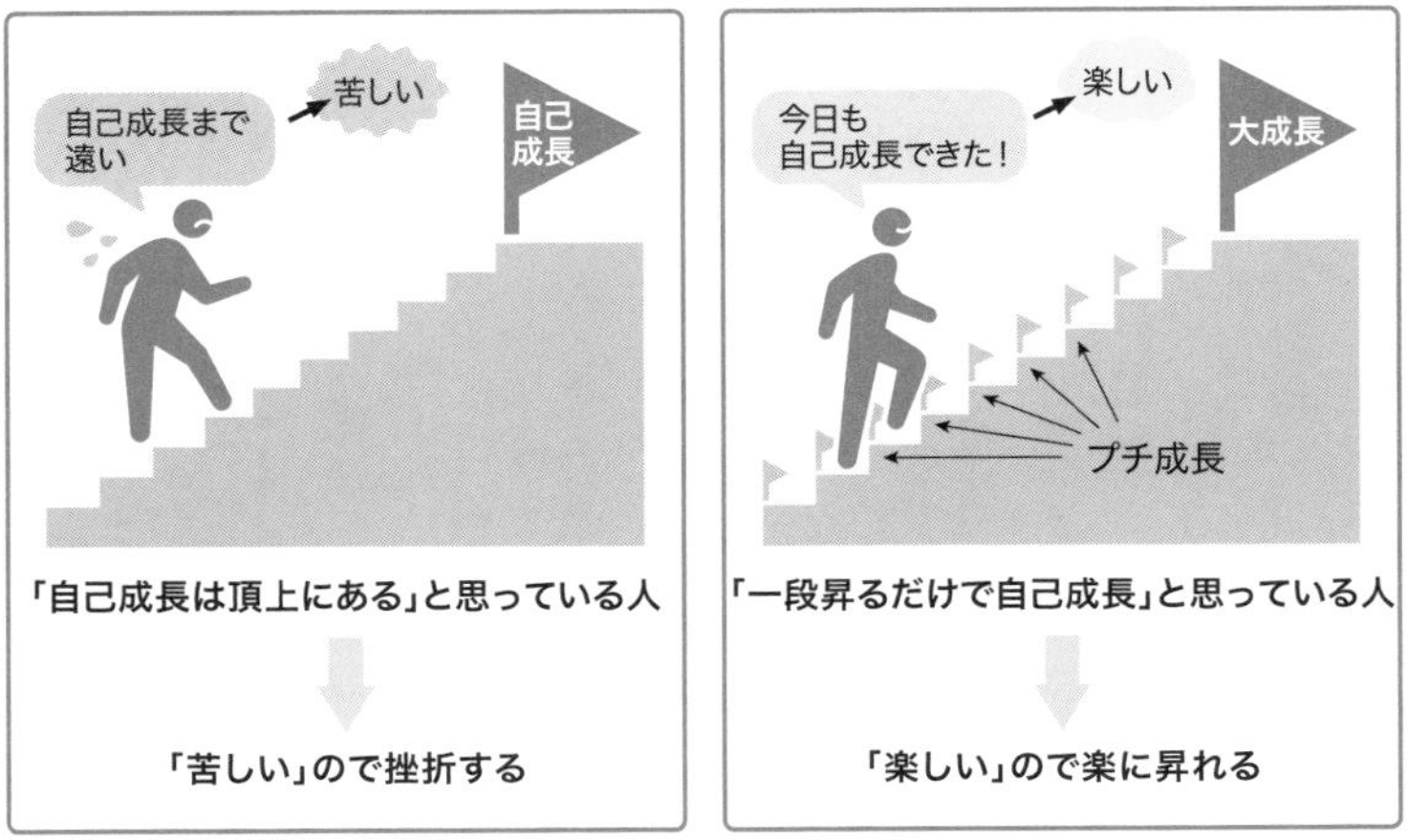
自己成長まで
遠い
苦しい
自己
成長
「自己成長は頂上にある」と思っている人
「苦しい」ので挫折する
今日も
自己成長できた！
楽しい
大成長
プチ成長
「一段昇るだけで自己成長」と思っている人
「楽しい」ので楽に昇れる

習います。最初は、見よう見真似《みまね》でやるものの、全くできない。しかし、15分から30分ほど同じ動きを練習していると、できるようになるのです。

そして、2時間の稽古が終わる頃には、新しい技が2～3個身についている。これを「自己成長」と言わずに、なんと言うのでしょう。

たったの2時間でも自己成長できるし、人は毎日自己成長しているのです。**残念なのは、せっかく毎日、自己成長しているのに、ほとんどの人はそれに気付いていないことです。**

何かの趣味やサークル、例えば「手芸」を習っていたとしたら、やはり毎回、新しい「編み方」を習う。あるいは同じ編み方でも、上手に編むコツを学ぶでしょう。それは、どう見ても自己成長なのです。

毎日、会社に行って仕事をする。1つ1つの仕事を通して、小さいながらもあなたは成長しているはず。それは非常に小さな「プチ成長」かもしれないけれども、小さな成長が積み上がって、１年後、３年後に「大成長」になるのです。

多くの人は、自己成長というと１年とか３年とか、長期間頑張って得られる「大成長」をイメージします。だからこそ、「自己成長はたいへん」「そこまでたいへんな思いをして自己成長なんかしなくても、現状維持で十分」という発想になるのです。

しかし、誰でも、毎日、自己成長しているのです。自己成長したときに、ドーパミンが出ます。「新しいことができるようになった！　やったー！　楽しい！」。それが、モチベーションになって、次の頑張りにつながっていく。

ただし、日々のドーパミンの分泌というのは、非常に微々たるものでしかないので、「今日はプチ成長できて楽しい！」という感覚は、意識しないと見逃してしまいます。

成長を自覚できる人、できない人

毎日の「プチ成長」を意識できる人は、「自分は成長している」「自分はできるようになっている」という感覚を強く持つことができます。

仕事、勉強、スポーツ、趣味、習い事。なんでもそうです。「成長している自分」が見えると、楽しくなり、「もっと頑張ろう！　続けていこう！」と思います。

「つらい」「たいへん」に注目してしまう人は、「こんなに仕事を頑張っているのに、ちっとも評価されない」「これだけ頑張って、これしか成果が出ないなんて、嫌になってくる」と、モチベーションを下げます。

結果としてパフォーマンスを下げ、続けられなくなって、挫折していく。なんのいいこともありません。

同じように努力し、同じように頑張っていても、「プチ成長」を自覚できる人は、3年後に大きな成長を手に入れる。せっかく、「プチ成長」をしているにもかかわらず、**気付かない、自覚できない人は、モチベーションを下げて、継続できずに、挫折していく。**

「同じ努力」「同じ頑張り」をしていても、考え方1つで、「幸せになる人」と「幸せになれない人」に分かれてしまうのです。

ドーパミン的幸福を手に入れる方法4
コンフォートゾーンを出る

「いつもいる場所」から出てみるだけで起きること

「失敗したくないので、チャレンジ（挑戦）したくない」という人がたくさんいます。

でももし、あなたが、ドーパミン的幸福を得たいのであれば、チャレンジしたほうがいいと思います。というか、チャレンジするのが、最短の近道です。

私たちはコンフォートゾーン（快適領域）の中に住んでいます。コンフォートゾーンは、動物でいうところの「なわばり」です。

コンフォートゾーンは、普段、私たちが行動する領域。普段私たちが行動する場所、地域。普段私たちが会っている人たちです。その中で生活していると安心です。

会社の仕事も、昨日と同じ仕事をやれば、間違いや失敗のリスクは少ないです。やったことのない仕事を任されると、新しいことを覚えなければいけないし、精神的にも負担になります。

当然、やったことがないわけですから、失敗のリスクが大きい。

それが「コンフォートゾーンの外に出る」ということ。なぜ、コンフォートゾーンの外に出

コンフォートゾーンを出る

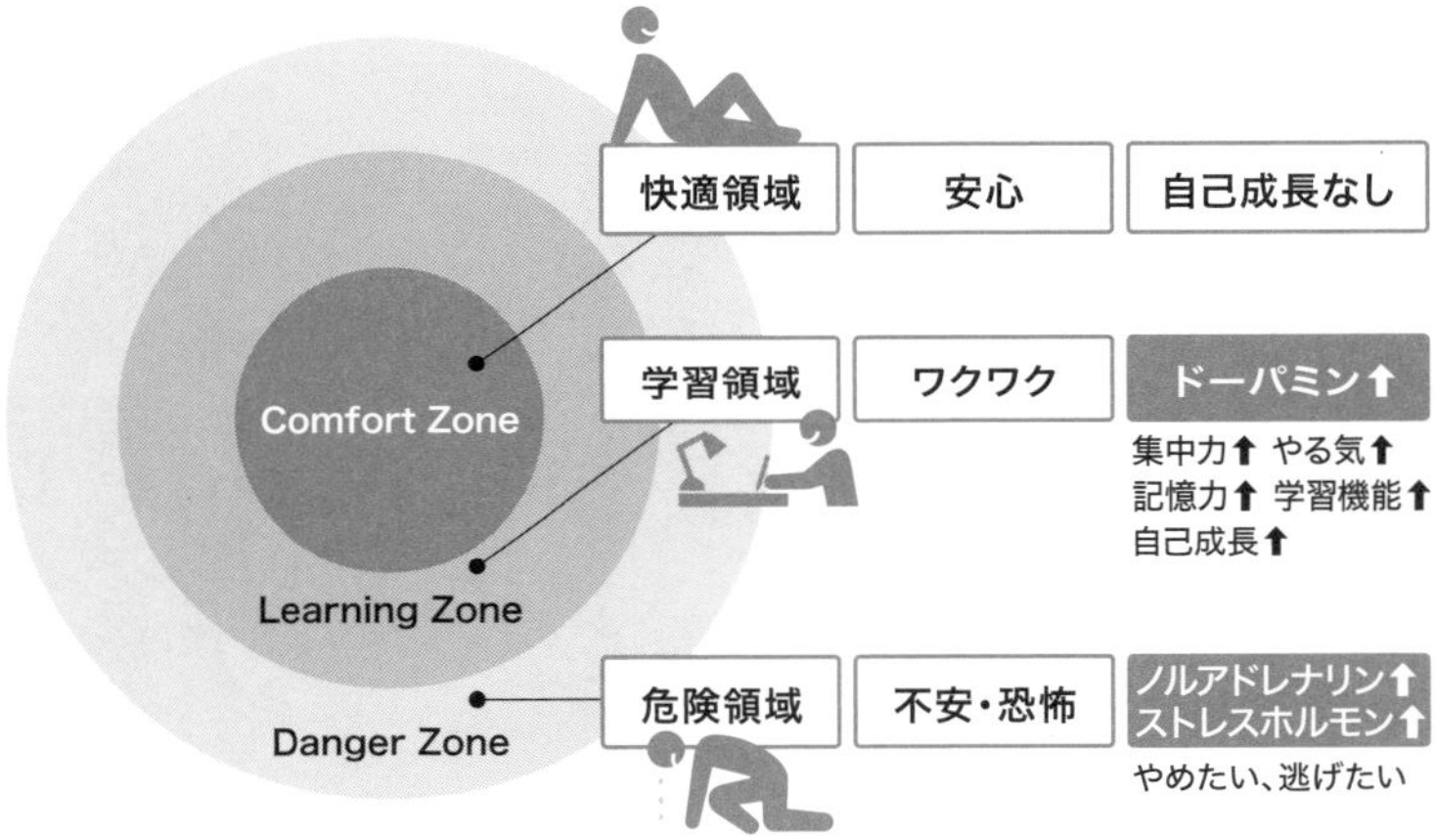

る必要があるのか？ 出たほうがいいのか？

それは、**コンフォートゾーンの外に出ることが、「自己成長」につながるから**です。

先に、自己成長の定義として、「昨日できなかったことができるようになる。昨日知らなかったことを知っている」と説明しました。「自分がやれないこと」ができるようになることが自己成長ですから、コンフォートゾーンを出ない限りは、自己成長はないのです。

「夢」を細分化してみる

「チャレンジしよう！」と言うと、多くの人は「失敗したくないので、やりたくない」と言います。失敗したくないのなら、「失敗しない目標」を設定すればいいのです。

ほとんどの人は、「目標」が高すぎる。最終的に実現する目標は高くてもいいのですが、当面チャレンジすべき「直近の目標」は、そではないはずです。

あなたのお子さんが、「跳び箱の8段を跳べるようになりたい」と言いました。今、5段は跳べるのですが、どのように練習したらいいでしょう？　まずは「6段」を跳べるように練習すべきです。6段、7段を飛ばして、いきなり「8段」で練習しても、まず跳べるようにはならないし、その前に怪我《けが》をするでしょう。

しかし、現実世界において、これと似たようなことをしている人が多いのです。「最終的な目標」「理想」「夢」は大きくていいのですが、それを10分の1か100分の1に細分化し、当面の目標、例えば「今月の目標」として頑張っていくべきでしょう。

コンフォートゾーンの外には、学習領域と危険領域があります（前ページの図）。跳び箱5段を跳べる子にとって、「6段への挑戦」が学習領域であり、「8段への挑戦」が危険領域です。「チャレンジをして失敗したら困る」というのは、「危険領域」にある無理難題にいきなり挑戦しようとしているから。だから「恐怖」「怖れ」が出て、チャレンジしたくなくなるのです。

今のあなたの実力と比べて、ちょっとだけ難しい課題。私はそれを「ちょい難《ムズ》」と呼びます。ちょっとだけ難しいけども、必死に頑張ればなんとかクリアできるのが「ちょい難」。**ドーパミンは「ちょい難」を好みます。**「ちょい難」課題に挑むとき、そしてそれをクリアしたときに、ドーパミンはたっぷり分泌します。

しかし、「どう見ても無理そう」な課題に挑むときは、脳は拒絶反応を起こします。ドーパミンは全く出ない。というか、よくある「失敗したくないので、チャレンジしたくありません」

という言葉は、脳の拒絶反応そのものと言えるでしょう。

コンフォートゾーンは、少しずつ広げていけばいい。それもドーパミンの力を借りれば、「苦しむ」のではなく、楽しみながらできるのです。

あなたのイメージする挑戦の、「10分の1」の挑戦をしましょう。それを繰り返していけば、たった1年でもあなたは大きな「自己成長」を遂げていることは間違いありません。

「できないこと」が「できるようになる！」というのは、非常に楽しいことです。「ちょい難」にチャレンジし、クリアする。それは、ドーパミン的幸福を継続的に得るためのサイクルと言えます。

「プチチャレンジ」を繰り返せば、誰でもドーパミン的幸福を得られる。にもかかわらず、一切のチャレンジを放棄してしまうのは、「幸せになるチャンス」を放棄するのと同じことです。

「チャレンジが怖い」はデフォルトだから大丈夫

小さなチャレンジを繰り返せば幸せになれる。それなのに、なぜ人は、チャレンジを怖れるのでしょう。「チャレンジが怖い」のは動物的な本能だからです。

チャレンジとは、「コンフォートゾーンから出る」こと。コンフォートゾーンは、動物でいうと「なわばり」です。「なわばり」から外に出ると、どんな外敵に襲われるかわからないし、他者の「なわばり」に入ると侵入者として確実に攻撃を受けます。原始的な生物ほど、「なわばりから出ると危険」と強く脳にインプットされているのです。

宝物はコンフォートゾーンの外にある

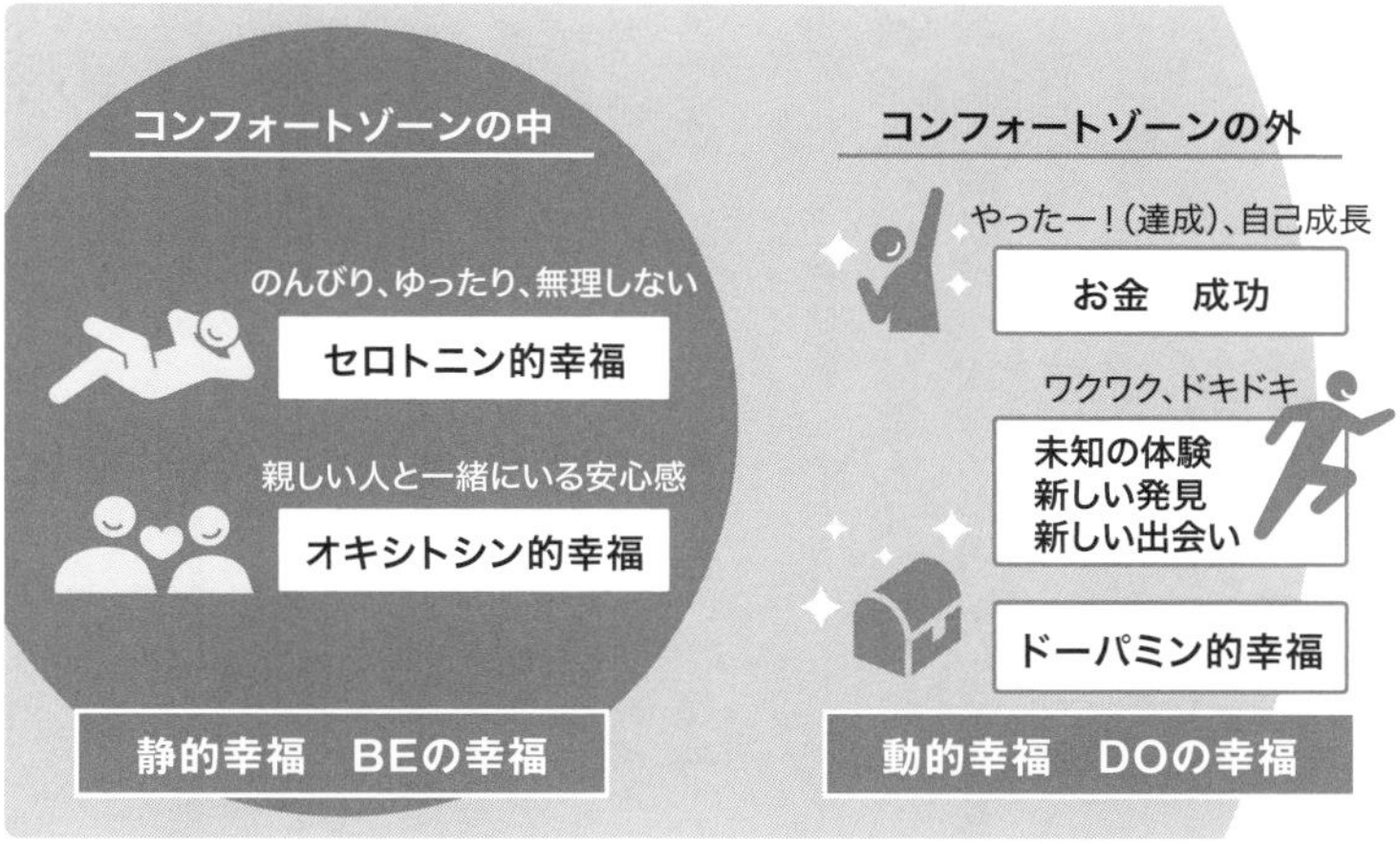

しかし、人間は高等生物で、「言語」や「理論」を扱う脳（大脳）を発展させてきました。扁桃体という原始脳は、「危険」を鋭敏にキャッチしますが、大脳皮質の前頭前野は理論的にものごとを考え、扁桃体を抑制し、「チャレンジ」を選択することもできるのです。

人間は、チャレンジすることで、科学や文明を進化、成長させてきました。「チャレンジすることが怖い」という人は、ただ扁桃体という原始脳の働きが強いだけなのかもしれません。

ちなみに、日頃のストレスが多かったり、睡眠不足だったり、脳疲労の状態では、扁桃体は興奮しやすくなります。

ドーパミン的幸福は、コンフォートゾーンの外側に存在します。

RPGでは、宝物はダンジョンの中。それも、貴重な宝物はダンジョンの奥深くにあるのです。冒険の起点となる「旅立ちの村」の商店で、「貴重な宝物」は売られていません。だから、宝物を求めて「旅立ちの村」(コンフォートゾーン)から外に出て冒険に旅立つのです。

実は、コンフォートゾーンの内側にも宝物はあります。それは、「健康」と「つながり」。セロトニン的幸福とオキシトシン的幸福です。ですから、セロトニン的幸福とオキシトシン的幸福がまだ不十分な人は、冒険に旅立つ前にその2つの充実に力を注ぐべきです。

セロトニン的幸福とオキシトシン的幸福が盤石になれば、チャレンジして仮に失敗しても、あなたを励ましてくれる人もいるでしょうし、体力的、メンタル的に大きなダメージを受けることもありません。失敗を怖れる必要などないのです。

ワクワクは、「ジャック・スパロウのコンパス」だ!

「何か新しいことに挑戦しよう!」と言っても、「特にやりたいことがない」「何に挑戦していいのかわからない」という人は多いはず。

ドーパミン的幸福を増やして、人生をRPGの冒険のように楽しくするには、「ワクワク」に挑戦すればいいのです。

自分の興味のあること、おもしろそうなことに出会うと「ワクワクする」と思います。「ワクワクする」という感情は、脳内物質でいうとドーパミンです。ドーパミンが分泌されると、脳は活性化し、集中力も記憶力もアップし、学習能力も高まります。

「ワクワクしてる」というのは、「バーサク」の魔法が発動しているのと同じです。「バーサク」

ワクワクはジャック・スパロウのコンパスだ!

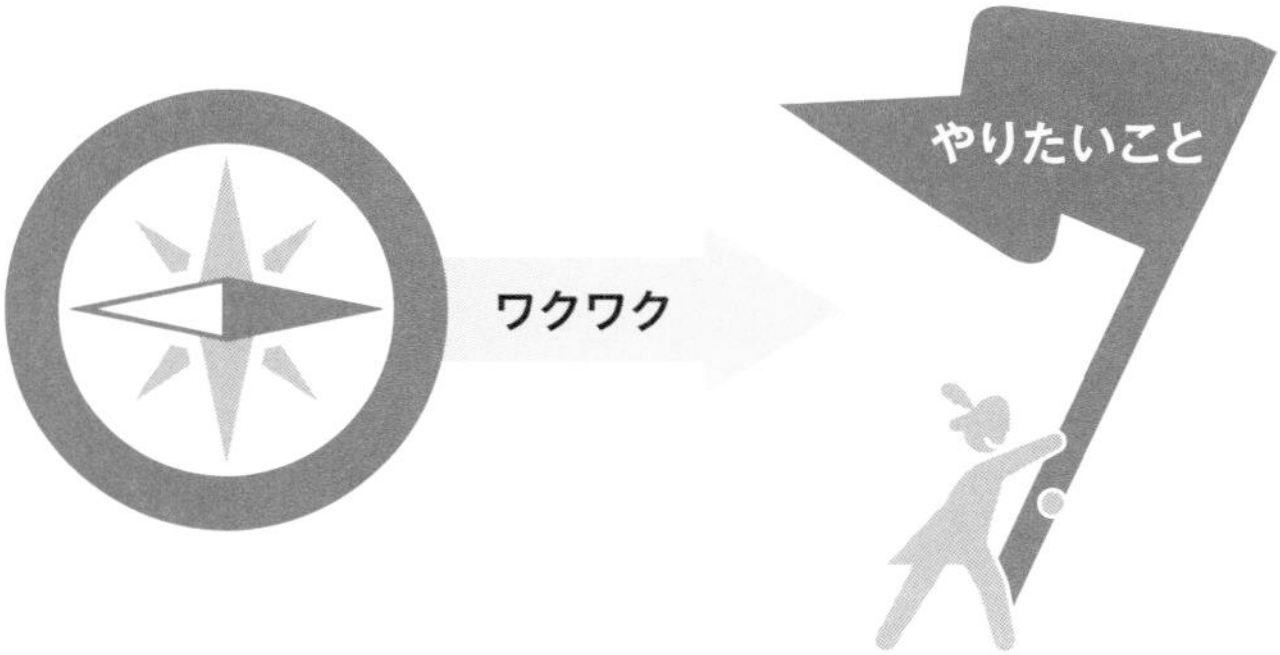

の魔法というのは、「ファイナル・ファンタジー」に登場する、一定時間だけ圧倒的に攻撃力が強まり狂戦士のように戦える強力な魔法です。つまり、「バーサク」の魔法を使うと、普段の自分の実力では倒せない敵も、簡単に倒すことができるというわけ。

「ワクワクしている」のに、何も行動しないというのは、今、「バーサク」の魔法が発動しているのに、モンスターと戦わずに、ただ魔法が切れるのを待っているのと同じ。非常にもったいないと思います。

「ワクワクする」は、あなたの人生のチャンスなのです。あなたの「適性」や「潜在能力」とも関わっています。あなたが「本当にやりたいこと」と出会うと「ワクワク」が起きるのです。

「ワクワク」は、映画『パイレーツ・オブ・カリビアン』に登場する「ジャック・スパロウのコンパス」と同じです。このコンパスは、北を指さない代わりに、コンパスの持ち主が一番欲しいものの方角を指します。

「ワクワク」も全く同じで、あなたが「本当にしたいこと」「本当に欲しいもの」と出会ったときに発動します。

「ワクワク」は、多くの場合コンフォートゾーンの外にあるので、不安や恐怖をともなうかもしれません。ですから、ワクワクしているのに断ってしまうことも多い。

例えば、友人からワクワクするイベントに誘われたというのに「仕事が忙しいから」とか「お金がないから」と言って断ってしまう。それは、あなたの本心ではありません。あなたの中の「不安」が、そんな言葉を喋《しゃべ》らせているだけです。

あなたは、「ジャック・スパロウのコンパス」を持っているのです。自分が本当に手に入れたい物がわかる最強のツール！　なぜ、そのワクワクという最強コンパスを信じないのですか？　**あなたが幸せになる「答え」をあなたは持っているし、コンパスはその方向を指し示しています。**

自分の中のワクワクに素直に従ってみる。それだけであなたは、自分らしい「幸福」、自分ならではの「幸福」へと、歩みを進めることができるのです。

目標を達成できなくてもドーパミンは出る

「コンフォートゾーンを出よう！」「新しいことにチャレンジしよう！」と言うと、「失敗したくない」「失敗して傷つきたくない」「失敗したらどうするのですか」といった反応が必ず返ってきます。

しかし、失敗しても全く問題ありません。ドーパミンというのは、自分で目標を設定して、その目標に向けて頑張っているときに分泌されます。目標を達成したときにも分泌されますが、**仮に目標を達成できなくても、ドーパミンは分泌されるし、幸福度もアップすることが、幸福についての研究でわかっています。**

例えば、サルを使った動物実験。ある音が聞こえるとジュースが少し出てくる装置があります。サルのドーパミン量は、音が聞こえた時点で増加し、むしろジュースを飲んでいるときよりも、その分泌量は多かったのです。また、ジュースが出る確率を2回に1回に設定したときに、最もドーパミンが分泌されたのです。

つまり、実際に報酬を得る前の段階で大量のドーパミンが出るし、報酬がもらえなかった場合でも、音が鳴る（期待する）だけで、ドーパミンが出るのです。

自分で立てた目標にチャレンジするだけで、「やってみよう！」と思って行動するだけで、結果の如何《いかん》を問わず、ドーパミンは分泌され、幸せになれるのです。

「チャレンジするだけでドーパミン的幸福が手に入る」わけですから、チャレンジしないのは絶対に損なのです。それでもまだあなたは、「チャレンジしない」道を選びますか？

ドーパミン的幸福を手に入れる方法5

自己肯定感を高める

「それでも自己成長したくありません」というあなたへ

ここまで読んでも、「それでも自己成長したくありません」という人は、いると思います。

今までに、「自己成長したくありません」という人から、たくさんのメールやメッセージをいただき、またそういう人と直接会う機会もありますが、**「自己成長したくない人」の共通点は、「自己肯定感が低い」ということ。**

「自己肯定感が低い」ので、「自分に自信がない」。そのため「失敗して傷つきたくない」という気持ちが非常に強いのです。

セロトニン的幸福、オキシトシン的幸福を盤石にしてから、ドーパミン的幸福へ進もう。この手順を本書では何度も強調してお伝えしました。

自己肯定感が低い人は、これらの「幸福の基盤」が盤石と言えるでしょうか。盤石どころか非常に不安定です。

自己肯定感が高い、低いは、「3つの幸福」のうち、どこに含まれるのでしょう？　それはセロトニン的幸福とオキシトシン的幸福の両方です。

まず「心の健康」という意味ではセロトニン的幸福という側面を持ちます。

一方、自己肯定感がどのように養われるかを考えたときに、親子関係、幼少期の人間関係、あるいはその後の交友関係、恋愛関係など、「安定した人間関係」があるか、ないかの影響を大きく受けます。こちらはオキシトシン的幸福です。

自己肯定感が低いひきこもりの青年。家でゲームとアニメ三昧《ざんまい》の生活をして、ある日突然、自己肯定感が高まり「仕事に行きます！」と言い出すことは、ありえないでしょう。

自己肯定感を高めるには、「成功体験」も関係しますが、テレビゲームで100回勝っても、それはたいしたプラスにはなりません。「成功体験」を他の人から褒められたり、賞賛されたりするから、自己イメージが高まり、自己肯定感も高まるのです。

そう考えると、「自己成長したくない人」は、「自己肯定感が低い人」ですから、普通の人以上にチャレンジして、自己肯定感を高めるべきなのです。

「自己肯定感」は、生まれつき決まっているようなものではなく、変化するもので、これからの努力次第で、いくらでも高めることができます。

自己肯定感は幸福度に直結する

自己肯定感と幸福感は密接に関連しています。自己肯定感が高い人ほど幸福を感じやすく、自己肯定感が低い人は幸福を感じにくい。「幸せになりたい！」と本気で思うのなら、自己成長と成功体験で、自己肯定感を高めてほしいのです。

ちなみに、ユニセフによる「先進国の子供の幸福感」調査（世界38ヶ国対象）によると、日本人の子供の「精神的幸福度」は世界ワースト2位です。「精神的幸福度」は、自己肯定感や自殺率などによって評価されます。

内閣府によって行われた満13〜29歳までの、子供と若者を対象にした主要7カ国の調査で、日本人の自己肯定感は、7ヶ国中最低でした。

日本人の子供、若者の自己肯定感は、世界最低水準ということ。自己肯定感が低いのは、「あなた」だけではないので、ご安心ください。日本人の多く（特に若者）の自己肯定感は低いのが普通なのです。

ちなみに、先ほどのユニセフの「子供の幸福度」調査においては、もう1つ注目すべき結果が出ています。日本の「総合順位」は38ヶ国中20位でしたが、**「身体的健康」では、日本は第1位でした。**つまり、いい部分もある。自己肯定感さえ高まれば、日本人の幸福度は大きく高まるのです。そして、あなたの自己肯定感が高まれば、あなたの幸福度も大きく高まるのです。

新しい人との人間関係が自己肯定感を高める

「自己肯定感」はどうすれば高まるのか？　というと、答えはズバリ「安定した人間関係」や「成功体験」です。

今まで愛されたことがない人は、当然、自己肯定感は低い。今、あなたが知っている人との関係性（例えば両親との関係性）が最悪の場合、それを修復するというのは、並大抵ではない。それよりは、あなたを信頼してくれる友人やあなたを愛してくれる恋人を、コンフォートゾーンの外側に探したほうが早いのです。

あるいは、今自分ができることを、当たり前にこなしても、成功体験にはつながりません。「ちょい難」に挑戦して、「プチ成功」することで、成功体験（RPGの経験値）がたまって、自己肯定感（体力や攻撃力）も、少しずつアップしていく。

人生というのは、RPGと非常に似ていますね。

コンフォートゾーンを出てプチ成長していく。コンフォートゾーンを少しずつ広げていくことで、自己肯定感が高まっていく。これは根性論でも精神論でもなく、脳科学的事実です。

「失敗がこわい！」「挑戦したくない！」「自己成長なんか必要ない」という人ほど、実はコンフォートゾーンを出る必要がある。自分の本当の心の問題と向き合い、そこを受容し、克服することで、自己肯定感が高まるからです。

ある意味、自分の「リミッター」（自己成長を阻害していた足かせ）が外れるので、自己成長も爆発的に起こり、一気に人生が変わっていく。私は、そんな人をたくさん見ています。

だからこそ、言いたいのです。

宝物は、コンフォートゾーンの外にある。ちょっとだけ勇気を出せば、その「宝物」は簡単に手に入れることができるのだと。

自己肯定感が低い人は依存症になりやすい

「それでもめんどくさいので、自己肯定感を高めたくないし、自己成長もしたくない」という人もいるでしょう。

しかし、自己肯定感が低いのを放置すると、ドーパミンが暴走して、依存症に陥る危険性があります。

精神医学的に見て、依存症に陥る1つの要因として「自己肯定感の低さ」が指摘されています。

依存症には、3つの種類があります。人間関係の依存（親子、恋人等）、物質への依存（タバコ、アルコール、薬物等）、行動の依存（ギャンブル、買い物、ゲーム、スマホ等）です。

自己肯定感が低いと、自分に自信がないため、自分の感情や本心よりも、他人の意見に大きく影響を受けてしまうようになります。絶えず周囲に注意を払い、緊張感が強い状態におかれます。心が不安定になったり、強いストレスにさらされると、そこから逃《のが》れようと、簡単に手に入る快感や刺激を得やすいものに傾倒しやすく、依存症に陥りやすいのです。

自己肯定感が高い人は、多少のストレスにさらされたとしても動じない。すぐに「お酒」に逃避したり、ギャンブルや買い物など、目先の快楽で誤魔化したりはしないのです。

依存症になりにくい。幸せを感じやすい。この2つの理由から、「自己肯定感」は低いよりも、高いほうがいいのです。

ドーパミン的幸福を手に入れる方法6 与える

「与える人（ギバー）」は成功しない!?

他者貢献、社会貢献をするとうまくいく。だから、「積極的に他者貢献、社会貢献をしよう」と言うと、「自分には、マザー・テレサやイエス・キリストのように献身的な生き方は無理」という意見が返ってきます。

ペンシルベニア大学ウォートン校の心理学教授アダム・グラントによって書かれた世界的ベストセラー『GIVE & TAKE 「与える人」こそ成功する時代』（三笠書房）は、まさしくその問題を扱っています。その結論は、**「人に〝与える〟場合、献身的、自己犠牲的に与えるのではなく、〝自己利益〟を求めていい」**という意外なものです。

グラントによれば、世の中には、3種類の人間がいます。与える人「ギバー（GIVER）」、損得のバランスを考える人「マッチャー（MATCHER）」、受け取る人「テイカー（TAKER）」の3パターンです。この3パターンの中で最も成功する人は、どれだと思いますか？　そして、最も失敗する人は、どれだと思いますか？

成功するギバー、燃え尽きるギバー

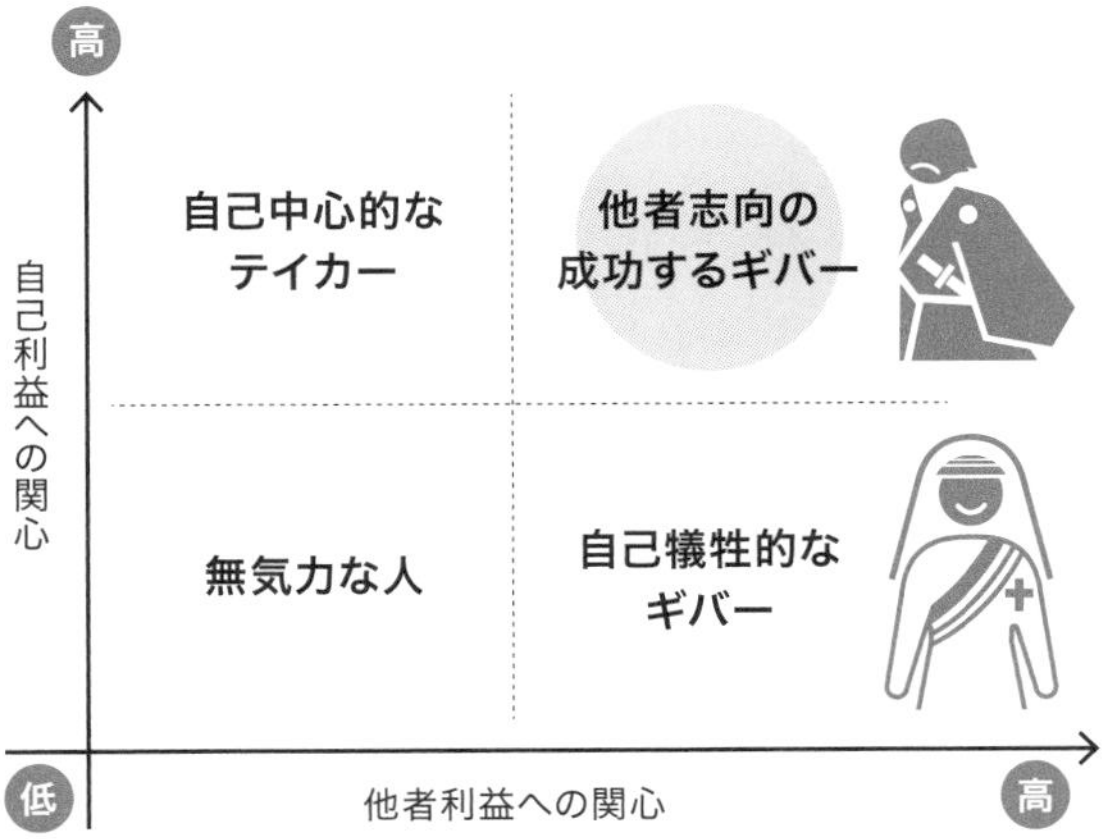

『GIVE&TAKE 「与える人」こそ成功する時代』(アダム・グラント著、楠木建訳、三笠書房)より引用

常識的に考えると、「ギバー」が最も成功し、「テイカー」が最も失敗すると思いますよね?

実際は、最も成功するのが「ギバー」ですが、意外なことに最も失敗するのも「ギバー」なのです。実は、「ギバー」には2種類あって、「成功するギバー」と「燃え尽きるギバー」があるのです。

上の図のように、「自己利益への関心」と「他者利益への関心」で考えたときに、人は4パターンに分けられ、「他者利益への関心が強い人」(ギバー)には、「**自己利益への関心が高い人=他者志向の成功するギバー**」と「**自己利益への関心が低い人=自己犠牲的なギバー**」の2パターンがあるのです。

自己犠牲的なギバー。すなわち、報酬を求めずボランティア精神で、一生懸命、一生懸命、献身的に与え続ける。いわゆる、マザー・テレサやイエス・キリストのイメージ。でも、自己犠牲的な精神でボランティア活動を行うと、ほとんどの人は精神的に燃え尽きてしまうのです。

何年もひたすら与え続けるということは、普通の人にはできません。精神的に疲弊し、ヘロヘロになって、結局、途中でやめてしまう。これが、失敗するギバーです。

自己犠牲的な他者貢献はやめなさい!

では、成功するギバー、すなわち「他者志向の成功するギバー」とはどういうものでしょうか?　**与えて、与えて、得をする。受け取るより多くを与えても、決して自分の利益は見失わないのが、「他者志向の成功するギバー」**。

私のイメージで最も近いのは、坂本龍馬《りょうま》です。「日本を変える!」ために奔走し、近代日本の幕開けに大きな功績を残した英雄として知られますが、土佐藩を脱藩したとき龍馬は無職。先立つものがなかったため、亀山社中や海援隊を組織します。これらは日本の株式会社の先駆けとも言われますが、貿易などで資金を得ながら、船や武器を購入し私設軍隊を作り影響力を強めていたのです。つまり、「日本を変える!」という政治活動(ボランティア活動)を「お金を稼ぐ」という経済活動で支えていたわけです。

多くの人は、ボランティア、他者貢献というと、「自分のお金を持ち出す」「私財をなげうって」というイメージでしょうが、それでは大きな活動にはつながらないし、燃えつきるのは当然です。

ギブで利益を得ていい!

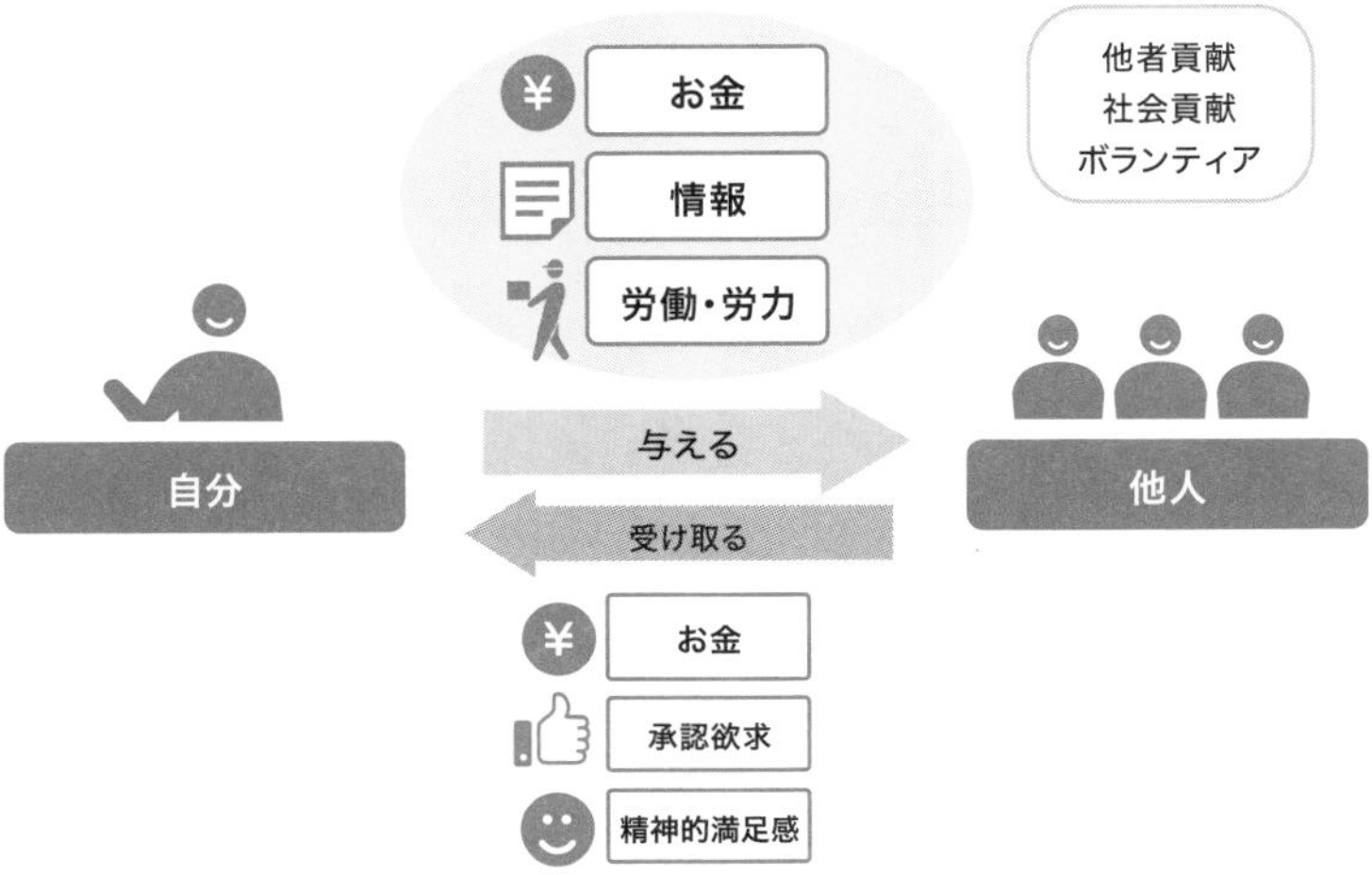

例えば、NPO法人というものがありますが、社会貢献の活動をするにしても、「活動資金」や「スタッフ」の給料も必要です。目的としては「社会貢献」でも、日本中、世界中に広げる活動をするには、活動資金を得ながら活動していかなければ回らないのです。

ギブで人に与えるのは、必ずしも「お金」に限らず、「情報」（人に情報や知識を教えてあげる）、「労働／労力」など、いろいろなパターンがあります。東日本大震災のときに「義援金」という形で「お金」で援助した人もいれば、支援物資という「物」で援助した人もいたし、実際に東北まで行って瓦礫《がれき》撤去のボランティアに参加した、つまり「労力」で援助した人もいます。**いろいろな与え方があっていい**のです。

また、ギブの結果受け取る「自己利益」は、「お金」以外にも、「ありがとう」という言葉をかけてもらってうれしいという「満足感」や、「達成感」「承認欲求」など、精神的な「見返り」も含まれます。

他者貢献、ボランティア活動において、「対価」「自己利益」を受け取っていい。それを受け取らず、完全に「自己犠牲」で行うと、「成功」するどころか、すぐに燃え尽きてしまいます。

燃え尽きない与え方がある

『ＧＩＶＥ ＆ ＴＡＫＥ』には「燃え尽きない与え方」として３つの方法が書かれていますので、それを紹介します。

（１）人助けは「まとめてやる」

毎日１つずつ与えるよりも、１日に5日分まとめて与える。あとの4日間は何もしない。このように「まとめて与える」ほうが、精神的に楽であり、長く続けやすいのです。

「毎日毎日、ボランティア活動を続ける」のは大変ですが、「週末１日だけをボランティア活動の日にして、何かをする」という方法なら楽というわけです。

（２）１００時間ルール

「１ヶ月で１００時間だけボランティア活動をする」のように、自分でルールや上限を設ける。無制限で行うと、かなりのストレスになるのです。制限があると、限られた時間で一生懸命やろう、と意欲も湧いてくるでしょう。

（3）周囲からサポートを受ける

ボランティア活動や他者貢献は、1人で頑張りすぎない。困っていること、悩んでいることは、経験の多い人に相談し、サポートを受けたり、アドバイスをもらうことも大切です。

自分1人で頑張る人は、燃え尽きやすいのです。

「人に与える」「ギバーになる」と聞くと、ものすごく大変そうで、「自分なんかにはとうていできない」と思うかもしれません。でも、他者貢献でも「自己利益」や「報酬」を得ていいのです。

無制限ではなく、時間などの制限を決めながら行う。自分のできる範囲から行っていけばいい。そのように敷居を下げると、できそうな気がしませんか？

ドーパミン的幸福を得る方法7
天職を見つける

天職を見つけると幸福になれる脳科学的理由

「人生にとって一番の幸福とは何か？　それは自分の天職を知って、これを実行に移すことである」

キリスト教思想家、内村鑑三は、そう語っています。

なぜ、「天職」を見つけると幸福になれるのか？　それは、「自己実現」と「社会貢献」が一致するからです。

仕事は、ライスワーク、ライクワーク、ライフワークの3つに分類するとわかりやすくなります。

ライスワークとは、「自分の生活のための仕事」、すなわち給料を稼いで生きていくための仕事です。その仕事があまり好きでなかったとしても、生活のためには働かなくてはいけません。

ライクワークとは、「適職」です。「その仕事が好き」「その仕事が自分に向いている」「ストレスなく楽しく働ける」仕事です。ただ、その仕事が自分にとってベストの仕事なのかという

天職とは？

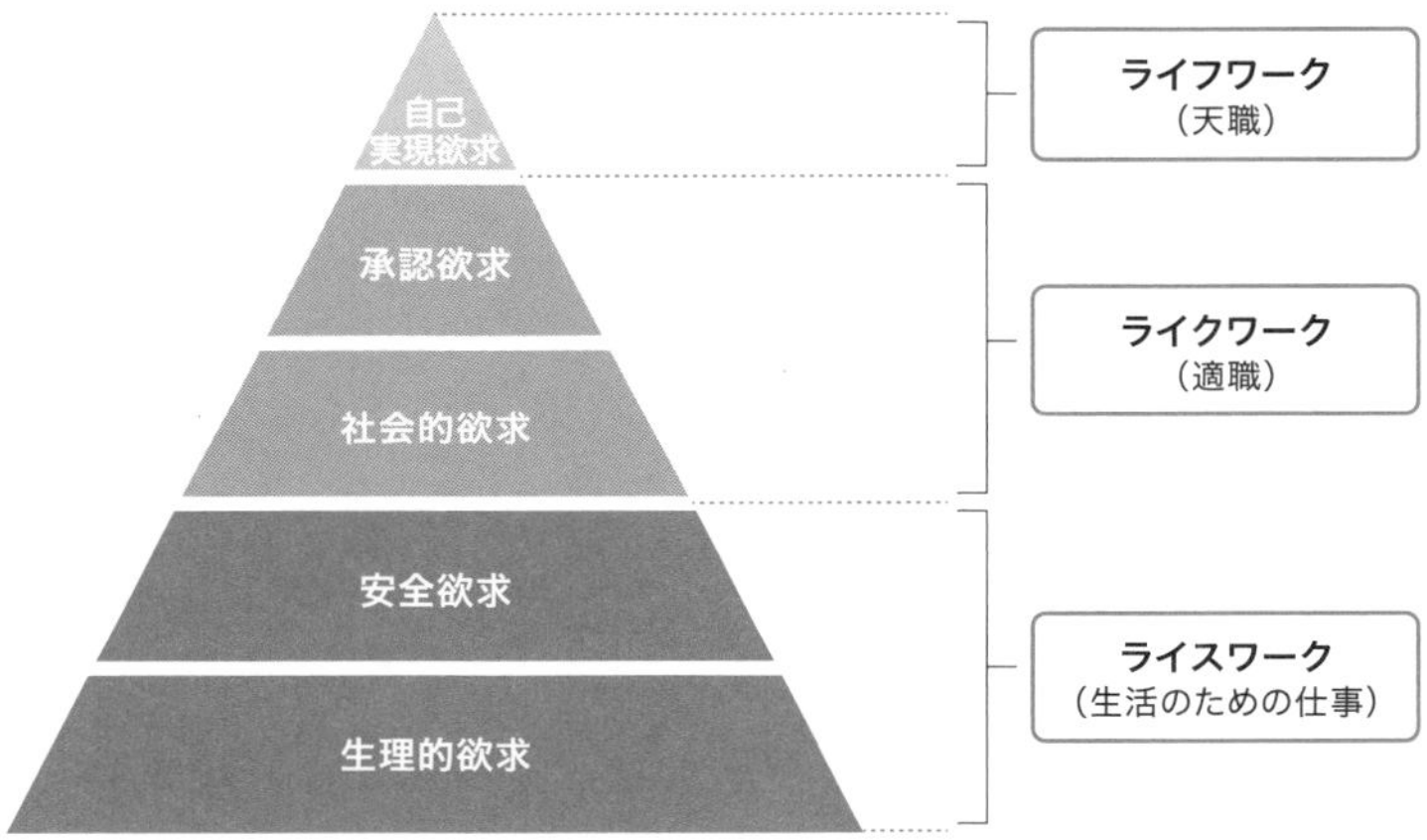

マズローの欲求5段階説と仕事

と、そこまではいかないかもしれません。

ライフワークは、「天職」。自分は「その仕事をするために生まれてきた」と思える仕事。その仕事をすることで、毎日が充実して、満足感、達成感にあふれた状態です。

また、仕事には2つの側面があります。

「お金を稼ぐ」「仕事で認められる、評価される」「昇進、昇級する」といった「自己実現」のドーパミン的幸福の側面。

そして、仕事を通して「人の役に立つ」「他者貢献」「社会貢献」というオキシトシン的幸福の側面です。

天職というのは、「自己実現」と「社会貢献」が一致した状態。自分は「社会に貢献している」「人のため、世の中のため、役に立っている」という実感や情熱が、仕事のモチベーションを大きく高めるし、結果として生産性を上げ、大きな結果につながっていきます。

「楽しい」と全てがうまくいく

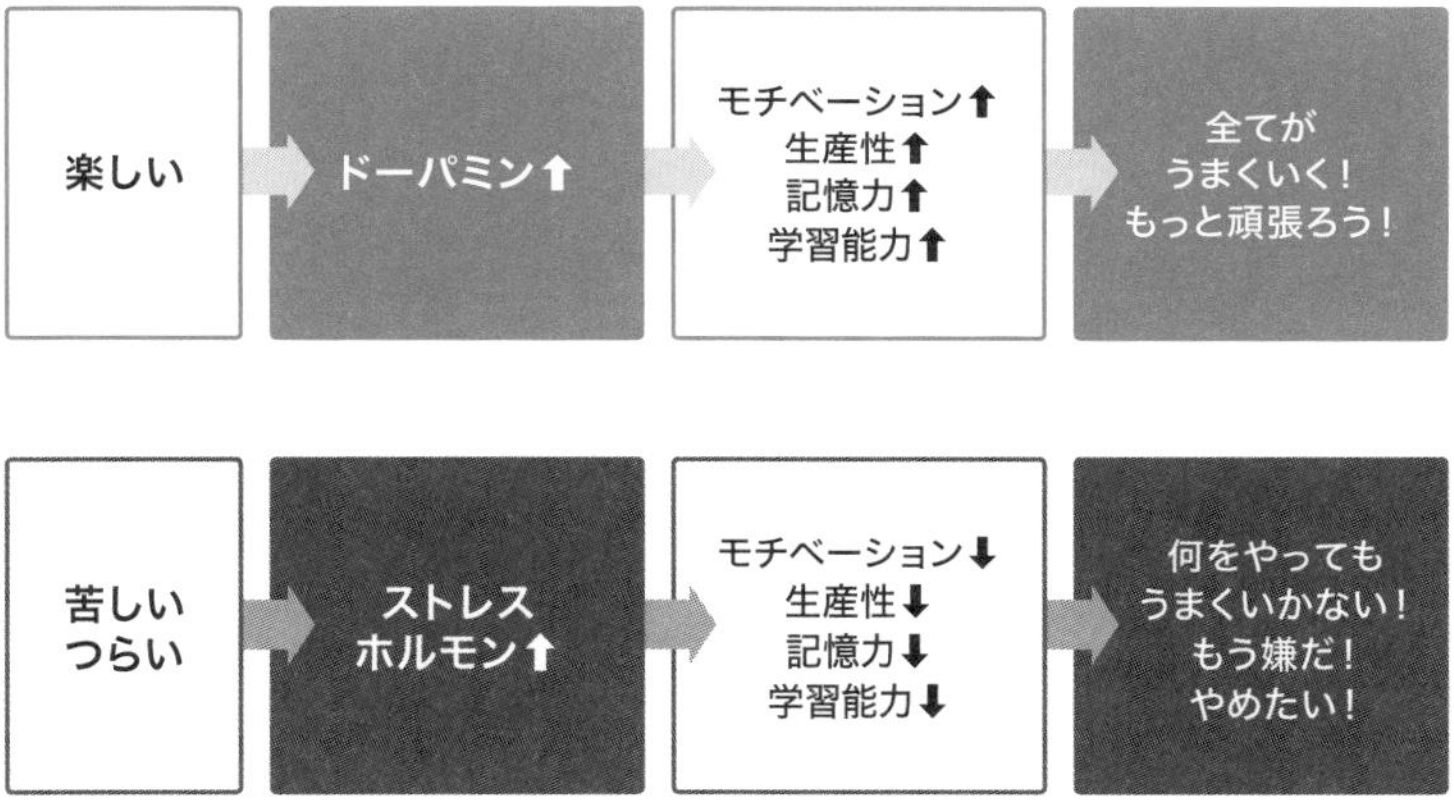

「楽しい」人が成功する

仕事をするときに「楽しい」と思う人は、ドーパミンが出ます。ドーパミンが出ると、モチベーションが高まり、仕事の生産性が上がり、記憶力、学習能力がアップします。つまり、仕事がものすごくうまくいく。やればやるだけ結果が出ます。

一方、仕事をするときに「苦しい」「つらい」と思う人は、コルチゾールなどのストレスホルモンが出ます。ストレスホルモンが出ると、モチベーションは下がり、仕事の生産性も下がる。記憶力、学習能力も下がります。つまり、何をやってもうまくいかない状態になります。「苦しい」「つらい」が余計にひどくなり、さらにストレスが増えます。

同じ仕事を同じ時間やっているのに、「楽しい」と思うか「つらい」と思うかによって、何倍も結果は違ってくるのです。ですから、「楽しい」と思ってできる「ライクワーク」や「ライフワーク」に取り組むことは、成功の第一歩です。

仕事が楽しければ、人生が楽しくなる

人は、1日8~9時間、場合によってはそれ以上働きます。睡眠時間を除くと、1日の半分かそれ以上の仕事をしている。人生において、最も多くの時間を費やすのが「仕事の時間」です。

仕事をしている間、「楽しい」「充実している」「やりがいがある」と感じられる人は幸せであり、「苦しい」「こんな仕事したくない」「早く辞めたい」と日々感じながら仕事をしている人は、幸せとは言いがたい。

あなたが日々取り組んでいる「仕事」の、楽しさ、満足度、充実度が、そのまま人生の幸せにつながるといっても過言ではありません。

「ライスワークではあるけども、アフター5は趣味や自分の好きなことをして楽しく過ごす」という生き方もありますが、できれば「仕事時間」を楽しく充実して過ごせたほうがいいのです。

とはいえ、いきなり最初に就職した会社や職場が「天職だ!」と言える人は少ないでしょう。

また、「自分にどんな仕事が向くのか?」「どんな仕事をしているときに楽しいのか?」は、実際に働いてみない限りわからないものです。

ライスワークからスタートして、ライクワークにステップアップし、最終的にライフワーク（天職）に巡り会うことができれば、あなたの幸福度は大きくアップすることは間違いありません。

そのためには、「自分にどんな仕事が向くのか？」「どんな仕事をしているときに楽しいのか？」という自己観察が不可欠。「興味」「楽しい」のアンテナを立て、コンフォートゾーンから出るチャレンジの姿勢を忘れないでください。

私が「精神科医+α」の天職を見つけるまで

テイカーだった私が変わったら…

恥ずかしながら、10年前の自分を思い出すと、間違いなく「テイカー」でした。2011年、初めてのビジネス書『精神科医が教える1億稼ぐ人の心理戦術』（中経出版）を出した頃は、会う人、会う人に「紹介してください」「買ってください」ばかりを言っていました。今考えると、なんと恥ずかしいことでしょう。初対面の人、それほど親しくもない人の本をいきなり買うでしょうか。そして、その本を紹介してくれるでしょうか。するはずがないのです。

その後、自己啓発本やビジネス書をたくさん読んで勉強するうちに、「他者貢献」の重要性を学びます。「本を紹介してほしい」のなら、まず自分から紹介すべきなのです。そこで、出会う人、出会う人の本を、私のメルマガで紹介しはじめました。特に見返りはありません。「人にお勧めできるいい本」であることは最低限ですが、ご縁をいただいた作家仲間の本は、必ず紹介するようにしました。

そうすると、不思議なことに、自分が新刊を出したときに、みんなが自然と応援してくれるようになったのです。お願いのメールなどを送らなくても、自発的に紹介してくれるのです。

心理学でいうところの「返報性の法則」です。「人に何かをしてもらうと、それをお返ししたくなる心理」が、「返報性の法則」。自分で「他人を応援する」ことを数年続けて、ようやく自分も応援されるようになった。「返報性の法則」って、本当だったんだ！　とつくづく思います。

「人に与えても、ちっとも返ってこない」と思っている人も多いでしょう。そういう人はもしかしたら、早く結果を求めすぎているのかもしれません。

実際に私は、人にご飯をおごってあげたり、応援したり、「与える」ということを実験的に行い、「返報性の法則」を検証してみました。

その結果、「与えた」ものが返ってくるのに必要な期間は、「3年」という結果が出ました。もちろん、3ヶ月で返してくれる人もいるし、半年で返してくれる人もいます。しかし、3年くらい与え続けると、多くの人が何倍にもして返してくれる、という印象です。

「与える、与える、受け取る」という話をしましたが、「与える、与える、与える」を3年続けると、3年後に数倍になって返ってくるイメージ。つまり、3ヶ月だけ、「与える、与える、与える」をしたところで、ほとんど返ってこないということです。

「他者貢献で成功する」と聞いて、とりあえず「与える」ことを始める人もいるでしょうが、多くの人は3ヶ月か半年でやめてしまいます。

ブドウの樹を植えても、ブドウの実がなるまでに3年はかかります。そして、おいしいワインを作るためには、5年以上かかると言います。ブドウの樹を植えて1年目では、ワイン用のブドウを収穫できないのです。おいしい実がなるには、何年もの時間がかかる。人に「与える」のも、ブドウの実と同じで、時間をかけてじっくりと世話をしていかないと、「受け取る」ことはできないのです。

「人に与える」ということは簡単ではありません。しかし、それを3年続けると、間違いなく周囲の人たちの自分を見る目や態度がガラッと変わってきます。石の上にも3年。是非、「与える」ことを3年、続けてほしいと思います。

天職は近くにあった

私の場合、「精神科医」という仕事はなりたかった職業でしたが、実際に病院に勤務して、毎日診察するというのは、ハードワークでストレスも多いものでした。今は、「精神科医」の知識経験を活かして、情報発信（出版やインターネット）によるメンタル疾患の予防をしています。これは、自分にとって「天職」だと実感しますし、本を書いている1分、1秒や、YouTube動画を撮影している一瞬、一瞬が楽しくてしょうがありません。

それは、「書くこと」「話すこと」というアウトプットを自分が好きであるという「適性」にマッチしているから。さらに自分の本が読まれ、動画が見られることで、「病気の予防」の知識が広がり、メンタル疾患や身体疾患になる人が1人でも減っていくこと（社会貢献）を実感するからです。

精神科医の知識、経験を使って、「診察」をするのか「情報発信」をするのか。「天職を見つける」というのは、全く違った業種や会社に転職することだと思っている人もいるでしょう。しかし、私のように知識や経験のベースが変わらなくても、「ワークスタイル」や「やること」が少し変わるだけで、「適職」が「天職」に変わることもあります。「天職」は、すごく遠くにあるのではなく、意外とあなたの近くにあるのです。

第6章　まとめ

1 お金や物に感謝する
2 制限する
3 自己成長する（インプット&アウトプット）
4 チャレンジする（コンフォートゾーンを出る）
5 「ワクワクする」ことをする
6 与える（ギバーになる）
7 天職を見つける

第7章
人生が変わる「お金」「遊び」「食」の習慣

何より大事なのは、人生を楽しむこと。幸せを感じること、それだけです。

オードリー・ヘップバーン

幸せになる「お金」の使い方

欲とうまく付き合えるかで人生は決まる

「金銭欲」「物欲」「食欲」などには、あまりいいイメージがないかもしれません。これらは、暴走しやすいドーパミン的欲求だからです。

しかし、多くの人は「お金持ちになりたい」「欲しいものを手に入れたい」「おいしいものを食べたい」と思っているはず。そして、それらは手に入るのです。

ここまで、セロトニン、オキシトシン、ドーパミンと3つの幸福について詳しく学びました。暴走しやすいドーパミン的欲求も、オキシトシン、セロトニンと掛け合わせる（組み合わせる）ことで、上手にコントロールできるようになる。あなたが欲しいものを手に入れることができる。そしてその幸福は、簡単には減じない。そんな、「欲望」をコントロールして幸せになる方法をさらに具体的にお伝えします。

「幸せとは何ですか？」

そう質問をした場合、「お金」と答える人は多いでしょう。しかし残念なことに、お金持ちになっても幸福度はさほど高まらない。

つまり、「お金持ちになっても幸せにはならない」というのが、多くの幸福心理学の研究が示す現実です。

では、「お金」は必要ないのか？　と言えば、あったほうがいいに決まっています。

私の経験も紹介しながら、幸せになるお金の「考え方」「使い方」の10大原則をお伝えします。

お金で幸せになる考え方1　稼ぐ人ではなく「使い方」が上手な人が幸せになれる

最初にハッキリ言いますが、「お金をたくさん稼げば幸せになれる」は間違いです。

お金の「所持量」が多いほど幸せになるのではなく、「使い方」が上手な人がお金で幸せになれるのです。つまり、給料や貯金が少なくても、上手にお金を使えば幸せになれる。年収が高く、貯金が多くても、「使い方」が下手な人は幸せにはなれません。

お金の「所持量」は、単なる数字（パラメーター）、つまりドーパミン的幸福の最たる例ですから、その喜びは瞬時に劣化するのです。お金は上手に使うことで、今この一瞬の「満足」「喜び」、つまり「BEの幸福」を手に入れることができます。

ほとんどの人は「お金を稼ぐ」「お金を増やす」ことに注力しますが、「お金の使い方」には無頓着。それが、お金で幸せになれない理由なのです。

正しいお金の使い方さえすれば、誰でも、そして今から、幸せになれます。

お金で幸せになる考え方2

一番無駄なお金の使い方は「貯金」

「貯金」は、「パラメーター増やし」なので、数字が増えていくたびに「喜び」を感じますが、それは虚像。一瞬の満足感であって、すぐに「もっと」増やさないと満足できなくなります。

少ない月収から、毎月3万円ずつ貯金し、3年で100万円を貯金した、という人はいると思います。でももし、あなたが50歳になったときに、月収100万円の収入が確定していたとしたらどうでしょう。20代のあなたは、それでも生活を切り詰めて、毎月3万円ずつ貯めて、「100万円」を貯金しますか？　多分、しないはずです。

何が言いたいかと言えば、「貯金する」というのは、「未来の自分を信じていない」という意味なのです。「未来の自分」を信じられないし、「今の自分」も信じていないわけです。自分を信じられないので、「自己投資」も「チャレンジ」もしない。それでは、今以上に幸せになることは、無理ではないでしょうか？

お金で幸せになる考え方3

最も効果的なお金の使い方は「自己投資」

私は、大学生の頃から、毎月20冊以上の本を読んできました。ただ、「読書」が好きだから。自分の「好奇心」に従って、ただ「楽しい」から本を読み続けてきました。毎月3～5万円は本代に投資していますが、その投資は今、１００倍以上になって還《かえ》ってきています。

私が年に何冊も本を書けるのは、今までの「読書」の蓄積があるから。私の脳の中には、数千冊分の「脳内図書館」が構築されていて、それはかけがえのない財産です。私が本を出版し、情報発信をして、そこそこ活躍できているのは、**20代、30代に読んだ本が全て基礎になっています。**

「株」や「金融商品」を買っても暴落するかもしれませんが、「自分」という商品は、「自己成長」し続ける限り、暴落することはありません。その価値を「高める」も「低める」も、全て自分の行動しだいであり、自分が全権を握っています。

経済動向や社会的な大事件によって暴落する「株」や「金融商品」と比べて、最も安全で、確実でコントロール可能な投資先。それが「自分」です。

お金で幸せになる考え方４　**「物」ではなく「経験」を買え！**

「物を買うよりも、経験を買ったほうが、幸福度は長続きしやすい」——幸福研究でそう明らかになっています。これには、私も全く同感です。

実際、私は「物」に全く興味がありません。「情報」「知識」「体験」「経験」を得ることに、大きな価値を感じます。なぜならば、「経験を買う」ことは、結果として「自己投資」につながるからです。

なので「おいしいものを食べること」や「海外旅行（未知の体験）」がものすごく楽しいし、圧倒的な幸福感を感じます。**「物」は蓄積されると「邪魔」にしかなりませんが、「経験」は蓄積されると、強力な「武器」になります。**

「今日、楽しい！」が365日、10年、50年続くことが「幸せな人生」ですから、日々の生活の中に「楽しい経験」をちりばめていけば、誰でも幸せになれます。

「おいしいものを食べる」「おもしろい映画、アニメを観る」「下町の商店街を散歩する」「読書する」。経験を買うといっても、何万円もかかるものではないのです。

お金で幸せになる考え方5 「お金」ではなく、「人」と向き合う

私の本が1万部重版されました！　すごくうれしいです。それは、1万部分の印税が入るからうれしいのかというと、そうではありません。

増刷されるというのは、**「たくさんの人に読んでもらっている」ということを意味します。**

つまり、うれしいのは「感謝」の喜び。あるいは、私の本を読んで健康になる人が増えている、「社会貢献」できている、という喜びです。

つまり、「重版されてうれしい！」は、「オキシトシン的幸福が9、ドーパミン的幸福が1」くらいです。なので、その幸福感は劣化しづらく、ハッピーな気持ちで、集中して次の本を執筆できる。結果として、次の本も「たくさんの人に読まれる」という連鎖が起こります。

「お金を稼ぐ」ことが目的ではなく、「人の役に立つ」ことを目的にする。そうすると、不思議なくらい、後からお金がついてきます。

ところが、多くの人は「お金」を目的として行動してしまいがちです。「お金」を目的とすると、「自分だけ稼げればいい」という「クレクレ星人」になり、人からそっぽを向かれたり、人にだまされたりする。「お金」を求めるほど、「お金」を失います。

だからこそ**「お金」ではなく、「人」と向き合うこと**です。「人の役に立つ」ことをどれだけできるのか？　そもそも、自分は人の役に立っているのか？　何をすると人の役に立てるのか？　「お金」ファーストではなく、「人」ファーストに切り替わると、本当にお金の流れは変わります。

お金で幸せになる考え方6　お金で買えるのは、「幸福」ではなく「安心」

お金持ちになっても幸福になれない。そんなの嘘だ！　お金があれば何でも買えるし、絶対に幸せになれるはずだ――そうあなたは思っているかもしれません。

「お金」によって得られるのは、「幸福」ではなく「安心」です。あるいは、「快適」「楽」。貯金がたくさんあれば、老後の心配はしなくていいし、自分が病気で倒れても家族を養うことができる。では、それが「幸福」なのかというと、そうではないのです。

「幸せ」を「マイナス10」から「プラス10」で評価すれば、幸福度が「マイナス8」や「マイナス6」の人は、お金を手に入れることで幸福度を「0」まで持っていくことはできます。「将来の不安」や「将来の心配」はお金で解消できるものが多いからです。

では、お金持ちになると、幸福度がいきなり「9」や「10」になるかというと、ならないと思います。なぜならば、「つながり」や「健康」は、お金だけではなく、自分の努力、行動がないと手には入らないからです。

「お金」があれば、「安心」が手に入るし、「やりたいこと」を実行しやすくなります。いわば「新幹線のチケット」のようなもので、人生のスピードがアップします。しかし、「新幹線のチケット」を10枚持っていても、新幹線に乗らなければ宝の持ち腐れです。

お金で幸せになる考え方7 とりあえず、年収800万円を目指せ！

「お金」を手に入れても、「他者貢献の幸福」「他者からの承認」「幸せな家族」「自己成長」「自己実現」「健康」は簡単には手に入りません。そのことは、「お金」を手に入れた後で、初めて理解できるのです。

そして、「他者貢献の幸福」「他者からの承認」「幸せな家族」「自己成長」「自己実現」「健康」は、別に「お金がなくても目指すことができた」ということにも気付くのです。

お金がない人は、「お金持ちになれば幸せになれる」という観念に、どうしてもとらわれるので、「本当に大切な幸福」（青い鳥）に気が付きません。「他者貢献が重要」と自分の生活が一杯一杯の人に言っても、「何を言っているんだ」と反論されるだけです。

ですから、ある程度の「お金」「収入」を目指すのは、いいことだと思います。

年収800万円を超えると、お金による幸せは逓減する。言い換えると、「年収800万円までは、お金を稼げば稼ぐほど幸せになれる」ということですから、とりあえず年収800万円くらいまでは、「お金」を目標にして頑張るのは、とてもいいことだと思います。

そして、年収800万円を超えたら何が起きるのか？　「他者貢献の幸福」「他者からの承認」「幸せな家族」「自己成長」「自己実現」など、今の自分が持っていない幸福の重要性に気付くのです。

「自分だけで精一杯」の状態から、「自分だけではなく、他人を幸せにする」という視点が生まれる。これは、言うなれば「人生の第2章」「RPG第2幕」です。

お金で幸せになる考え方8
お金をセロトニン的幸福、オキシトシン的幸福に再投資する

何度も繰り返している通り、本書で言いたいのは、最初にドーパミン的幸福を目指すな、ということ。セロトニン的幸福、オキシトシン的幸福を盤石にして、基盤をしっかり築きながら、ドーパミン的幸福を目指そうということ。

あなたがある程度お金が得られるようになってきたなら、そのお金はセロトニン的幸福と、オキシトシン的幸福のために使うべきです。「ドーパミンの高層ビル」を建設するためには、

しっかりとした「土台」が必須です。

本当に、これを間違える人が多い。お金もあり社会的成功もしているのに、睡眠を削って、休養も削って、病気で倒れる人がいます。

お金持ちになると、必然的に「クレクレ星人」が集まってきます。誰と付き合うのか――あなたにとって「大切な人」は、本当に誰なのか――を見極めないと、騙されたり、詐欺にあったり、おかしな事件に巻き込まれたりします。

第1章で、「セロトニン的幸福→オキシトシン的幸福→ドーパミン的幸福」の順に目指せと言いましたが、**ドーパミン的幸福がある程度得られたなら、最初に戻ります。**

もう一度「健康」を見直し、「つながり」を見直し、幸福の基盤をゆるぎないものにしながら、さらに「仕事」を頑張っていく。得られたお金を、セロトニン的幸福、オキシトシン的幸福に再投資することで、お金の循環、幸福の循環は大きく拡大していくのです。

お金で幸せになる考え方9　お金で「時間」を買う

1日は24時間しかありません。貧乏な人も大富豪でも、時間だけは平等なはず。しかし実際は違います。お金があると「時間」を買うことができるのです。

自分にとって面倒な仕事や苦手な仕事、やりたくないことは、全て「外注」に出せば、実質的に「時間」を買うことができます。得られた時間を、あなたの「得意な分野」に注ぐことで成功のスピードは加速し、より大きな「成功」や「お金」を得ることができます。

しかし、この「お金で時間を買う」のが不得意な人が多い。私の友人の経営者を見ても、「それ、社長みずからやる仕事じゃないよね」ということを、わざわざご本人がやっていたりする。

かくいう私も、外注が苦手でした。10年前は、「講演会の入金チェック」「領収書の整理」を自分でやっていましたから。今は、面倒な仕事は、全て外注秘書に委託していますので、私は「雑務」「雑事」から解放され、「本の執筆」と「情報発信」に集中できる。結局、よりよい本が書けるし、よりよい情報を大量に配信できるという、成功スパイラルが回るのです。

家事が苦手であれば、家事代行サービスもあります。世の中、ほとんどの雑用は外注できます。「時間」は、成功のための特急券です。その大切な大切な時間が、「お金」で手に入るわけですから、「お金で時間を買う」は、最も有意義なお金の使い方の1つです。

お金で幸せになる考え方10 お金について学ぶ

「お金のない人」と「お金持ちの人」の最大の差は何でしょう?

それは、「お金持ちの人」はお金に詳しいこと。一方で、「お金のない人」はお金についてあまりにも知らなすぎる。つまり、「お金の情報弱者」は、絶対にお金持ちにはなれません。

先日、閉店間際のスーパーで、半額になったオニギリとサンドイッチを5、6個まとめ買いをしている人がいました。その人は、なんと現金払い。また、その店のポイントカードすら出さなかったのです。ポイントカードを出せばポイントがつくし、無料でポイントカードは作れる。キャッシュレス決済を使えば、そこでもポイントがつく。1円、10円を節約したいのなら、簡単にできることはたくさんあるのに、おそらくそういう「お得な仕組み」自体を知らないのでしょう。

「お金持ちになりたい！」「もっとお金が欲しい！」と言う人にかぎって、お金についてなんの知識もなくてビックリします。本屋さんに行けば、「マネー」関係の本は何百冊も出ています。自分に合ったお金の稼ぎ方、増やし方の方法が必ずあるはず。そこをきちんと勉強するのか、しないのか。

あなたの「お金についての正しい知識」が増えるほど、あなたのお金が増えることは間違いありません。

お金は、ドーパミン的幸福の最も典型的なものです。そして、最も「逓減しやすい幸福」が「お金」です。しかし、何度も言うように、「感謝」や「他者貢献」と組み合わせることで、幸福の逓減は防げる。

お金は、その使い方次第で、間違いなく私たちを幸せにしてくれるし、使い方を間違えると「不幸」になる原因にもなります。幸せになる上手なお金の使い方を、してほしいと思います。

「もっと」の暴走を防ぐ！幸せになる「物欲」の使い方

「物を買う」は、素晴らしい行為

「物欲」という言葉。物へのこだわりが強そうで、非常にネガティブな響きがあります。

しかし、私は「物欲」は悪くないと思います。**「金銭欲」よりは、「物欲」のほうが健全だからです。**

お金とは、通貨です。つまり、「物々交換」を効果的に行う道具にすぎません。

「あなたに1億円を差し上げます。ただし、その1億円は使ってはいけません」と言われて、あなたはうれしいですか？　全くうれしくないはずです。

お金は、使って初めて価値が出る。お金を「物」や「経験」に変えることで、初めて現実的な「喜び」「楽しみ」「幸福」が発生するのです。

言われてみると当たり前ですが、多くの人は「銀行預金の残高」を増やすことに執心しています。銀行口座の残高が増えてうれしい！　もっと残高を増やしたい。日常生活で節約して、我慢してでも、もっと貯金を増やそう。「もっと、もっと」ということで、**「貯金大好き病」**に

なったら、ドーパミンの「もっともっと病」をすでに発病しているのです。

最初は「貯金100万円」で大喜びできますが、やがて「貯金300万円」でも満足できず、「貯金1000万円」でも満足できない。これだけ汗水たらして、節約したり、我慢したりしながらお金を貯めても、ちっとも満足しないし、幸せにもなっていない。10年、20年たってようやく気付くでしょう。貯金なんかしないで、欲しいものを買っておけばよかった、と。

「アリとキリギリス」という童話がありますが、私は「キリギリス」的な生き方を圧倒的に推奨します。無理と我慢を続けて貯金額を増やすより、お金を楽しんで使いながら毎日を謳歌《おうか》したほうが、楽しい人生になるのではないでしょうか？

お金は使って初めて価値が出ます。お金は、使わないと損なのです。

ですから、「お金を使う」「物を買う」「お金を払ってサービスを受ける」ことは、「幸せ」になるために、必要な行為なのです。

お金の使い方で「幸福」か「不幸」かが決まると言いましたが、同様に物も買い方、使い方で「幸福」か「不幸」かが決まります。

物欲で不幸になる人の特徴

「物」を買うことで、人は幸せになる。一方で、物欲に支配されて不幸になる人もたくさんいます。その典型的な例が、「買い物依存症」です。物欲で不幸になる人の特徴を4つまとめてみました。

（1）みんなが持っているから買ってみた

この場合は、「自分も所有する」ことが購入の目的ですから、買った瞬間は「うれしい！」ですが、その喜びは何日も持続しないでしょう。

（2）流行しているので、とりあえず買ってみた

この場合は、流行している間は、「自分も流行にのっている」という満足感が得られますが、流行が終わった後にその洋服を着ることはないはずです。

『ファクトフルネス』という本がベストセラーになっているので買ってみたが、分厚すぎて全く読めなかった、という人も多いはず。

「流行」で物を買う人は、買った瞬間に目的を達成するので、その服を着たり、その本を読みもしない。なんという無駄な買い物でしょう。

（3）衝動的に買ってしまった

その服を見た瞬間に「これ欲しい！」と衝動買いをしてしまう。一度、着てみるものの、自分には全く似合っていないことに気付き、「二度と着ない」という。

バーゲンセールに行って、自分の好きなブランドの洋服が70％オフという超特価。その瞬間は、「買わなきゃ損！」と思うものの、バーゲン品なのでデザインも限られていて、「自分に本当に似合う服」でないのに買ってしまう。やはり、１度着たら２度と着ないというパターン

になります。

（4）本当に欲しい物を買っていない

（1）〜（3）の全てに当てはまることですが、自分が本当に欲しい物を買っていない、ということが多いのです。「他人の価値観」「流行」「みんなが持っている」のは、あなたの「本心」とは何の関係もない。「心から本当に欲しい物」が手に入れば、それには満足もするし、幸せにもなります。その商品、あなたは「本当に欲しい」ですか？

幸福になる物欲の使い方がある

物欲をどのようにコントロールすれば幸せになるのか。それは、幸せになる物の買い方とも言えます。私たちは、毎日、物を買っていますから、「幸福になる物欲の使い方」「幸せになる物の買い方」がわかれば、日々の幸福度を大きくアップさせることが可能です。

幸せになる物欲の使い方1　「マインドフルネス物欲」を利用する

「今でしょ！」の決め台詞《ぜりふ》で有名となった予備校講師、林修先生。林先生がテレビ番組『情熱大陸』に出ていたときに、印象深い場面がありました。

林先生の趣味は、なんと「靴磨き」。暇があれば靴を磨いている。靴を磨いていると心が落ち着くそうです。あるいは、別の番組では「歯を磨いて、靴を磨いて、爪を磨いて、男を磨く！」とも語っています。

靴を磨けば、靴は長持ちします。つまり、靴という「物」への愛着、愛情が靴磨き。靴や洋服、ファッションというのは、「見た目」に大きく影響を与えます。非言語的コミュニケーションの1つであり、他者とのコミュニケーションでもあります。

ぼろい靴を履いていると、「それなりの人」に見られてしまう。ピカピカの靴を履いている人は、見た目がカッコイイだけではなく、細部まで気の届く人というポジティブな印象や「仕事ができる人」という印象を与えます。つまり、**「靴磨き」によって、「つながり」「交流」が促進され、オキシトシン的幸福を増やしてくれる**、というわけです。

「靴」など「物」へ感謝する気持ちのある人は、当然、人間にも感謝の気持ちを忘れないはず。「物を手入れする」「物を大切に使う」というのは、物への親切。オキシトシン的幸福につながる行為と言えます。

さらに一心不乱に靴を磨く、靴磨きに没入することで、落ち着いた気分になる。リラックスできて、気分転換になる。靴磨きの反復動作は、「リズム運動」であり、セロトニンを活性化させているはず。**つまり、「靴磨き」を通して、セロトニン的幸福が得られているのです。**

「今、ここ！」に集中することで、リラックスが得られる。これこそが「マインドフルネス」であり、「物」を通してマインドフルネスを実現していくのが「マインドフルネス物欲」です。

司会者、マルチタレントとして大活躍の林先生ですが、その成功の秘密は、「靴磨き」というマインドフルネス物欲によって、ドーパミン、オキシトシン、セロトニンをバランスよく活性化していたわけです。まさに「今でしょ！」の林先生ならではのエピソードです。

最高のアウトプットは最高と思えるノートから

「今、それを使っているだけで幸せ」。これこそ、「マインドフルネス物欲」です（セロトニン的幸福）。

さらに、**「そこにいる、あるだけで幸せ」**。こちらはまさしくオキシトシン的幸福なので、逓減、劣化しません。

つまり、その物を大切に使い続けるだけで幸せになれるわけですから、極めて簡単に幸せを手に入れることができるのです。

そんな「使っているだけで幸せ」といえる私の逸品の1つが「MDノート」（ミドリカンパニー）です。

今から、7、8年前。「効率的にノートをとりたい。ノート術を極めたい」と思い、都内でも文房具の品揃えが最も豊富な文房具店に足を運び、そこで売られている全てのノートをチェックしました。ノートと言えば、B5サイズが主流なのですが、B5サイズは私にとっては書き込める情報量が少ない。ということで、A4サイズのノートを探しにいったのですが、5種類しかありませんでした。

その中でも、MDノートは紙質がスベスベしていて心地よく、紙の厚さがしっかりあって、ボールペンで書いても、紙の裏側が透けたり、へこんだりしないのです。ノートの大きさも、A4サイズよりも若干大きめの「A4変形判」というのもいい。このサイズだと、本や映画の感想を書いた場合、見開き2ページにピッタリと収まるからです。

「無掛」「横掛」「方眼掛」(5ミリ方眼)と3種類ありますが、私は以前より「5ミリ方眼」派なので、「方眼掛」1択です。

ということで、その日、ミドリカンパニーの「MDノート〈A4変形判〉方眼掛」を購入して以来、そのノートをずっと使い続けており、私のアウトプットのパートナーとして、肌身離さず、常にパソコンバッグに入れて持ち歩いています。

使えるだけで幸せ。持ち歩いているだけでハッピー。アイデアが生まれたときにすぐに書き出せる安心感。そのノートに書くと、「素晴らしいアイデアが生まれる」という確信。そして、ノートを開いて書いているだけで、その「紙の質感」がたまらなく心地いい(ボディタッチの幸福＝オキシトシン的幸福)。そのノートに書いていると、雑念は排除され、圧倒的に集中できる(セロトニン的幸福)。

結果として、このノートを使うことで、素晴らしいアイデアが次々と生まれ、作業は効率化し、仕事がはかどって成功を大きく後押ししてくれている(ドーパミン的幸福)。**つまり、たった1冊の「こだわりのノート」を持つだけで、「3つの幸福」の全てが手に入るのです。**

大好きな「こだわりの一品」を、あなたもぜひ見つけてみてください。愛情、愛着に満ちた「物へのこだわり」。その「物」を使える、今が幸せという感覚、マインドフルネス物欲的な関わりをすることで、「3つの幸福」全てを満たすことが可能になるのです。

幸せになる物欲の使い方2

「お金」を「3つの幸福」に転化する

お金は、持っているだけでは価値を生みません。お金を「物」や「経験」に変えることで、いますぐドーパミン的幸福、オキシトシン的幸福、セロトニン的幸福に転換することができます。

スポーツジムの会費を払って、そこに通って定期的に運動すれば、健康が得られる。サプリメントや健康食品を買うのも同様。健康に投資することで、セロトニン的幸福が得られます。

彼女とおいしいレストランに行けば、「おいしい!」という喜び(ドーパミン的幸福)が得られ、彼女との関係性も深まる(オキシトシン的幸福)。

本を買って学ぶ、セミナーや講座を受講する。学びへの自己投資は、将来の自分の成功への投資であり、ドーパミン的幸福につながります。

幸福は、ある程度は買うことができます。「お金」を「3つの幸福」に転化することで、幸福のバランスを上手にとれるのです。

幸せになる物欲の使い方3

「本当に必要か?」と自問する

みなさん、物を買う瞬間は、「欲しい！」という衝動にとらわれていると思いますが、「その商品、本当に欲しいの？」「その商品、本当に必要？」と自問自答してほしいのです。

例えば、私のベストセラー『アウトプット大全』のAmazonレビューに、「自分が知りたいことが何も書いていない」というレビューがついています。

どんな内容が書いてあるか、目次を見る。たった30秒でもパラパラと開いてみれば、「自分に必要な本」か「自分に必要でない本」かは、すぐにわかるはずです。

「書店のベストセラーの上位に入っている」「Amazonランキングで第1位の本だから」など、他人の評判で本を買うから自分にとって必要でない本を買ってしまうのです。

本を買う場合は、「その本は、自分にとって必要か？」「自分の知りたい内容が書かれているのか？」を、**購入する前の5秒で自問自答する**だけで、「物欲で不幸になる」リスクをかなり減らすことができます。

たかが本1冊の購入で「物欲で不幸になる」とは、言い過ぎだと思うかもしれません。しかし、人間の行動パターンというのは、「一事が万事」なのです。他人の評判だけで本を買う人は、数千万円の家を買うときに、営業マンの口車に乗せられて高い買い物をさせられる可能性が高いのです。

「本当に必要か？」、詳しく言うと「**自分にとって**、本当に必要か？」という部分が重要です。本を買う場合、「自分は何を知りたいのか？」「自分は何を学びたいのか？」「自分に不足している能力や知識は何か？」という、自分の「嗜好《しこう》」「傾向」「意志」が自己洞察できていないと、他人の意見に流されてしまいます。

もっと大げさに言うと、「自分は将来何をしたいのか?」「自分はどう生きたいのか」という「ビジョン」に対する自己洞察ができていないから、「自分に本当に必要な物」「自分が本当に欲しいもの」がわからない。

「物を買う」という行動に対しても、「自己洞察」が深く関係しています。

幸せになる物欲の使い方4　使うことを楽しむ

ショッピング依存症の人は、物を「買う」ことに喜びを感じます。買い物をしている最中、買い物が終わった直後は、「高揚感」「満足感」に酔いしれますが、数日するとその喜びはほとんどなくなります。

そのときは「欲しい!」と思った洋服が、家に帰ると「自分に似合わない!」と気付き、結局、1回も着ないでクローゼットに入っている、という人もいるでしょう。

「使うこと」、すなわち洋服であれば、「着る」ことを目的に購入する人は、そんなことにはなりません。**「買う」ことを目的にする人は、買った瞬間に目的を達成してしまうので、また別の物が買いたくなるのです。**

結局、何着買っても、真に「満足」することはありません。底なし沼の「買い物欲求」。それが、ショッピング依存症の心理です。

物欲の暴走を止めるには、あなたがその商品を買う目的は何かを考えてください。**「買う」ことが目的になっていませんか？　きちんと使っていますか？**　先日買った服、何回着ましたか？　1回しか着ていないのなら、新しい服を買ってもまた、同じパターンに陥るはず。

その商品を買った以上、ありがたくそれを使うことです。楽しみながら、喜びを感じながら、そして感謝しながら使っていく。そうすると、「買った瞬間」だけではなく、その商品を使っている間、所有している間、ズーッと「プチ幸福」を味わい続けることができるのです。

「買う」ことを目的にショッピングする人は、悪しきドーパミンが暴走し、買えば買うほど幸せから遠ざかっていきます。「使う」ことを目的にショッピングする人は、実際にその「物」に感謝しながら、大切に、楽しみながら使うことで、オキシトシン的幸福にあふれて、幸せに向かっていくのです。

幸せになる物欲の使い方5 ストレス発散で買い物をしない

ストレス発散のために買い物をする人は多いと思います。しかし、これは全くおすすめできません。それは、ストレス発散のために「お酒」を飲むのと全く同じだからです。

「お酒」を飲んでも、買い物をしても、その一瞬はストレスが緩和されるかもしれませんが、本質的な問題解決には全くつながっていません。またすぐにストレスがたまって、結局は「飲酒」「買い物」をしてしまう。これがエスカレートすると依存症になるのです。

ストレス発散は、オキシトシン（話す、相談する）か、セロトニン（運動、睡眠、リラックスできる生活習慣）で行うべきです。ドーパミンでのストレス発散は、依存症への特急券と言えます。

幸せになる物欲の使い方6 捨てる／片付ける

服を買うときに、着なくなった服を一着捨てる。
靴を買うときに、履かなくなった靴を一足捨てる。
こんなルールを作っておけば、ショッピングの「もっともっと病」に陥る可能性をかなり減らせます。保有する「服」「靴」の数を「制限する」ということなので、ドーパミンの暴走に対してブレーキをかけるのです。

しかしながら、「買い物依存症」の傾向がある人は、「物を捨てるのが下手」なはずです。女性の場合だと、クローゼットに入りきらないほどの服を持っていたりします。なぜならば、「物への執着」が、「買い物したい」欲求を加速させるからです。

「物への執着」とは、「今まで満たされなかった心理的欲求」を「物を買う」ことで代償している状態。そんな心理機制が、無意識で進行しているのです。

例えば、彼氏にふられたA子さん。口では、「あんなやつ、どうでもいい」と言ってはいても、彼との思い出の品を捨てられない。彼との写真をスマホから消去できないとしたら、元彼に「とらわれ」ているとしか言いようがありません。その過去の「とらわれ」から逃れられない限り、新しい男性と出会って、幸せになることはできないでしょう。

「物への執着」を断ち切る一番いい方法は、物を捨てることとです。

「物を捨てられない」という人も多いのですが、それは精神的な「とらわれ」。そこにとらわれている以上、自由になれないし、幸せにもなれないのです。

感謝で「オキシトシン的物欲」に転化する

１００万部のベストセラー『人生がときめく片づけの魔法』（近藤麻理恵著、サンマーク出版）は、世界40ヶ国で翻訳され世界累計で１０００万部突破。彼女の片付けの方法「こんまりメソッド」は、「Netflix」でもシリーズ化され大人気。「片付け」が、世界的なブームとなっています。

こんまりメソッドを一言で言うと、「ときめく」ものは残し「ときめかないもの」を捨てる。ただそれだけの、シンプルなメソッドですが、これを実行すると「ときめくもの」だけに囲まれて生活できるようになります。それはつまり、幸せになれるということ。そこに「ある」だけで心地いい。これはまさしく、**「オキシトシン的物欲」**なのです。

また、こんまりさんは、物に「感謝する」ということもよく言います。「感謝する」ことは、すなわちオキシトシン的幸福を増やすことです。

「自分にとって必要なものは何か？」と向き合い、不要なものを捨てる。物を捨てながら、自分の心も整理する。**「片付け」をすることで、「ドーパミン的物欲」を「オキシトシン的物欲」に転化する。**これは、究極の「幸福になる物欲の使い方」と言えるでしょう。

手強い「承認欲求」との付き合い方

「承認欲求」はいいのか？　悪いのか？

高層ビルや断崖絶壁など、危険な場所での動画撮影をしていたユーチューバーや、映《ば》える写真を撮ろうとしていたインスタグラマーが転落して死亡する事故が、世界中で起きています。

フォロワーをもっと増やしたい。「いいね！」や高評価を得たいということで、より刺激的な動画、写真を撮ろうと、エスカレートしていく。その結果が、死亡事故にまでつながっている。**これは、承認欲求の「もっともっと病」、「承認欲求の依存症」と言ってもいいでしょう。**

「承認欲求」は、もともとは非常に望ましい、ポジティブな欲求と捉えられていたはずです。「マズローの欲求5段階仮説」では、「承認欲求」は上から2段階目の欲求として、非常に重要な欲求と位置づけられています。

一方で、心理学者のアルフレッド・アドラーは、「他者からの承認を求め、他者からの評価ばかりを気にしていると、最終的には他者の人生を生きることになる」と述べ、「承認欲求」に否定的です。

「承認欲求」はいいのか？　悪いか？　私は、「承認欲求」がいいか、悪いかではなく、**暴走する「承認欲求」が「悪」であり、コントロールされた「承認欲求」は私たちを幸せにする**、と考えます。

パラメーター（数字）を追わない

私はYouTube「精神科医・樺沢紫苑の樺チャンネル」をやっています。フォロワー数は、27万人（本稿執筆時）。毎朝、YouTubeの管理画面を確認して、昨日より２００人、３００人もフォロワーが増えていると、とても気分よく１日をスタートすることができます。

フォロワー数が増えるのはうれしいことですが、私の「承認欲求」は暴走していないはずです。なぜなら、フォロワーへの感謝の気持ちを忘れないから。そして、リアルな人間としてのフォロワーと交流しているからです。

「もっともっと病」にブレーキをかけるのは、オキシトシンであり、親切や感謝です。「視聴者の病気の予防に役立つ動画を作ろう！」というのが、私の動画作成の基本理念であり、それは「他者貢献」「社会貢献」につながります。そして、「朝散歩をして、病気がよくなりました！」というメールやメッセージを読むたびに、「ああ、YouTubeやってきてよかった」と思います。私（発信者）と視聴者との間に、親切と感謝のオキシトシンのループができあがっています。

「フォロワー数」という言葉がありますが、「フォロワー」は数ではなく、１人の人間の集合体です。そこに1人の人間がいて、自分の貴重な時間を使って動画を見てくれている。それをイメージできない人には、「フォロワー数」は単なる「数」「数字」「パラメーター」にしか見えなくなります。

画面に表示される「数」に感謝する人はいませんから、オキシトシンのブレーキがはずれ、「もっとフォロワーを増やしたい」という「もっともっと病」が始まります。

「フォロワーをお金で買う」というのも、フォロワーを人間ではなくパラメーターとしてしか見ていないから出てくる発想です。「フォロワー」＝「人」と認識する人にとっては、実際に動画を見ない、動画を役立ててもくれないし、感謝も発生しない数字が、1万人増えたとしても、そこには何の意味もないのです。

「数字」の増減にとらわれると、ドーパミンがじゃんじゃん出ます。例えば、RPGでキャラクターがレベルアップして、経験値が増えて、体力や戦闘力が増えると、とてもうれしいですね。実際には、何も増えていません。ゲームのデータを消去すれば、何も残らない。ただの数字。しかし、**ただの「数字」が増えるだけで、人間は高揚し、楽しくなり、「もっともっと病」に陥るのです。**

動画を見ているのは数字ではなく人である

私はYouTubeのために視聴者から「質問」「悩み」を募集しています。それを読むたびに、実際にメンタル疾患で苦しんでいる1人の視聴者の姿が想像されますし、その人に役立つような動画を作りたいと思います。その人に、直接メールで返信はしませんが、間違いなく1人の人間と1人の人間のリアルな「交流」が発生しています。

また、コロナ感染が拡大する以前は、月に2回、視聴者10名ほどを撮影スタジオに招いて、YouTube動画撮影会を行っていました。視聴者とのリアルな交流です。

そこから、動画への生の感想や手応えを得ることができます。実際に「動画を見て喜んでいる人がいる」という肌感覚を得ることにより、私の承認欲求も大いに満たされるし、それがYouTubeを続けていく大きなモチベーションとなっています。

それが積み重なり、7年間、YouTube動画毎日更新、アップロード動画数3千本以上という、結果につながっているのです。

「数字」と向き合うのではなく、「人間」と向き合う。そして、親切、感謝、他者貢献、社会貢献の気持ちを忘れない。そうすると、承認欲求は暴走せずに、私たちの「幸福感」と「モチベーション」という、かけがえのない財産になるのです。

人を伸ばす「承認の仕方」がある

子供を褒めてばかりいると子供は増長して、褒めないと何もしない子供になる、といったことが言われます。あるいは、アドラーも、「褒めてもいけない、叱ってもいけない」ということを言います。じゃあどうしたらいいのか？　とわからなくなる人もいます。

「幸せの三段重理論」は、この問題に関しても明解な答えを出します。

「ドーパミン的承認」と「オキシトシン的承認」

ドーパミン的承認	オキシトシン的承認
結果にフォーカス	プロセスにフォーカス
逓減する	逓減しない
タテの関係 支配と依存の関係	ヨコの関係 相互尊敬、相互信頼の関係
支配、コントロール、誘導	共感、思いやり、愛情
評価的態度	共感的態度
相手を依存的にする	相手を自発的にする
アドラーのやってはいけない「褒め方」	アドラーの「勇気づけ」

「承認欲求」には実は2パターンあるのです。ドーパミン的承認とオキシトシン的承認です。ドーパミン的承認は、「数字の増減」や「成果」「結果」に対する承認です。

一方のオキシトシン的承認とは、愛情が基盤として、相手の存在そのものを肯定し、承認すること。

例えば、子供が試験で100点をとった場合、「100点とったんだ。すごいね」は、ドーパミン的承認です。

それに対し、**「毎日、粘り強く夜中まで勉強していたね。その努力がしっかり結果に出てよかったね」**という褒め方は、オキシトシン的承認になります。

ドーパミン的承認は、効果が逓減しますが、オキシトシン的承認は、何度使っても逓減しない。「子供を褒めてばかりいると、褒めないと何もしない子供になる」というのは、褒める効果が逓減するドーパミン的承認については正しいですが、オキシトシン的承認には当てはまらないのです。

アドラーは、「褒めてもいけない、叱ってもいけない。勇気づけをするとよい」と言っています。「勇気づけ」とは、「相互尊敬・相互信頼」のヨコの人間関係、そして共感力や思いやりに基づいています。

アドラーの言う「褒める」は、「親→子」「上司→部下」のタテの人間関係の中で、「結果」にフォーカスした、相手をコントロールする行為を指します。「褒める」の副作用として、「褒められないとやらなくなる」「ご褒美がエスカレートする」が起こってくるのですが、これはまさしく、「褒め」の逓減効果です。

つまり、アドラーのいう「褒める」はドーパミン的な承認であり、「勇気づけ」はオキシトシン的承認ということになります。

上から目線ではなく、信頼関係と相互尊敬という人間関係の中で、共感力や思いやりに基づいて行われる承認（勇気づけ）は、逓減、劣化しない。何度でもやればやるほど効果が出る、人を伸ばす「承認」の方法と言えます。

#「遊ぶ」ほどに幸せになる最高のルール

自己成長には「遊び」が実は超重要

私は「ウェブ心理塾」「樺沢塾」というコミュニティを主宰し、1400人以上の塾生がいて、サラリーマンから起業家までいろいろな人と会って、徹底的に話を聞いています。

みなさん、「学び」と「仕事」に非常に熱心。「もっと学んで自己成長したい」とか「仕事で結果を出して、成功したい」と言います。それは、とても素晴らしいことです。

しかし、一方で思います。「遊び」に貪欲な人が非常に少ない、と。

仕事ばかりしていないで、もっと遊んだらいいのに。もっと、遊びに貪欲になればいいのに。

私の友人、知人で「遊びに貪欲」と言える人は、数えるほどしかいません。そんな人と一緒に遊ぶと、とっても楽しい！　そして、**「遊びに貪欲」な人は、仕事でも大きな結果を出しているのです。**

「学びによる自己成長」「仕事での成功」でもドーパミンは出ますが、「遊び」に没入して、「楽しい！」と思えるときにも、やはりドーパミンが出ているのです。

「学びの成長」「仕事の成功」を目指すとき、小さな成長、小さな成功であれば数ヶ月で得られますが、「大きな成長、成功」であれば、数年単位になってくる。

「遊び」による幸福は、今日から、今すぐ得られます。家族と一緒にディズニーランドに行って「楽しい！」。彼女と一緒にドライブして「楽しい！」。今話題のレストランで食事して「おいしい！　楽しい！」。

時間やお金をそれほどかけずに、私たちは簡単なドーパミン的幸福を手に入れられるのです。幸福は、簡単に、そして一瞬で手に入る。にもかかわらず、ほとんどの人はそれをしないのは、不思議です。

日本人は、勤勉すぎるのです。「勤勉」な人は、「遊ぶ」ことに罪悪感を持っている。みんなが働いているのに、「自分だけ遊んで申し訳ない」と思ってしまう。

あなたが、仕事をせずに毎日遊び呆《ほう》けているのなら確かにそうですが、普段、一生懸命仕事を頑張っているのですから、「アフター5」や「週末」はもっと遊んでいいのです。

なかなか他の本では書いていない「幸福へとつながる遊び方」を公開していきましょう。

幸せになる遊び方1

1日で幸福の収支を合わせる

あなたの仕事のパフォーマンスが低いとしたら、あなたの「遊び」が足りないから。あるいは、日本人の労働生産性が先進国で最低なのは、「遊び」に貪欲でないからだと思います。

私は、アメリカに留学したり、世界中の様々な国の働き方を見ていますが、日本より労働生産性がいい国の特徴は、「5時、6時まで集中してバリバリ働く」一方で、「アフター5」を家族と過ごしたり、コンサート、ミュージカル、映画に行ったり、自分の趣味に没頭したりと、ものすごく「遊び」に貪欲で、「人生をエンジョイしている!」のです。

『ストレスフリー超大全』では、「宵越しのストレスは持たない」、つまり「その日のストレスは、その日のうちに解消する」「1日でストレスの収支を合わせる」という話をしました。本書では、それを一歩すすめて、「1日で幸福の収支を合わせる」ことを提案します。

つまり、**昼にバリバリ働いて、夜はおもいっきり遊ぶ**。

それは「1日でストレスの収支を合わせる」ことにもなるのですが、「ストレスを解消する」よりも「人生を楽しむ」と言い換えたほうが、より前向きになるし、「やってみたい」という気持ちも生まれるでしょう。

幸せになる遊び方2 「没入」できれば趣味でも仕事でもいい

「遊び」に貪欲になると、幸せになれる。それは本当なのでしょうか?

「仕事での成功」「お金を稼ぐことが幸せ」という考えにとりつかれている人は、そもそも、そこを疑うかもしれません。

「フロー」という言葉をご存じですか?

仕事や遊びに熱中して、時間を忘れて、没入してしまう。気がついたら、5、6時間たっていた。これが、「フロー」の状態です。

「フロー」は、幸福心理学の祖と呼ばれるミハイ・チクセントミハイ教授が提唱した概念です。チクセントミハイは、「幸福」そのものについてはどんな考えを持っていたのでしょう？　どんな状態が幸福なのか？

彼の本を読むと、**「フロー体験こそが幸福である」**と、**きっぱり言い切っています。没入できる時間を持つことが幸福である。**それは人によっては、「仕事」への没入であり、人によっては「遊び」への没入です。

つまり、「仕事」か「遊び」かが重要ではなく、**「没入」できれば、「仕事」でも、「遊び」でも、私たちは幸せになれるのです。**

フロー状態は幸福物質のオンパレード

フローの状態では、ドーパミン、オキシトシン、エンドルフィン、ノルアドレナリン、アナンダミド——この5つの脳内物質が分泌しているそうです。

ドーパミン、オキシトシンは、ご存じの通り「3つの幸福」の主要な幸福物質。エンドルフィンは、モルヒネの6倍以上の鎮痛効果を持つ脳内麻薬。ノルアドレナリンは、集中力を研ぎ澄ます物質。アナンダミドは、大麻の主要成分である「カンナビノイド」の受容体に結合する脳内麻薬です。サンスクリット語で至福という意味の「アーナンダ」から名付けられました。

私が本を執筆しているときは、間違いなくフローの状態であり、至福の状態です。気付くと、10時間連続で執筆していたりしますから。

フローの状態では、脳内が脳内麻薬、幸福物質のオンパレードの状態になりますから、究極の幸福状態と言っても過言ではありません。

5つの脳内物質が出る「フロー」ですが、本書では「フロー」による幸福は、その特徴からドーパミン的幸福と位置づけます。

フローは、「仕事」だけではなく、「遊び」でも入れる。ですから、それを利用しない手はありません。お手軽な「遊び」ではなく、没入できる遊び。思わずマニアックに取り組んでしまう「遊び」が、あなたを幸せにするのです。

「遊びに貪欲」な人が大成功する理由

私の観察によると、私の周りの「遊びに貪欲」な人は、みなさん仕事でもすごい結果を出しています。活躍している芸能人や文化人の方も、極めてマニアックな趣味を持っている人が多い。「遊びに貪欲」な人が成功する、その理由は何でしょう?

(1) エネルギーが充電される

「遊びに貪欲」な人は、遊びも仕事も全力投球なのです。遊びに妥協しないのですから、仕事で妥協するはずがありません。「遊び」と「仕事」を両方やると、精神的に、体力的に疲弊するように思うでしょうが、むしろ逆です。

「遊び」は、「エネルギー充電」であり「気分転換」です。したがって、「遊ぶ」ほどに、気力、体力ともに充実していく。「バリバリ遊ぶ」から、「バリバリ仕事」ができる。

バリバリ遊んで、バリバリ仕事をする。「遊び↓仕事↓遊び↓仕事」の成功スパイラルが、ドンドン回っていくので、日々、「楽しい！」「幸せ！」を感じながら、仕事でも圧倒的な結果を出すことができるのです。

（２）創造性、好奇心が高い

狭い分野で同じことばかり考えていると、「いいアイデア」や「斬新な発想」を得ることはできません。普段の仕事と全く別な「遊び」をすることが、気分転換になり、脳のトレーニングになり、創造性を鍛えることにつながります。

「遊びに貪欲」な人は、「もっとこうやったらおもしろくなる」と、創意工夫が次々と出てきます。「遊び」＝「創意工夫」そのもの。

そして「遊びに貪欲」な人は、好奇心が強い。「先日行った、スペインバルがとってもよかった」と言うと、「えー、行きたい、行きたい！　来週、空いている日ないの？」と、その場で行く予定が決まってしまいます。

「好奇心」は、ＡＩ時代を生き残る重要なキーワードです。「好奇心」があるから、０↓１の発想ができる。片や現在のＡＩが得意とするのは、ビッグデータの分析です。０↓１の発想はできない。ゼロからイチを発想し、イノベーションを起こす人こそが、ＡＩ時代に生き残る人であり、成功する人。その「資質」は、好奇心にあるのです。

「好奇心」が強い人は、貪欲に遊ぶ。さらに貪欲に遊ぶことで、好奇心が研ぎ澄まされていくのです。

幸せになる遊び方3 「楽しい」を拡大再生産する

あなたは、何をしているときが一番楽しいですか？

私は初対面の人に、よくこの質問をします。「楽しい」を感じる時間の使い方が、その人の本質を表しやすいからです。

しかし、驚くことに、「何をしているときが楽しいですか？」と質問されると、「わかりません」と答える人が多いのです。

おそらく、3人に2人は「わからない」と答えます。

私なら、「文章を書いているとき」「美しい風景を背景にYouTube動画を撮っているとき」「おいしい料理を食べているとき」「映画を観ているとき」「海外旅行しているとき」「バーで1人、たたずんでいるとき」「朝散歩しているとき」「自然の中でのんびりしているとき」「スポーツジムで汗を流しているとき」「家族や友人と会話しているとき」……書き出していくと、キリがないほど出てきます。

毎日、生きている中で、「楽しい」ことはたくさんあるはずなのに、どうして「楽しい」ことが出てこないのでしょう？　**それは「楽しい」アンテナが立っていないからです。**「楽しい」瞬間を、１日の中で一生懸命探していないから、それを見逃しているのです。

「プチ幸福」の回数を増やすだけでいい

「自分の楽しい瞬間」を知るための練習が、「３行ポジティブ日記」です。

「３行ポジティブ日記」を書いて、自分が何をしているときが楽しいのかがわかってきたら、それを繰り返せばいいのです。私の場合、「映画を観ている」ときが楽しいのですから、たくさん映画を観ればもっと楽しくなるはずです。

現在１ヶ月で３本しか観られていないのであれば、できるだけ時間を都合して、５本観るようにする。さらに頑張って10本観る。私は、月10本の映画を観ていますが、正直「極楽」です。「幸福」です。

映画が好きなら、映画をたくさん観ればいい。「幸福になる方法」って難しそうに思えて、実は簡単なんです。

私は、これを「幸福の拡大再生産」と呼びます。「小さな幸福」「プチ幸福」でいいので、それを見つけたら、それを繰り返せるように、工夫、努力していく。たったそれだけで、あなたの幸福は、間違いなく増殖していくのです。

幸せになる遊び方4

時間術を意識して遊ぶ

自分の小さな幸せを見つけたら、それを繰り返して、増やしていけばいい。「幸福になる方法」は、極めて簡単なのですが、ほとんどの人は「幸福の拡大再生産」ができません。なぜでしょう？　それは、時間がないから。

この項目の冒頭で、「遊びに貪欲になれ」と言いました。しかし、あなたは思ったかもしれません。

「仕事が忙しくて、遊ぶ暇なんかない！」

「家事と育児で、遊ぶ暇なんかない！」

「幸福になる」ためには、「時間術」が必須です。**「幸福になる時間の使い方」と「不幸になる時間の使い方」があるのです**。「不幸になる時間の使い方」の典型は、「仕事に追われる」というやつです。それは、自分で時間のコントロールを失っているからです。

1日の中で「幸せな時間」「幸せな行動」、あるいは「将来の幸せにつながる行動」、それらの時間を増やさない限り、あなたが幸せになることは無理です。

「遊び」が下手な人は、時間の使い方が下手なのです。

遊ぶ時間は工夫しないと生まれない

「映画が大好き」という私の場合、1日の中で「映画を観るための2時間」をどう捻出するか、が重要な課題となります。

仕事の生産性を高め、頑張って早く仕事を終わらせる。あるいは、「気の進まない飲み会の誘い」は、スパッと断る。自分の「幸せな時間」を作り出すために、「時間術」を駆使し、時間のやりくりをする。これが、絶対に必要です。

なんとなく時間を使って、なんとなく生きている。電車の中でスマホを見ている人は、だいたいそうです。「スマホを見ている瞬間が人生の幸福」という人は別として、見なくても困らないスマホを見ている時間があれば、もっと他にすることがあるはずです。

無駄な時間、グレードの低い時間を減らす。もっと意識的に時間をやりくりして初めて、「自分にとってもっと楽しいことをする時間（＝幸せな時間）」を増やすことができるのです。

幸せになる遊び方5
「遊び」を「ご褒美」にする——「遊び」が暴走しない方法

享楽的、短絡的な「遊び」は、暴走して依存症化する危険性があります。それを防ぐには、先述した通り「制限する」ことが重要。ただ、せっかくの楽しみ、娯楽であるはずの「遊び」を、むやみに制限しても「つらい」だけで、ちっとも楽しくない。それでは、本末転倒です。

ではどうするかと言えば、「ご褒美」と「遊び」を結びつけるといいでしょう。

私の場合、本を1冊書き終えたら、自分へのご褒美として「海外旅行」に行く。大きな仕事を終えたら、自分へのご褒美として「高級な寿司店」に行く。今日1日、「普段よりもすごく頑張った」ときは、高級なウイスキーを一杯だけ飲む……といった具合です。

高級なウイスキーを何本も所有していますが、特に制限なく飲んでいたら、毎日ダラダラと飲んでしまいます。だから、基本的には「家ではお酒を飲まない」というルールのもと、「普段よりもすごく頑張った」ときは、「一杯だけ飲む」という、ご褒美ルールを作っています。

そうすると、同じ一杯のウイスキーが、非常に貴重でありがたい。「仕事の達成感」と「お酒への感謝」で、とてもおいしくいただけるのです。

ドーパミンは「報酬系」と言われるように、何かを達成したときの「脳」へのご褒美が、もともとの機能です。

何かを達成したタイミングで、おいしいものを食べたり、旅行や特別な買い物など、自分にご褒美（報酬）をあげることで、「報酬系」が強化される。だから、「次もまた頑張ろう！」という意欲が湧いてきて、モチベーションが続くようになるのです。

続けるのが苦手だったり下手な人は、自分に「ご褒美」をあげるのが下手なのです。歯を食いしばって頑張る人は、長続きしないので、どこかで挫折します。

マラソンを完走するのに「給水」が必要なように、仕事で頑張り続けるのにも「給水」（ご褒美）が必要。あなたのとっておきの「楽しい瞬間」（遊び）を「ご褒美」にすることで、「遊び」

受動的娯楽と能動的娯楽

受動的娯楽	能動的娯楽
テレビ、ゲーム、スマホ	読書、ボードゲーム（将棋、囲碁、チェス）、楽器の演奏、ダンス、スポーツ
集中力、スキルを必要としない（疲れていても普通にできる）	集中力、目標設定、スキル向上を要する
フローに入りにくい	フローに入りやすい
集中力を下げるトレーニング	集中力を高めるトレーニング
自己成長につながらない	自己成長を加速させる
浪費型娯楽	自己投資型娯楽

『フロー体験入門─楽しみと創造の心理学』（M.チクセントミハイ著、大森弘訳、世界思想社）をもとに作成、加筆

として楽しさもアップし、仕事のモチベーションも上がる。

一石二鳥の幸福仕事術と言えます。

幸せになる遊び方6 「受動的娯楽」をやめて「能動的娯楽」に取り組む

遊びに貪欲になれ！　遊びに没入せよ！

といっても、「パチンコ」「買い物」「ゲーム」「スマホ」に毎日没入したら、間違いなく依存症になってしまいます。

「遊び」「娯楽」でも、「いい遊び」と「悪い遊び」があるのです。

どういう「遊び」がいい遊びなのか？　それについては、先ほども登場した幸福心理学の祖、チクセントミハイ教授が詳しく研究していますので、紹介しておきます。

娯楽には、「受動的娯楽」と「能動的娯楽」の2種類があります。

テレビ、ゲーム、ただスマホを見るなど、ほとんど集中力を使わず、スキルも必要としないのが「受動的娯楽」です。読書、スポーツ、ボードゲーム（チェスや将棋）、楽器演奏など、集中力を要し、目標設定とスキルの向上を要するのが「能動的娯楽」です。

「能動的娯楽」をする時間が長い人は、フロー状態に入りやすく、「受動的娯楽」を多くする人は、フロー状態に入りづらい。

チクセントミハイ教授の定義によると、「フロー」＝「幸せ」ですから、**ゲームやスマホなどの「受動的娯楽」を漫然とやるほど、「幸せ」から遠ざかるということになります。**

チクセントミハイ教授は、**「能力を発揮するフロー体験は人を成長させ、受動的な娯楽は何も生まない」**とまで言っています。能動的娯楽は、集中力を高めるトレーニングとなり自己成長につながる。上手に遊ぶことで、「仕事」の集中力を高め、あなたの成功を加速してくれるのです。

幸せになる遊び方7 アウトプットで「遊び」を「自己成長」に変える

ただし、同じ「娯楽」でも、自分次第で「受動的」にも「能動的」にも変わります。

例えば映画を1本観て「あー、おもしろかった」で終わってしまえば、それは受動的娯楽です。しかし、映画から「気付き」を得ようと集中して鑑賞し、観終わったあとにそれらをアウトプットすれば能動的娯楽となります。

私の趣味である「ウイスキー」にしても、ただ飲んで、酔っ払って、「あー、おいしかった」で終わってしまえば受動的娯楽。香りと味に集中してテイスティングし、その結果をテイスティングノートに書く。さらに、ウイスキー検定を受けようと勉強していくなら、明らかに能動的娯楽です。

チクセントミハイ教授によると、「集中力を高める」「目標を設定する」「スキルアップする」の3つの条件がそろえば、「能動的娯楽」となります。あなたが普段、漫然とやっている娯楽も、目標を設定し「アウトプット」と組み合わせることによって、「能動的娯楽」に変えることができるのです。

同じ時間遊んでも、ある人は「成長」し、ある人は「浪費」で終わる。それが1000時間、1万時間積み上がると、どうなるのでしょう?

あなたの「遊び方」によって、「幸せ」になるか、「不幸せ」になるかが決まるのです。

今日からあなたを幸せにする究極の「食べ方」

知られざるスープカレーブームの始まり

あなたは、「スープカレー」を食べたことがありますか？　札幌発祥のスープカレーですが、今や日本中で食べられるようになりました。では、スープカレーを世の中に広めたのは誰かご存じですか？　スープカレーを世の中に広めたのは、樺沢紫苑である、ということを知っている人は、少ないと思います。

スープカレーは、２００４年頃に札幌で最初のブームをむかえます。食べログもブログもなかった当時、グルメの情報源は、「口コミ」、つまり直接人から聞くしかありませんでした。そんななか、当時の札幌のスープカレー店、ほぼ全軒（約２００軒）を食べ歩き、「札幌激辛カレー批評」というホームページで紹介したのが私です。スープカレーの情報が全くなかったので、そのサイトはスープカレーのほぼ唯一の情報源として大人気サイトとなり、スープカレーブームが盛り上がっていったのです。

当時、精神科の勤務医として働いていた私にとっての、最大の息抜きがスープカレー店の食べ歩き。週に3、4回。1日おきくらいにスープカレーを食べていました。何を隠そう、スープカレーの本を2冊も出版しています。

「食」というものは、私たちの生活を楽しくしてくれる。日々の生活に潤いと喜びを与えてくれる。私たちを幸福(口福)にしてくれることは、自らの体験からもよくわかるのです。

ということで、「食」と「幸福」の関係。「食で幸せになる方法」について、お伝えします。

1000円で誰でも幸せになる秘訣

「3行ポジティブ日記を書きましょう」とお勧めしても、「1行も書けません」という人がかなりいます。「1日のなかで、楽しかったことが1つもない」と。楽しいことがなければ自分で作ればいいのです。

例えば、昼に「ランチのおいしい店」に行って食事をする。「いやあ、ここのカレーはおいしいなあ」と実に幸せな気持ちになれる。これを「幸福」と言わずに、なんと言うのでしょう。

「食で幸せになれる」という話をすると、「お金がありません」という人もいますが、別に数万円の高級レストランに行かずとも、ランチタイムであれば2コイン、たったの1000円でおいしいものが食べられます。行列のできるラーメン屋で食べても800円くらいでしょう。

「どこの店がおいしいのか」という情報を知る必要はありますが、グルメにお金はかからないのです。

たったの1000円で幸せになれる。こんな手軽に手に入る幸福があるでしょうか。

私が「3行ポジティブ日記」を書くと、「ランチのカレーがおいしかった」と「食」の幸福について、必ず1行は書きます。

毎日行けないというのなら、週に1回でも、2回でもいいので、「おいしい!」と思えるものを食べればいい。それは最高のリフレッシュであり、人生に喜びと潤いを与えてくれる極上の時間の使い方です。

にもかかわらず、「食」に無頓着な人が多いのは残念です。おそらくは、「幸せ発見能力」が低いのでしょう。私たちの周りに「幸せ」は間違いなくある。しかし、それは探さないと見つからないのです。

「食」で「好奇心」「チャレンジ力」を鍛える

あなたの会社から100メートル以内に、「ランチのおいしい店」が必ず一軒はあるはずです。あなたの自宅、最寄り駅から100メートル以内にも「おいしい店」が必ず一軒はあるはずです。もし思いつかないとしたならば、それはあなたが知らない、行っていないだけです。

会社や家の近くに「おいしい店」があるとすれば、週1、月1でリピートする。それだけで、日々の幸福度は大きくアップします。

実際、私の毎日の「外食ランチ」は、1日の中でも、重要な幸福タイムとなっています。本の執筆期間の場合は、1日10時間、缶詰になって執筆するので、せめて「ランチ」くらいはおいしいものを食べないと、モチベーションや仕事のパフォーマンスが上がりません。

「食」に関心がある人とない人の違いは何でしょう。それは、「好奇心」のあるなしです。

「新しいお店に行ってみる」という行動は、紛れもなく「コンフォートゾーンを出る」つまり「挑戦する」という行為です。

「おいしい」かもしれないし「おいしくない」かもしれない。でも、どんな味か気になる。好奇心があるので、「食べに行きたい！」と思うのです。

「好奇心」の強い人は、1つの分野に限らず、様々な分野へと足を踏み入れていきます。結果としてさらに好奇心が広がる。

ちなみに、「食」の好奇心が強い人は、「学び」の好奇心が強いもの。今話題になっている本があれば「読んでみよう」と思うのです。

「好奇心は、AI時代を生き残る重要なキーワード」という話をしました。好奇心を育むことは、AI時代を生き抜くための必須のトレーニング。**その一番簡単な方法として、「会社のそばにできた新しいお店に行ってみる」「家の帰り道にあるラーメン屋に寄ってみる」など、「食」「グルメ」を通して行うことをお勧めします。**

「新しい店、おいしいお店の発掘に全く関心がない」という人は、「コンフォートゾーンから出られない人」です。それは、「食」に限らず、「学び」や「仕事」にも影響してくる。「家の帰り道にあるラーメン屋に寄る」ことすら抵抗（恐怖）を感じる人は、新しい仕事を任せられるチャンスが来ても「自分には無理」と断ってしまう可能性が高いのです。

日々の生活の中で、常に「小さなチャレンジ」を繰り返す。そのトレーニングとして、「食」

や「グルメ」を活用するのは、敷居が低く、とてもお勧めの方法と言えます。
まずは「会社」のそばにある、「気になる店」にランチに行ってみてはどうでしょう？

食欲が暴走する人に共通する条件

一方で、「食欲が止まらない」「ダイエットしたいのに、ついつい食べすぎてしまう」「間食が我慢できない」「夜中に、猛烈にお菓子を食べたくなる」「自分の食欲をコントロールできずに悩んでいる」……という人は、多いのではないでしょうか。

「食欲」は、ドーパミンと関係しています。「食べたい！」という欲求の源が、ドーパミンです。
食事とドーパミン分泌の関係を調べると、空腹の人が最初の一口を食べるときにドーパミンの量が最大になり、食事が進むにつれてドーパミンの量は減っていくことがわかっています。

「最初の一口が、一番おいしい！」というのは、脳科学的に正しいのです。

そして、すでにご存じのように「ドーパミン欲求は逓減しやすい」。最初の一口と、そのあとの数口で、同じ物を同じ量食べているのに、すぐに「幸福度」は逓減していくのです。
「食欲」もまた暴走しやすい欲求の1つです。食欲がコントロールできない人は、以下の3つの条件のどれか、あるいは全てに当てはまっているはずです。

（1）睡眠不足

睡眠不足になると、食欲は暴走し、極めて太りやすい状態になります。チューリッヒ大学によると、睡眠５時間以下の人は、睡眠６～７時間の人と比べて、４倍太りやすいことがわかりました。

睡眠不足になると、食欲を増進させるホルモンのグレリンが増え、食欲を抑制するホルモンのレプチンが減ります。このホルモンの変化は、「食欲が25％アップ」に匹敵します。

ロンドン大学の研究によると、睡眠が６時間以下の人は、「１日におよそ３８５キロカロリー、摂取カロリーが余計に増える」ことがわかりました。３８５キロカロリーは運動に換算すると、ジョギング約30分です。

睡眠６時間以下の人は、食欲が25％アップになって、極めて太りやすい状態になっています。食欲をコントロールしたい人、ダイエットしたい人は、まずは睡眠を６時間以上とることが必須です。

(2) ストレスが多い

「ストレス太り」という言葉があるように、「ストレスがかかると食欲が増える」ということは、誰もが体験的に感じていると思います。実際、長期的なストレスにさらされると分泌するストレスホルモンのコルチゾールは、食欲を増進させる作用があります。コルチゾールは、免疫抑制剤として使用されていますが、それを飲む患者さんの話では「胃に穴が空いたように食べたくなる」と言い、１ヶ月で数キロ太ることもあります。

ストレスがかかるとコルチゾールが分泌され、食欲に歯止めがかからなくなります。食欲をコントロールしたければ、ストレスをコントロールすることです。あなたが抱えるストレスをできるだけ減らすようにしてください。

（3）運動不足

「ストレスを減らしてください」と言うと、「職場の人間関係のストレスだから、減らしようがない」という反論が返ってきます。しかし、心配ありません。**対処不能のストレスを減らす方法があります。それは、「運動」です。**

30分程度の有酸素運動を行うとき、運動中はコルチゾールがアップするものの、運動後は正常レベルにまで低下します。つまり、運動によってコルチゾールをリセットできるのです。

また、有酸素運動を習慣にしている人は、ストレスがかかってもコルチゾールが出にくくなります。すなわち、ストレス耐性が高まるということ。

あなたが職場でものすごいストレスを受けていたとしても、仕事が終わって夕方や夜に、30分の有酸素運動をすれば、それらのストレスをスッキリとリセットすることができる。食欲もコントロールできるようになるのです。逆に言うと、運動不足によってストレスはドンドンたまっていくし、食欲も暴走しやすくなるということです。

食欲の暴走は防げる

睡眠不足、運動不足、ストレスが多い。いずれも、セロトニン的幸福が失われた状態です。

セロトニンは、ドーパミンを制御し、ドーパミンの暴走を抑止します。

「食欲が抑えられない」という人は、セロトニンによる制御が失われています。「健康」についての黄色信号が点灯している、1つの「警告」症状なのです。

セロトニンによる制御を強めるためには、「朝散歩」も効果的です。

つまり、睡眠、運動、朝散歩をしっかりと行い、心と身体が整ってセロトニン的幸福が満たされると、「食欲」の暴走も収まるということ。やはり重要なのは、セロトニン的幸福を盤石にすることであり、睡眠、運動、朝散歩の生活習慣なのです。

「食」で幸せになる5つのルール

ドーパミン的欲求は、逓減しやすい。しかし、オキシトシン（つながり、感謝）との掛け算で、逓減しづらい、持続しやすい欲求に変えられます。その一番シンプルな方法——「食」で幸せになる方法について、本書の締めくくりとしてお伝えします。

誰にでも関係があり、誰にでもできる方法ですから、ぜひご活用ください。

幸せになる食べ方1　食と人に感謝する

「いただきます」「ごちそうさま」。食事の前と後に言う言葉を誰に向けていますか？

食材への感謝、調理してくれた人に対する感謝、目の前にある食事に関わる全ての人たちへの感謝。今、一緒に食事をしてくれている家族や友人への感謝。今、食事が食べられる自分のシチュエーションへの感謝。神様への感謝。あらゆる人たちへの感謝の気持ちが凝縮されたのが、「いただきます」と「ごちそうさま」です。

この「いただきます」と「ごちそうさま」を感謝の気持ちを込めて言う、ということが大切です。

ちなみに、英語では「いただきます」と「ごちそうさま」に相当する言葉はありません。しかし、アメリカ映画でよく見るように、食事の前に神様へ「感謝」のお祈りを捧《ささ》げています。アメリカ人も、食や神様に感謝して、食事をしているのです。

「おいしい！」は、ドーパミン的幸福なので逓減しやすい。

しかし、**「感謝」の気持ちを持っていただくことで、最初の一口から、最後の一口までおいしくいただくことができます。**

ところで、「おふくろの味」は、なぜ飽きないのでしょう。

あなたのお母さんが作ってくれる「おふくろの味」——例えば、カレーライスとしましょう。カレー屋さんのカレーとは違う素朴な味ではありますが、実においしい。たまに帰省したときに、また作ってもらうけど、やっぱりおいしい。今まで、何百回も食べているのに、飽きないのはなぜなのでしょうか。

それは、母親への感謝の気持ちがあるからです。感謝の気持ちさえあれば、何百回食べても、「おいしい」は劣化しない。素晴らしいことだと思います。

幸せになる食べ方2
「食べに行く」から「会いに行く」へ

同じ店に足繁《あししげ》く通うグルメな人たちは、「おいしいものを食べに行くというよりは、お店の人に会いに行く」と言います。

食にこだわる人は「行きつけの店」を持っていますが、**なぜその店に何度も通うのかというと、「おいしいものを食べる」というのは当然として、シェフ、大将、おかみさん、店長、ホールスタッフ、ソムリエ、バーテンダーに会いに行くから。**

「味」の魅力も当然ありながら、「人」の魅力があるために常連となって、何度も通ってしまうのです。

これもまた「ドーパミン×オキシトシン」の掛け合わせ。

単なる「料理」だけだと、ドーパミン的幸福の逓減効果によって絶対に飽きが来るのです。少なくとも、「最初食べた感動」よりは減じます。それでも、何度も行きたくなるのは、「人」の魅力があるから。「その人が作る」料理が食べたいし、「その人の接客」を受けて楽しみたいのです。

つまり、「食」を媒介に「人」とのコミュニケーションを楽しむ。これが、真のグルメの楽しみ方だと思います。

シェフやスタッフに感謝の言葉を述べる

常連になることによって、お店の人との人間関係が深まる。そのとき、「お店の味」が自分にとっての「そこにある幸福（BEの幸福）」に転化していく。それは、もはやドーパミン的幸福ではなく、オキシトシン的幸福であり、逓減、劣化しません。何度行っても、「おいしい」「楽しめる」「安らげる」素晴らしい体験ができる、というわけです。

そのためには、店を出るときに「今日の料理もおいしかったです」「今日はとても楽しかったです」と、**お店の人への感謝の言葉**を忘れずに述べたいもの。それは、料理人やスタッフにとって、最高の「ご褒美」であり、料理人と食べ手との間にかわされる、極上のコミュニケーションです。食べ手は、「この店にまた来たい！」と思うし、作り手は「次は、もっとおいしいものを作ろう！」と発憤するのです。

結果として、「おいしいもの」を何度でもおいしく、いや前回以上においしく食べることができるのです。

幸せになる食べ方3 ゆっくり食べる——「食のマインドフルネス」

物欲にマインドフルネスをかけ合わせると、幸福の逓減が防げて、幸福度、満足度が継続的に高まったように、食欲にマインドフルネスをかけ合わせると、「食欲の暴走」、食によるドーパミン的幸福の暴走を防ぐことができます。

言うなれば、**「今、この一口」に集中する。** せっかく「おいしい店」に行っても、ほとんど味わわないで、パクパク、パクパクと食べる人がいますが、非常にもったいないことです。視覚、嗅覚、味覚を研ぎ澄まし、盛り付けの美しさを楽しみ、香りを楽しんで、その一口をじっくりと味わう。そうすると、同じ一食でも、ものすごく満足度が高まります。

とはいえ、「今、この一口」に集中するというのは、簡単ではありません。食のマインドフルネスを鍛える4つの方法をお伝えします。

(1) レーズン一粒を5分かけて食べる

食のマインドフルネスのトレーニング。一番簡単な方法として、レーズン1個（1粒）を5分かけて食べる、というワークがあります。

普通に食べると10秒もかからないレーズンを、舌の上で転がしながら、ゆっくりと、ゆっくりと味わいながら食べていく。そうすると、口の中でレーズンの味が変化していくのがわかります。最初は単なる強い甘さだったのが、ブドウの独特のフルーティーな甘さに変わっていきます。5分は結構長い。最終的には、口の中でトロトロになって消えていきます。たった一粒のレーズンで、これだけの味の変化が楽しめるのです。

レーズンでなくても、例えば「ご飯一口を100回噛んで食べる」というのもいい方法です。最初の一口もおいしいのですが、噛めば噛むほど甘みが強まってくる。そして、最初とは違ったうまみも出てくる。舌の上で転がすと、舌の部分によって甘さの感じ方、うまみの感じ方が違うこともわかります。

「ごはんは30回以上噛んで食べなさい」と言われますが、なかなか30回噛むのは難しいもの。しかし、この「１００回噛んで食べる」ワークを一度でも経験すると、「よく噛んで食べると、さらにおいしく食べられる」ことがわかりますから、噛む回数が増えて、健康にもいいのです。

（2）一口ごとに箸をおく

私はもともと、食べるのが速くて、あまり噛まないで食べてしまうほうでした。しかし、この「一口ごとに箸をおくといい」という話を聞いて、実践するようになってから、ゆっくりと食べられるようになり、一口一口をしっかりと食べられるようになりました。

箸を持っている限り、次から次へと口の中に食べものを放りこんでしまい、結果、「早食い」になります。「早食い」は、肥満の原因です。「満腹感」が出る前に、たくさんの量を食べてしまうし、短時間で食べることで血糖の上昇が急峻《きゅうしゅん》となり、インシュリンの分泌も増えるからです。

一口ごとに箸をおくと、「一口30回噛む」が、可能になります。一口ごとに箸をおき、一口30回噛んで、食事は15分以上かけてゆっくり食べることで、ダイエット効果、健康効果も得られます。

(3)アウトプット前提で食べる

ブログなどに、食レポを書くとわかります。盛り付け、香り、味。どんな食材を使って、どんな調理法、味付けをしているのか。あらゆる情報を詳細に観察しないと、1つの記事を書くことができません。

一杯のカレーを食べて1200文字の記事を書けるとするならば、その一杯を味わいつくしている、と言えるでしょう。ですから、「1200文字の記事」を書くことを前提に、一杯のカレーを食べると、観察力が研ぎ澄まされ、「今、この一口」に集中せざるをえないのです。

私もスープカレーのサイトをやっていた頃は、「今、この一口」に集中し、観察力を研ぎ澄ましながら、200軒以上のスープカレー屋を食べ歩きました。そしてそれらを全て記事にしました。その経験が、今の自分の観察力や文章力につながっていると思います。

(4)テイスティングノートを書く

一杯のウイスキー。一杯のワインを飲みながら、テイスティングノートを書く。これも「食」と「アウトプット」を組み合わせた方法ですが、絶大な効果があります。一杯のウイスキーを30分かけて飲みながら、その間の香りの変化、味の変化などを、文章にまとめていく。最初のうちは、数行のテイスティングノートしか書けませんが、一杯のウイスキーから、400文字以上を書こうと思うと、「今、この一口」に集中せざるをえません。

幸せになる食べ方4

大切な人と食事をする

私も昔は、ミシュランの星付きの店、予約の取れない店などを食べ歩いていた時期もありました。しかしある程度食べ歩くと、「飽きる」というわけではありませんが、「こんなものか」という感じになってくる。今考えると、「ドーパミン的幸福の逓減」です。1軒、1軒の「ありがたみ」が薄くなっていくのです。

今でもそういう店は行きますが、今では「どの店に行くか？」よりも、「誰と行くか？」のほうが重要と思っています。「ミシュランの星付きの店」「予約の取れない店」「雑誌で取り上げられた評判の店」に行きたいというのは、「どの店に行くか？」ということ。単に「おいしいか」「おいしくないか」へのこだわりです。

オキシトシン的幸福の掛け算の一番シンプルな方法

しかし、「誰と行くか？」というほうが、実は「どの店に行くか？」よりも重要です。

同じ店に行くにしても、「自分の大切な人」「気心の知れた友人」「気の合う仲間」と行くほうが、より「楽しい時間」、より「幸せな時間」を過ごせることは間違いありません。

「まずい店」は嫌ですが、ある程度以上の「おいしい店」であれば、「おいしい」×「人と過ごす幸せ」、つまり「ドーパミン的幸福×オキシトシン的幸福」で、非常に素敵で素晴らしい体験ができるのです。

「もっとおいしものを食べたい」から、「今、その人と食べる幸せ」にシフトすることで、「食の喜び」というのは何倍にも広がる感じがします。

また、自分で店を選ぶのも楽しいのですが、「自分の大切な人」の行きつけの店に行くというのも、大きな楽しみです。「新しい店に行く」というのは、コンフォートゾーンから出る、ということ。「行きつけの店」は、その人にとっての「コンフォートゾーン」です。

「行きつけの店に連れていってもらう」ということは、その人のコンフォートゾーンに入れてもらうこと。つまり、相手のパーソナルな領域（私的な領域）に入ることと同じであり、それは1つの「自己開示」でもあります。自己開示の法則、つまり自己開示を繰り返すことで、人の親密度は高まるのはすでに述べた通りです。

「自分の行きつけの店」に連れていく、ということを互いに繰り返すことは、その人と「仲よくなる」近道であり、「幸せな食事時間」を増やすということにつながるのです。

幸せになる食べ方5 一食入魂

今日のランチはどこで食べようか？　来週の月曜日、Aさんとの会食はどの店を予約しようか？　私は、結構、真剣に考えます。

今の気分、今の食欲にベストマッチした店に行くことで、「最高においしいランチ」がいただけます。「そば」の気分のときに、「ハンバーグ」を食べたとすると、仮に、そのハンバーグ屋さんが極めておいしい店であっても、その価値、「ありがたみ」は減損してしまいます。たかがランチではありますが、「1日1回おいしいものを食べる」だけで、その日、1日の幸福度は大きくアップします。

仕事で忙殺される1日であっても、「昼食の時間」くらいはとれるはずだし、それを自分で選択できるのであれば、ベストの「食」を選択したい。それによって、午前中の疲れも吹き飛ぶし、午後のモチベーションも高まります。

「満腹になれば、なんでもいい」という人もいますが、それを積み重ねても「なんでもいい人生」にしかならない。**私は、1日の最後のポジティブ日記に「今日のランチはとてもおいしかった」という1行を書きたいのです。それは、間違いなく人生の幸福度を高めます。**

他の人と会食するときも、目的や相手の好みを考慮して、最高、最善の店を選びたい。結果として最高の時間が過ごせるし、相手との関係性も深まります。

たかが一食ではありますが、そこに多大なエネルギーを注《つ》ぎ込むことに私は喜びを感じます。「一食入魂」とでも言いましょうか。

「そのエネルギーは無駄である。ウィルパワー（意志力）は無駄使いしないほうがいいので、ランチは、いつもの店で日替わり定食を頼め」と書いてあるビジネス書もありますが、ウィルパワーを消費せず「平凡なランチ」を食べるよりも、「極上のランチ」を食べるほうが、私は午後の仕事が圧倒的にはかどります。

「食」はドーパミンの源です。

「おいしいものを食べる」だけで、モチベーション物質、ドーパミンは分泌されます。**「ウィルパワーを温存する」よりも、「モチベーションを大きく高める」ほうが、仕事に有利なのです。**

一食入魂。たかが一食。されど一食。食事は1日3回も食べます。一食、一食の「満足度」「幸福度」を高めることができれば、間違いなく、1日が終わったときの「満足度」「幸福度」も高まる。

「極上のランチ」といっても1000円あれば食べられます。つまり、誰でもできて即効性がある、極めてコスパの高い「幸せになる方法」が、「一食入魂」。食にこだわり、食を通して幸せになるということです。

最後に　幸福なあなた、幸福な世の中

「幸福になる方法」を詳しくお伝えしました。
最後までお読みいただきありがとうございます。

本書は思った以上に分厚い、骨太な1冊となりました。あまりにも盛りだくさんすぎて、何から始めたらいいか混乱している人もいるかもしれませんので、最後にあなたが「幸福になる道筋」をもう一度まとめておきます。

全部を読み返すのがたいへんでも、ここだけでも1年に1回読んで、繰り返し思い出すようにしてください。

ここだけでも読み返せば、幸せになれる

まずは、「健康」と「つながり」を意識、幸福の基盤であるセロトニン的幸福とオキシトシン的幸福を固めます。心と身体を整える。人間関係を整えるということ。

基礎が固まれば、次にドーパミン的幸福を目指します。仕事で頑張る。新しいことを学び自

己成長する。コンフォートゾーンを出ることです。

ここで、セロトニン的幸福、オキシトシン的幸福、ドーパミン的幸福の小さな三角形（三段重）ができあがります。

それは、「小さな幸福」「ささやかな幸福」です。これを日々、感じられるようになったらしめたものです。

「幸福な状態」は、あなたの脳に「バーサク」（能力アップ）の魔法をかけます。睡眠、運動、朝散歩で、さらに脳力（能力）全開となります。セロトニン、オキシトシン、ドーパミンと3つの幸福物質、全ての応援効果が得られます。

すなわち、集中力が高まり、仕事の生産性もアップする。感情的にも安定し、人間関係も改善する。親切、感謝を意識すれば、他者からも信頼される。

あなたの能力は何倍にもなるでしょう。

これが、「幸福は結果ではなくプロセスである」という意味です。幸福な人は、3つの幸福物質が得られ、圧倒的に脳力（能力）がアップするのです。そうなると、何をやってもうまくいきます！

多くの人は逆です。

「つらい」「苦しい」状態で仕事をしているので、ストレスホルモンが出てしまい、やる気もそがれてミスも多い。睡眠不足、運動不足。精神的な孤立。その結果として、あなたが持つ本来の能力を半分も発揮できていないのです。

ズタボロの状態で仕事をしている。それでは仕事がうまくいくはずもないし、ミスをして怒られるのも当然だし、仕事が一人前にできずに会社の同僚からも厳しい仕打ちを受けて、人間関係も悲惨なものになりかねません。

でも、仮にそうなってしまっているとしても、それはあなたの資質やスキルの問題ではありません。

最初から、ドーパミン的幸福だけを目指したことが問題なのです。

あるいは、最初から大きな幸福（三角形）を目指すから、3つの幸福のバランスが崩れてしまう。心、身体、人間関係、生活、仕事の全てがバラバラの状態となるのです。

とにかく最初は、「小さな三角形」をしっかりと作る。「今日1日、楽しかったな」と振り返ることができるなら、「小さな三角形」はできあがっています。

幸福は得がたい物ではありません。

この「小さな幸福」は、誰でも、ごく短期間で得られるのです。例えば、ポジティブ日記や感謝日記を毎日つければ、1週間でも手に入ります。

あなたの幸福と世の中の幸福はつながっている

心と身体の健康については、『ブレインメンタル強化大全』で詳しく書きました。つながり、人間関係を改善しストレスを減じる方法については、『ストレスフリー超大全』で書きました。自分の能力を発揮する、仕事で成功するためのスキルアップについては、『アウトプット大全』

『インプット大全』で書きました。

今まで、私がそれぞれの本で個別に語ってきた「健康」「つながり」「成功」という3つの要素が、「幸福」というキーワードのもと、本書『3つの幸福』で1つにつながったのです。

それも「幸せの三段重」という非常にシンプルなイメージで。

あなたも「幸福とは何か？」が腑《ふ》に落ちたはずです。

本書『3つの幸福』は、私にとって、精神科医としての集大成的な1冊となりました。

私の30年間の精神科医としての経験、今まで数千冊の本を読み、33冊の本を執筆してきた経験。そして1千人以上のコミュニティメンバーから得られた生の声。それを全て凝縮してできたのが、本書『3つの幸福』なのです。

幸福になる方法を書いている本はたくさんありますが、ここまで具体的で、実践的で、かつ著者自身が実験を行い、その参加者の生々しい言葉をリアルに紹介している本は、私の知るところ1冊もありません。

是非、本書の内容を1人でも多くの方に実践していただき、もしも「苦しい人生」を送っている方がいたら、「楽しい人生」に変えてほしい。病気にならない心と身体の健康を手に入れて、愛する家族、親しい仲間と過ごす時間を楽しむ。そのうえで、バリバリと仕事を頑張り、お金や成功を手にしていく。それは、誰にでも実現可能なのです。

本書の内容をたくさんの人が実行すれば、世の中に「感謝」と「親切」が間違いなく広がっていき、ものすごく住みやすい日本ができていくはずです。

「感謝」と「親切」のあふれた社会においては、メンタル疾患や自殺も、今よりも相当に少なくなっているはずです。「日本人のメンタル疾患と自殺者を減らす」というビジョンを掲げる私にとって、それ以上の喜びはありません。

まずはあなたが、健康、感謝と親切に満たされた「幸せ」な1人目になるのです。

2021年2月某日　精神科医　樺沢紫苑

参考図書

『幸せがずっと続く12の行動習慣』（ソニア・リュボミアスキー著、日本実業出版社）
『幸福の意外な正体　なぜ私たちは「幸せ」を求めるのか』（ダニエル・ネトル著、きずな出版）
『「幸せ」について知っておきたい5つのこと　NHK「幸福学」白熱教室』（エリザベス・ダン、ロバート・ビスワス=ディーナー著、中経出版）
『ごきげんな人は10年長生きできる ポジティブ心理学入門』（坪田一男著、文藝春秋）
『幸福優位7つの法則　仕事も人生も充実させるハーバード式最新成功理論』（ショーン・エイカー著、徳間書店）
『成功が約束される選択の法則：必ず結果が出る今を選ぶ5つの仕組み』（ショーン・エイカー著、徳間書店）
『脳からストレスを消す技術』（有田秀穂著、サンマーク出版）
『朝の5分間 脳内セロトニン・トレーニング』（有田秀穂著、かんき出版）
『「親切」は驚くほど体にいい！』（デイビッド・ハミルトン著、飛鳥新社）
『親切は脳に効く』（デイビッド・ハミルトン著、サンマーク出版）
『オキシトシンがつくる絆社会：安らぎと結びつきのホルモン』（シャスティン・ウヴネース・モベリ著、晶文社）
『GIVE & TAKE　「与える人」こそ成功する時代』（アダム・グラント著、三笠書房）
『もっと！：愛と創造、支配と進歩をもたらすドーパミンの最新脳科学』（ダニエル・Z・リバーマン、マイケル・E・ロング著、インターシフト）
『脳を活かす勉強法 奇跡の「強化学習」』（茂木健一郎著、PHP研究所）
『フロー体験　喜びの現象学』（M・チクセントミハイ著、世界思想社）
『スマホ脳』（アンデシュ・ハンセン著、新潮社）
『嫌われる勇気　自己啓発の源流「アドラー」の教え』（岸見一郎、古賀史健著、ダイヤモンド社）
『ブレインメンタル強化大全』（樺沢紫苑著、サンクチュアリ出版）
『学びを結果に変えるアウトプット大全』（樺沢紫苑著、サンクチュアリ出版）
『脳を最適化すれば能力は2倍になる』（樺沢紫苑著、文響社）
『学び効率が最大化するインプット大全』（樺沢紫苑著、サンクチュアリ出版）
『精神科医が教える ストレスフリー超大全』（樺沢紫苑著、ダイヤモンド社）
「幸福感と自己決定—日本における実証研究」西村和雄、八木匡、RIETI Discussion Paper Series 18-J-026
https://www.rieti.go.jp/jp/publications/dp/18j026.pdf

精神科医が見つけた

3つの幸福

最新科学から最高の人生をつくる方法

2021年 3 月22日　第 1 刷発行
2024年12月31日　第18刷発行

著　者　　樺沢紫苑

発行者　　矢島和郎
発行所　　株式会社 飛鳥新社
〒101-0003
東京都千代田区一ツ橋2-4-3　光文恒産ビル
電話（営業）03-3263-7770（編集）03-3263-7773
https://www.asukashinsha.co.jp

装　丁　　井上新八
図版制作　ロワハウス

印刷・製本　中央精版印刷株式会社

ISBN 978-4-86410-823-2